Les meilleurs desserts et pains *sans gluten*

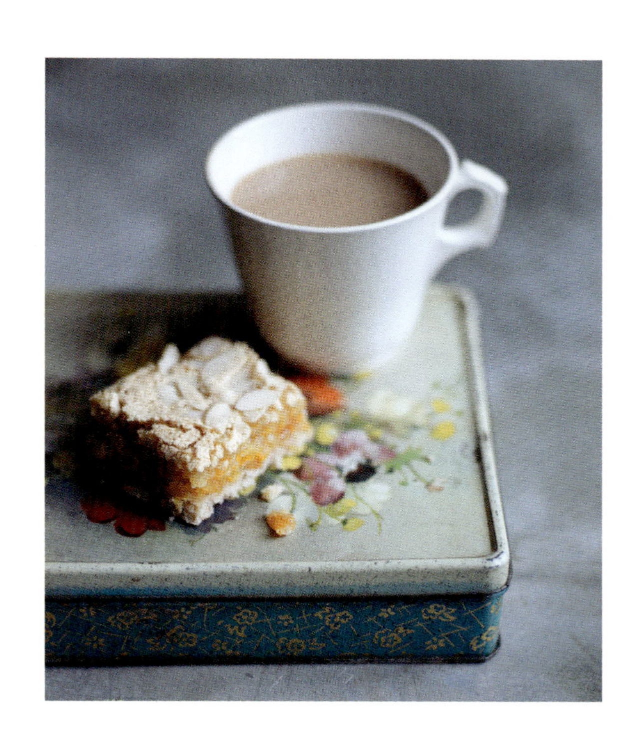

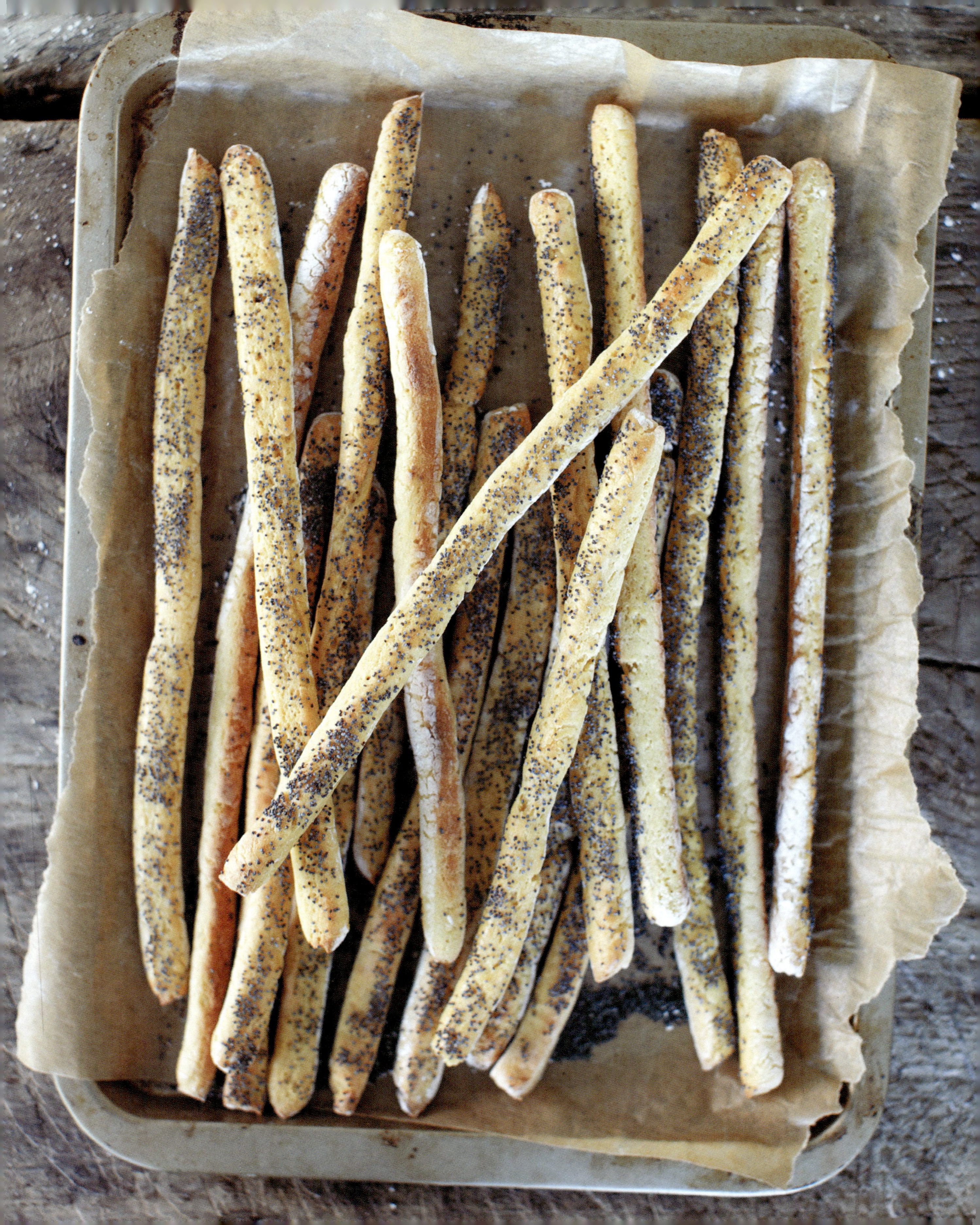

Les meilleurs desserts et pains *sans gluten*

PHIL VICKERY

Traduit de l'anglais par Isabelle Allard

Photographies de Tara Fisher

Guy Saint-Jean
ÉDITEUR

Catalogage avant publication de Bibliothèque et Archives nationales du Québec
et Bibliothèque et Archives Canada

Vickery, Phil

Les meilleurs desserts et pains sans gluten
Traduction de: Seriously good gluten-free baking.
Comprend un index.
ISBN 978-2-89455-399-2
1. Régimes sans gluten - Recettes. 2. Maladie cœliaque. 3. Pain. 4. Desserts. I. Titre.

RM237.86.V53214 2011 641.5'638 C2011-940756-6

Nous reconnaissons l'aide financière du gouvernement du Canada par l'entremise du Fonds du livre du Canada (FLC) ainsi que celle de la SODEC pour nos activités d'édition.

Patrimoine canadien Canadian Heritage

Canada

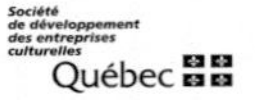

Gouvernement du Québec – Programme de crédit d'impôt pour l'édition de livres – Gestion SODEC

Publié originalement en 2010 en Grande-Bretagne sous le titre *Seriously Good! Gluten-free baking* par Kyle Cathie Limited, 23 Howland Street, Londres W1T 4AY. www.kylecathie.com

© pour le texte Phil Vickery, 2010
© pour les photographies Tara Fisher, 2010
© pour la conception graphique Kyle Cathie Limited 2010
Édition: Jenny Wheatley
Photographie: Tara Fisher
Infographie: Jacqui Caulton
Stylisme culinaire: Annie Rigg
Accessoires: Wei Tang
Révision: Jane Bamforth
Soutien à l'édition: Elanor Clarke
Production: Gemma John

© Pour l'édition en langue française Guy Saint-Jean Éditeur Inc., 2011
Infographie: Olivier Lasser et Amélie Barrette
Conception de la page couverture: Christiane Séguin
Traduction: Isabelle Allard
Édition et révision: Jeanne Lacroix

Dépôt légal – Bibliothèque et Archives nationales du Québec, Bibliothèque et Archives Canada, 2011
ISBN: 978-2-89455-399-2

Distribution et diffusion
Amérique: Prologue
France: De Borée/Distribution du Nouveau Monde (pour la littérature)
Belgique: La Caravelle S.A.
Suisse: Transat S.A.

Tous droits de traduction et d'adaptation réservés. Toute reproduction d'un extrait quelconque de ce livre par quelque procédé que ce soit, et notamment par photocopie ou microfilm, est strictement interdite sans l'autorisation écrite de l'éditeur.

Guy Saint-Jean Éditeur inc., 3440, boul. Industriel, Laval (Québec) Canada, H7L 4R9. 450 663-1777.
Courriel: info@saint-jeanediteur.com • Web: www.saint-jeanediteur.com

Guy Saint-Jean Éditeur France, 30-32, rue de Lappe, 75011 Paris, France. (9) 50 76 40 28. Courriel: gsj.editeur@free.fr

Imprimé en Chine

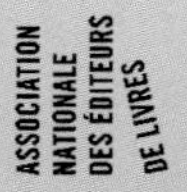

Table des matières

Avant-propos **6**

Introduction à la maladie cœliaque **8**

Recommandations du chef **14**

Les ingrédients essentiels à la pâtisserie sans gluten **16**

Notes sur les recettes **19**

Notions de base **20**

Les biscuits **38**

Les cupcakes et muffins **56**

Les gâteaux **76**

Les gâteaux de fête **96**

Les barres et carrés **112**

Les pains **126**

Autres gourmandises **148**

Index **170**

Adresses utiles **173**

Remerciements **174**

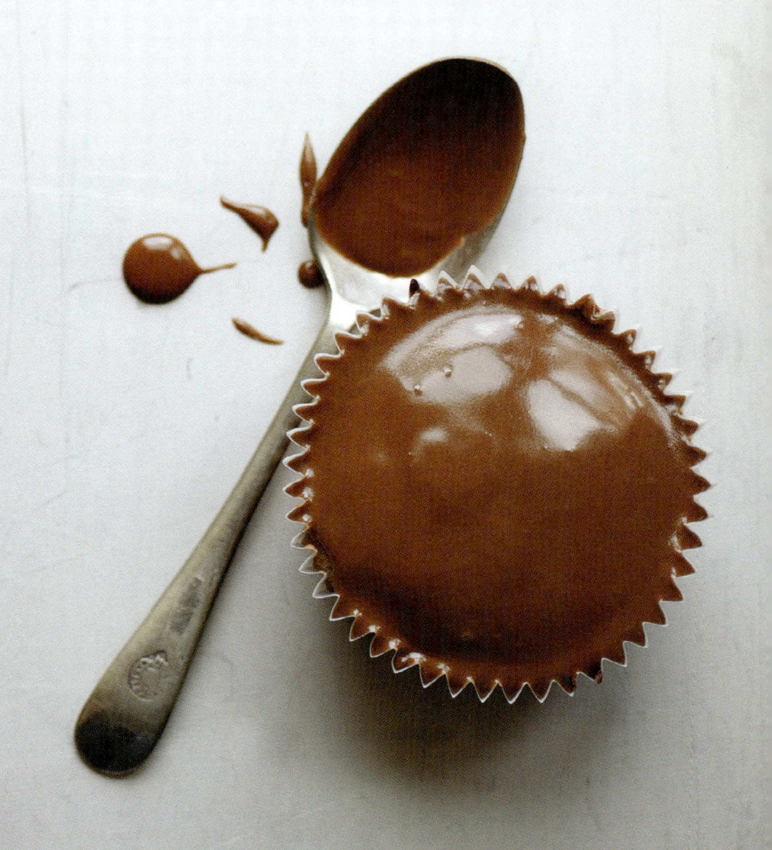

Avant-propos

Au cours de mes recherches en alimentation, je me suis vite aperçu que la maladie cœliaque était un problème mondial. L'idée d'écrire un livre consacré à la cuisine sans gluten m'a donc paru un choix évident.

Dans un premier livre, j'ai abordé tous les aspects de la cuisine, y compris les desserts et la pâtisserie. Ce livre comprend donc tout cela, ainsi que de nouvelles recettes de barres, carrés, muffins, biscuits et gâteaux pour diverses occasions. Vous y trouverez également des recettes aux saveurs inusitées qui permettent d'aller un peu plus loin dans la pâtisserie sans gluten tels que Muffins au cassis et à la betterave, Cupcakes papillons à la courgette et au safran, ou Biscuits minces à la patate douce.

Il m'a fallu beaucoup de temps pour préparer et peaufiner chacune des recette, car j'ai dû surmonter plusieurs obstacles techniques et scientifiques pour obtenir chaque fois les meilleurs résultats.

Le produit final est une série de 70 recettes. Certaines sont bien meilleures, selon moi, que des recettes traditionnelles similaires, comme les Cupcakes à la vanille. En ce qui concerne le pain, il y a toujours des comparaisons inévitables avec le pain ordinaire. On ne peut l'imiter parfaitement sans l'ajout de nombreux additifs et produits chimiques, ce que je tente d'éviter. Toutefois, je suis très fier des recettes du chapitre sur le pain et vous encourage à les essayer, qu'il s'agisse de focaccia, de scones ou de galettes.

Avec ce livre, j'espère atteindre deux objectifs. D'abord, vous donner le goût de cuisiner et de constater à quel point la pâtisserie sans gluten peut être savoureuse! Et ensuite, faire connaître la maladie cœliaque afin de faciliter la vie des gens soumis à un régime sans gluten.

N'oubliez pas...

Les gens atteints de la maladie cœliaque peuvent déguster de bons plats. Les recettes de ce livre ont pour but d'étendre le registre de votre alimentation sans gluten en vous donnant accès à des mets nutritifs... et délicieux!

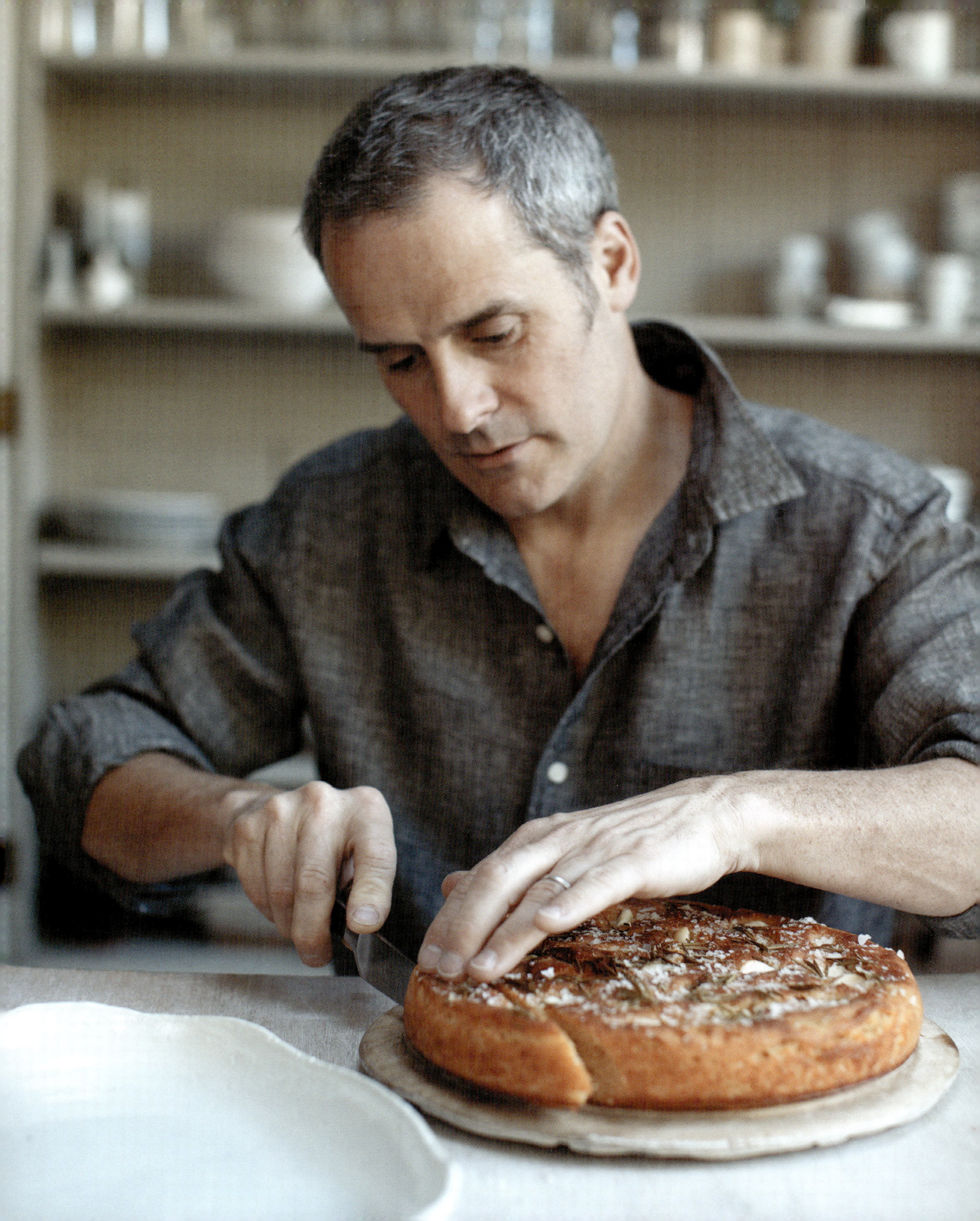

Introduction à la maladie cœliaque

Voici des réponses aux questions les plus fréquentes, ainsi que des conseils sur les aliments à éviter et à privilégier.

Qu'est-ce que la maladie cœliaque?

Il s'agit d'une maladie auto-immune chronique touchant l'intestin et d'autres parties du corps. Le système immunitaire réagit au gluten contenu dans les aliments, poussant l'organisme à s'attaquer lui-même. Le gluten est une protéine présente dans le blé, l'orge et le seigle. Certaines personnes sont aussi affectées par l'avoine. Le mot gluten est un terme générique désignant le type de protéine contenue dans ces céréales. C'est le gluten qui donne de l'élasticité au pain et rend les gâteaux moelleux.

Les personnes cœliaques réagissent au gluten lorsqu'elles en consomment. La muqueuse de l'intestin grêle est tapissée d'expansions digitiformes appelées villosités. Ces dernières jouent un rôle crucial dans la digestion, car elles augmentent la surface de l'intestin grêle et permettent aux nutriments essentiels d'être absorbés dans le sang. Chez les gens atteints de la maladie cœliaque, lorsque le gluten entre en contact avec les villosités, cela déclenche une réaction immunitaire qui s'attaque aux villosités comme s'il s'agissait d'un corps «étranger». Cela provoque une inflammation et une atrophie des villosités, qui deviennent incapables d'extraire les éléments nutritifs des aliments consommés. Une série de problèmes de gravité variable peuvent en découler.

Quels sont les symptômes?

On note différents symptômes gastro-intestinaux tels que les ballonnements, les crampes, les flatulences et la diarrhée. Il arrive souvent que ces symptômes soient confondus avec ceux du syndrome du colon irritable.

SYMPTÔMES TYPIQUES DE LA MALADIE CŒLIAQUE

Les symptômes peuvent être d'intensité variable. La plupart découlent de la malabsorption des éléments nutritifs et comprennent la diarrhée, l'épuisement et la carence en fer. On note toutefois d'autres symptômes, tels que:

- ballonnements
- douleurs abdominales
- nausée
- fatigue
- céphalées
- perte de poids (dans certains cas)
- ulcères buccaux
- alopécie
- éruptions cutanées
- anomalies de l'émail dentaire
- infertilité
- fausses couches à répétition

La diarrhée est un symptôme fréquent, mais les personnes cœliaques peuvent manifester des symptômes variés. Certaines peuvent avoir des selles normales, et même avoir tendance à la constipation. Les enfants peuvent présenter un gain de poids insuffisant ou un retard de croissance, alors que les adultes peuvent perdre du poids. La malabsorption entraîne de la fatigue et de la faiblesse, en raison de l'anémie causée par le manque de fer.

Une mauvaise absorption du calcium peut aussi entraîner une perte de densité osseuse et même des fractures (découlant de l'ostéoporose). On observe quelquefois des douleurs osseuses et musculaires, ainsi que des ulcères buccaux et une éruption cutanée de vésicules avec démangeaison.

Une maladie cœliaque non diagnostiquée peut entraîner l'infertilité autant chez les hommes que chez les femmes, et augmenter le risque de fausses couches.

Comment diagnostique-t-on cette maladie?

La première chose à faire est de décrire vos symptômes à votre médecin généraliste, qui pourra demander une analyse sanguine. Ce test permettra de vérifier la présence d'anticorps produits par votre organisme en réaction au gluten. Il est important de ne pas modifier votre alimentation avant le test, car les anticorps doivent être présents pour que l'analyse soit concluante. En fait, il vous faut incorporer des aliments contenant du gluten à au moins un repas par jour, durant les six semaines précédant l'analyse sanguine.

Si le test s'avère positif, on recommande ensuite de subir une biopsie intestinale, afin d'examiner au microscope l'apparence et l'état des villosités de l'intestin grêle. Cela confirmera le diagnostic, une étape nécessaire avant d'amorcer un régime sans gluten pour le reste de votre vie. Cette fois encore, la biopsie doit être effectuée durant une période où vous consommez du gluten de façon régulière.

Quel est le traitement?

La maladie cœliaque est traitée par la suppression du gluten dans l'alimentation. Il faut donc éviter le blé, l'orge, le seigle et les ingrédients dérivés. Les sources les plus connues sont les pâtes, les céréales, le pain, la farine, la pâte à pizza, les pâtisseries, les gâteaux et les biscuits. L'avoine est souvent contaminée par d'autres céréales. Même si la plupart des gens peuvent la tolérer sans problème, certaines personnes cœliaques peuvent y être sensibles et devraient l'éviter.

Dans la plupart des cas, un régime sans gluten strict atténue les symptômes et permet aux intestins de se régénérer. S'il est entrepris assez tôt, il permet également d'éliminer le risque accru d'ostéoporose et de cancer de l'intestin grêle.

Que puis-je manger?

Une foule de denrées sont naturellement dépourvues de gluten et devraient faire partie de votre alimentation, particulièrement les aliments riches en glucides comme les pommes de terre, le riz et le maïs. Les viandes, la volaille et le poisson frais, les fruits et légumes frais, les herbes fraîches, les épices pures, les légumineuses, les nouilles de riz, les noix pures, les œufs, les produits laitiers, le sucre, le miel, les huiles et le vinaigre, l'extrait et l'essence de vanille, ainsi que la levure fraîche ou sèche, ne posent aucun problème. En fait, une alimentation sans gluten peut s'avérer l'un des régimes les plus sains qui soient, puisqu'on encourage de plus en plus la consommation d'aliments frais, naturels et non transformés. Si une maladie cœliaque non diagnostiquée a entraîné une carence en vitamines et minéraux, une alimentation sans gluten devrait rapidement ramener leurs taux à la normale, et redonner une sensation de santé et de bien-être.

De plus en plus de fabricants produisent des aliments de substitution sans gluten, comme du pain, des craquelins et des pâtes.

ALIMENTS SANS GLUTEN

- viandes et poissons frais
- fruits et légumes frais
- herbes fraîches et épices pures
- semoule de maïs
- pois secs, lentilles, légumineuses, fèves, haricots
- riz et riz sauvage
- issues de riz
- nouilles de riz
- noix et graines pures
- œufs
- produits laitiers (lait, crème, yogourt nature, fromage)
- soja et tofu
- sucre
- miel
- mélasse raffinée
- sirop d'érable
- confitures et marmelades
- matières grasses et huiles végétales vierges
- vinaigre
- purée de tomates
- essence et extrait de vanille
- levure fraîche ou sèche

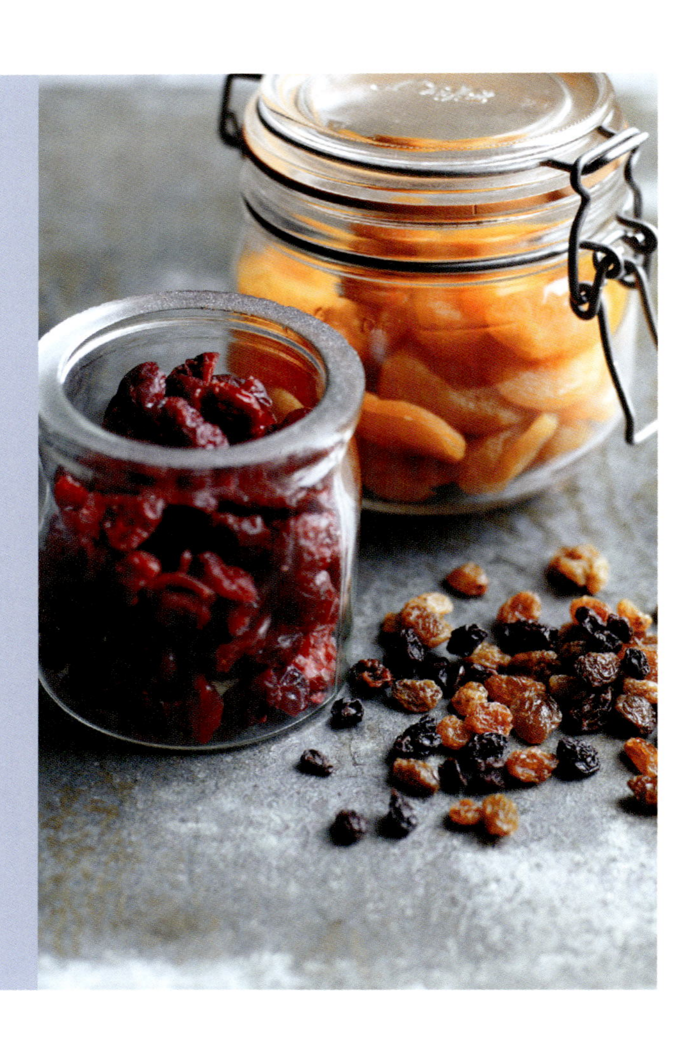

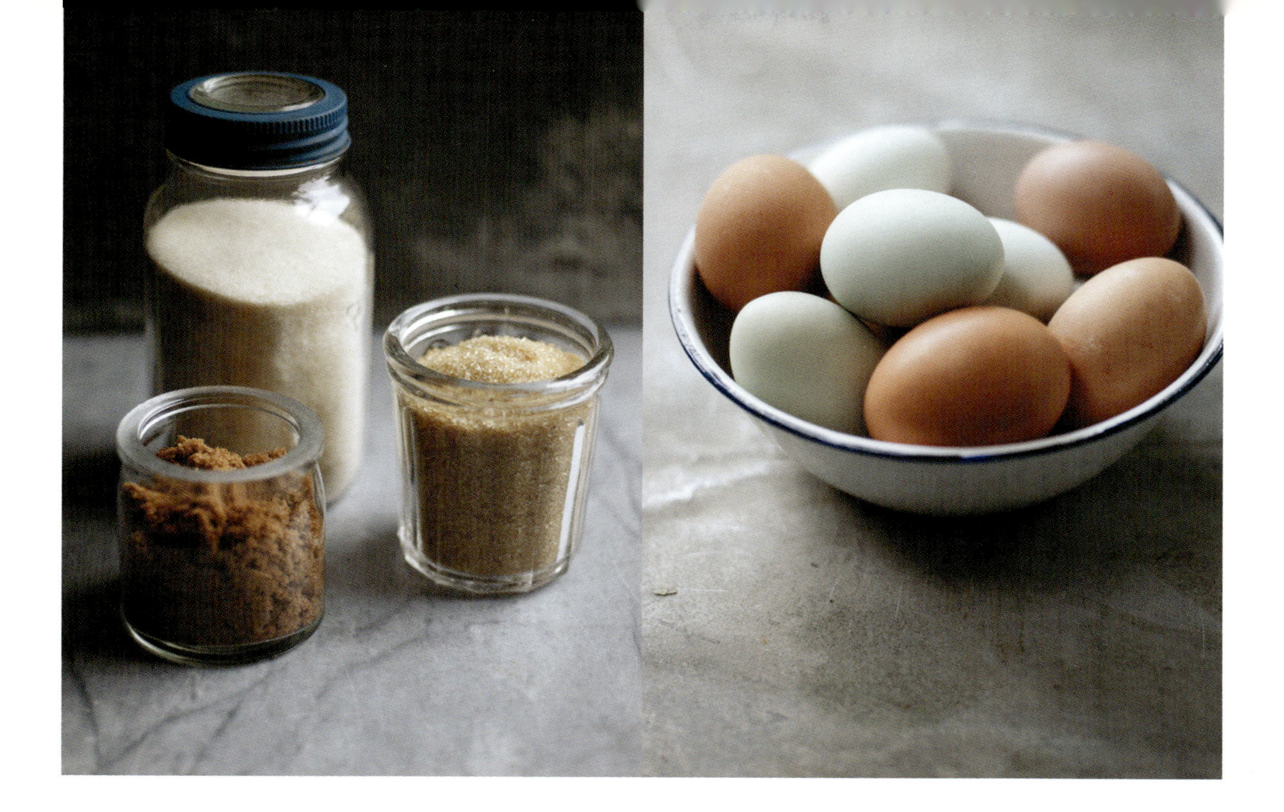

L'étiquetage

On peut déterminer si un aliment est exempt de gluten en lisant l'étiquette, car les lois sur l'étiquetage obligent les fabricants à donner la liste des ingrédients contenus dans leurs produits alimentaires.

ALIMENTS ET BOISSONS QUI PEUVENT CONTENIR DU GLUTEN À VOTRE INSU

- hosties
- tortillas de maïs (peuvent contenir de la farine ordinaire)
- frites surgelées (peuvent être saupoudrées de farine)
- bouillon en cubes ou en poudre
- soupe aux légumes (peut contenir de l'orge perlé)
- mélanges d'épices
- produits de moutarde
- sauces à salade et mayonnaises commerciales
- sauce soja (certaines marques sont sans gluten)
- noix rôties à sec
- bretzels
- croustilles assaisonnées
- aliments frits avec d'autres aliments contenant du gluten (poisson pané et frites, par exemple)
- certaines boissons pétillantes, alcoolisées ou non (contiennent parfois de la farine d'orge qui leur donne une apparence trouble)
- café de distributrices automatiques
- boissons au lait malté
- orgeat
- bières (blondes et brunes)

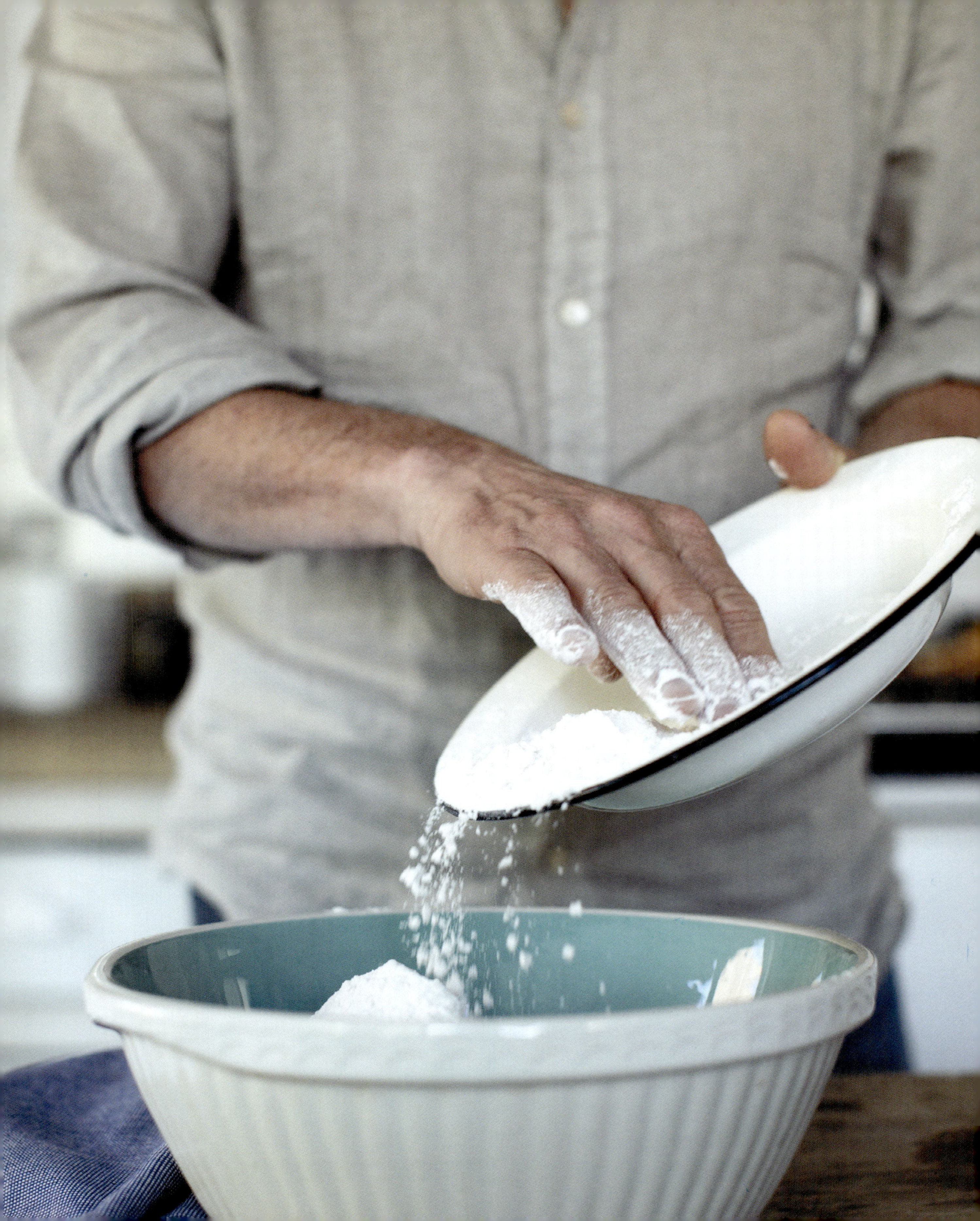

Substituts

Il existe quelques variétés de céréales naturellement exemptes de gluten. Elles procurent des résultats similaires à la farine et aux céréales ordinaires, et vous permettront d'essayer des recettes qui seraient autrement hors de votre portée.

CÉRÉALES ET FARINES NATURELLEMENT SANS GLUTEN

- fécule d'arrow-root
- farine de sarrasin
- farine de caroube
- farine de châtaignes
- farine de maïs
- farine de pois chiches
- graines de lin
- farine de millet
- semoule de maïs
- farine de pomme de terre
- farine de quinoa
- farine de riz
- sagou
- sorgho
- farine de soja
- farine de tapioca

La contamination

Malheureusement, même une infime quantité de gluten peut entraîner des problèmes chez les personnes cœliaques. Il est recommandé de conserver les aliments exempts de gluten dans un endroit distinct de la cuisine, pour éviter tout contact avec d'autres aliments.

CONSEILS POUR ÉVITER LA CONTAMINATION

- nettoyer les surfaces juste avant l'utilisation
- utiliser de l'huile propre pour faire frire des aliments sans gluten (et non l'huile qui a servi à préparer des aliments panés)
- garder toutes les casseroles, ustensiles et passoires séparés durant la préparation et la cuisson
- utiliser un grille-pain distinct ou des sacs à griller pour faire des rôties sans gluten
- s'assurer que le beurre, les tartinades, confitures, marinades, condiments et sauces ne sont pas contaminés par des miettes de pain
- utiliser des bouteilles compressibles pour éviter la contamination par le biais de cuillères ou de couteaux

Recommandations du chef

La pâtisserie sans gluten représente un défi, mais avec un peu d'entraînement et les bons ingrédients, elle peut aussi être très amusante et satisfaisante. Certaines personnes auront même du mal à goûter la différence entre les recettes sans gluten et leurs équivalents traditionnels!

Il y a quelques années, les ingrédients et produits alimentaires sans gluten étaient rares et difficiles à trouver. Mais grâce aux magasins d'aliments naturels, à certains supermarchés et à divers organismes, les choses se sont améliorées.

De plus en plus de compagnies alimentaires reconnaissent les problèmes posés par la maladie cœliaque. On a vu d'importantes percées dans divers types de produits, comme les gâteaux, les biscuits, les pâtes, les muffins et même le pain! En ce qui concerne les ingrédients, les mélanges de farines, les préparations pour crêpes et divers produits de pâtisserie sans gluten sont devenus de plus en plus accessibles, facilitant grandement la cuisine à la maison.

Le gluten contenu dans la farine de blé donne une texture appétissante aux pains, gâteaux et pâtisseries. Il retient les gaz produits par la fermentation de la pâte des gâteaux, et surtout du pain. Il s'agit donc d'un facteur important dans la structure caractéristique des produits de boulangerie et de pâtisserie. Le pain sans gluten est moins moelleux et n'a pas la même élasticité, alors que les gâteaux et pâtisseries sont plus secs et s'émiettent plus facilement. Un ingrédient essentiel de la pâtisserie sans gluten est la gomme de xanthane; voir la page 17 pour en savoir plus sur cet ingrédient «magique».

Un mélange de farines sans gluten comme les farines de riz, de pomme de terre et de tapioca peut remplacer la farine ordinaire. Des ingrédients comme les amandes moulues sont souvent ajoutés pour donner plus de saveur et de texture. Dans ce livre, j'ai eu recours à trois mélanges de farines différents (voir page 22). Deux de ces mélanges sont tout indiqués pour les pâtisseries et les gâteaux. Le troisième mélange contient de la farine de soja, et a donc une teneur protéique plus élevée. Il réagit mieux avec la levure et aide à conserver la structure du produit final. Il est donc idéal pour le pain.

J'ai délibérément évité l'ajout d'additifs vendus par des entreprises spécialisées car ils sont très difficiles à trouver ou carrément trop chers. De plus, je ne suis pas convaincu que le fait d'ajouter plusieurs produits chimiques et rehausseurs de goût soit une bonne chose, simplement pour faire lever davantage la pâte ou obtenir une texture un peu plus légère.

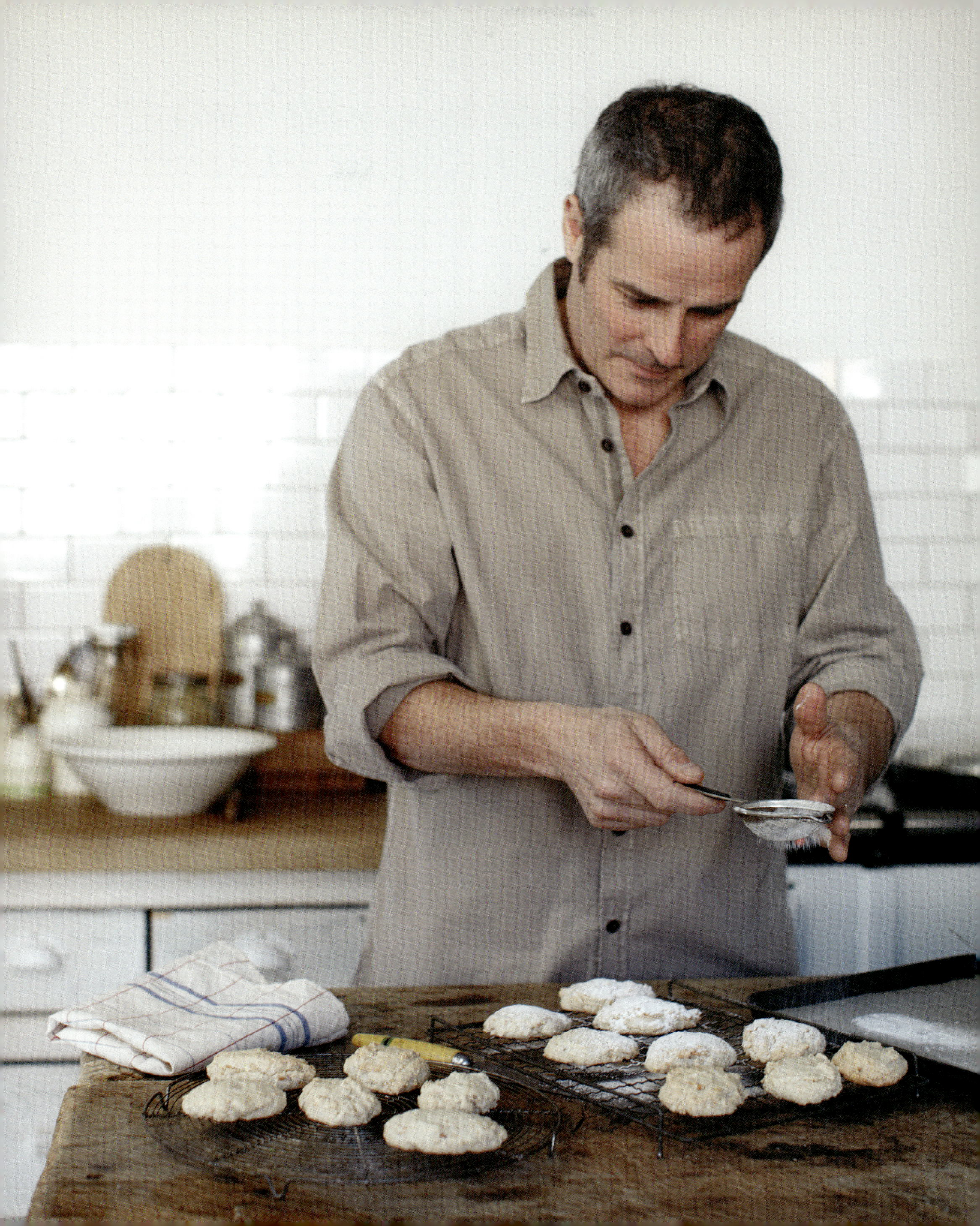

Les ingrédients essentiels à la pâtisserie sans gluten

Un nombre croissant de produits exempts de gluten sont en vente dans les magasins d'aliments naturels et les rayons spécialisés de la plupart des supermarchés. Ils vous permettent d'obtenir de bons résultats culinaires et de reproduire la qualité des mets traditionnels. Les ingrédients ci-dessous sont utilisés dans les recettes de ce livre. Certains sont d'usage courant et d'autres plus spécialisés, mais ils feront toute la différence pour la réussite de vos recettes.

Farines sans gluten

Dans le chapitre sur les notions de base (voir page 22), je présente trois mélanges de farines qui fonctionnent très bien. Comme ils vous serviront pour de nombreuses recettes de ce livre, il vaut la peine d'en préparer une certaine quantité à l'avance. Ils seront prêts à utiliser quand vous aurez le goût de cuisiner.

Farines entrant dans la composition des mélanges:

Farine de riz brun: Farine de couleur crème facile à digérer. Elle a un léger goût de noix et une texture granuleuse plutôt lourde. On la marie généralement à d'autres farines en raison de sa texture.

Farine de châtaignes: Fine farine au goût délicat de noix. Son coût étant élevé, on peut la remplacer par de la farine de maïs dans le mélange B.

Fécule de maïs: Fine poudre blanche qui sert généralement à épaissir les sauces. Son goût fade en fait un produit idéal pour la pâtisserie.

Farine de maïs: Une farine d'une riche couleur jaune. Elle a une saveur légèrement sucrée et peut servir à préparer des gâteaux ainsi que des mélanges de farines sans gluten.

Farine de riz blanc: Farine obtenue par la mouture de riz blanc glacé. Légère et fade, elle convient très bien aux recettes exigeant une texture légère.

Farine de pomme de terre: Elle a un goût caractéristique de pomme de terre et une texture lourde. Elle est parfaite pour les mélanges de farines, car une petite quantité suffit. Vérifiez toujours la date avant de l'ajouter à d'autres farines, car elle n'a pas une longue durée de conservation. À ne pas confondre avec la fécule de pomme de terre.

Farine de soja: De couleur jaune clair, elle a un goût de noisette et une teneur protéique élevée. Elle convient particulièrement aux pains, car sa haute teneur en protéines aide à obtenir la texture désirée.

Farine de tapioca: Farine blanche très fine, légère et sucrée, un choix excellent pour un mélange de farines sans gluten.

Autres ingrédients utiles

La gomme de xanthane est une espèce de fécule naturelle obtenue par fermentation. Elle améliore la texture et la durée de conservation des produits de pâtisserie et de boulangerie. Lorsqu'on l'ajoute aux mélanges de farines sans gluten, elle remplace le facteur d'élasticité du gluten. On peut s'en procurer dans les magasins d'aliments naturels et les supermarchés, sous forme de poudre soluble dans l'eau. La gomme de xanthane devrait être incorporée à votre mélange de farines avant l'ajout de tout liquide.

Glycérine: Idéale pour conserver l'humidité des gâteaux et biscuits. Elle se vend au supermarché sous forme liquide.

Levure chimique: Elle donne une texture légère et aérée (voir encadré, page 19).

Levure sèche: J'utilise toujours de la levure sèche instantanée.

Œufs: Ils ajoutent beaucoup de texture et aident à lier la farine.

Margarine pour la cuisson: Ne pas utiliser de margarines diététiques, elles ont un pourcentage d'eau élevé.

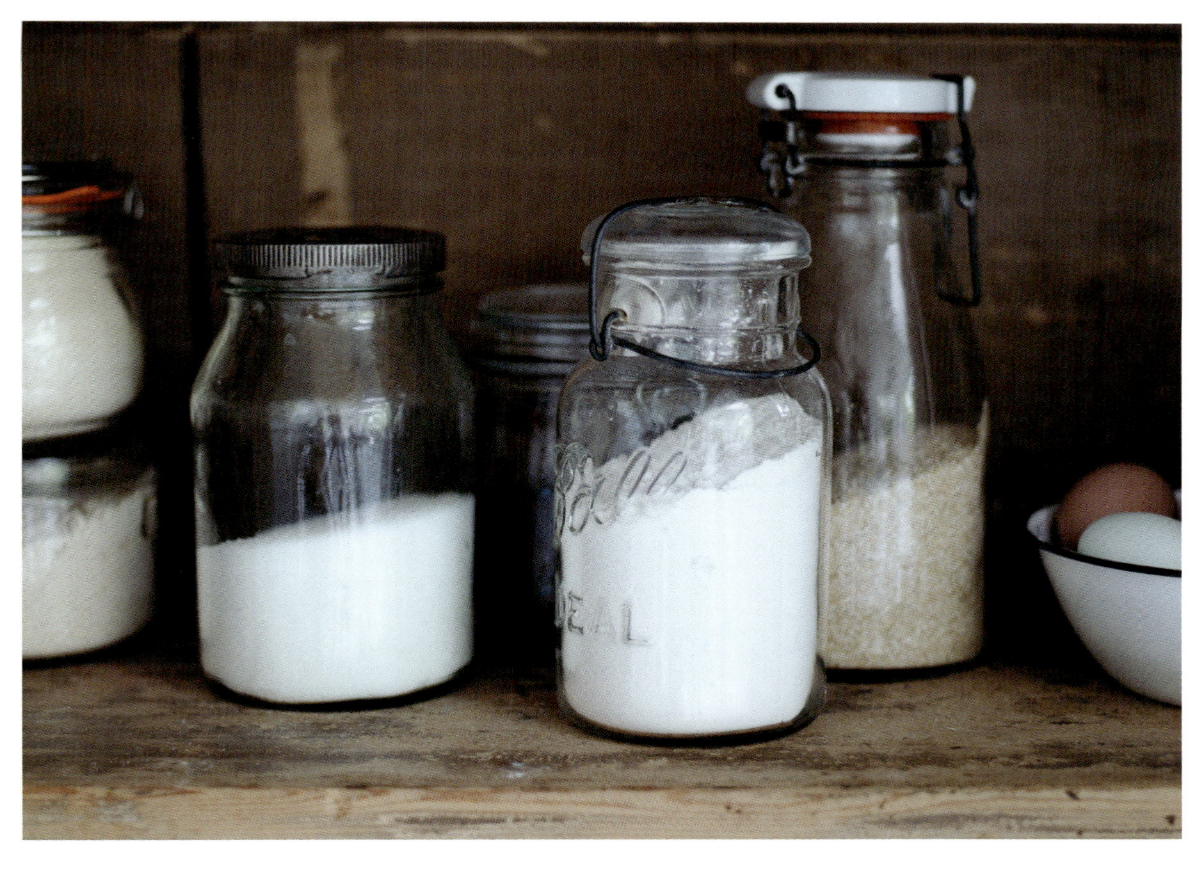

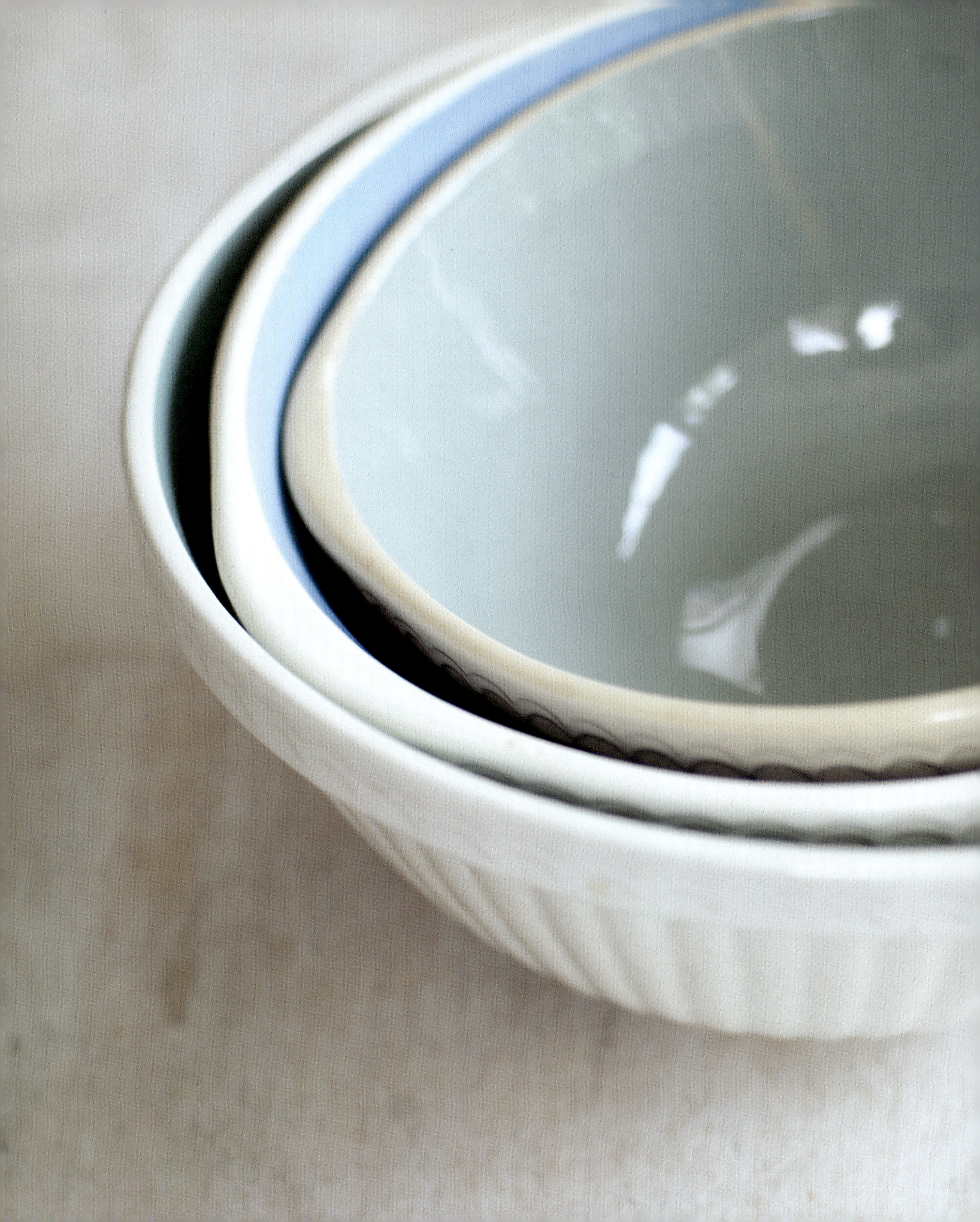

Notes sur les recettes

Voici quelques éléments à prendre à considération avant de commencer à cuisiner.

À vérifier avant l'utilisation

Plusieurs ingrédients sont exempts de gluten s'ils proviennent d'une source ne présentant aucun risque de contamination. Ils entrent dans la composition de certaines recettes de ce livre, mais vérifiez toujours l'étiquette avant de vous en servir.

INGRÉDIENTS À VÉRIFIER AVANT L'UTILISATION:

- levure chimique
- chocolat (noir, blanc et au lait)
- décorations pour gâteaux (vermicelles de chocolat, paillettes, etc.)
- flocons d'avoine
- guimauves
- crème anglaise (en conserve ou en poudre)
- pâte d'amandes
- meringue
- pâte sablée
- semoule et farine de maïs
- riz soufflé
- fromage frais

Remarques

- Toutes les cuillères sont rases
- Un micro-ondes de 750 W a été utilisé pour les recettes de ce livre

Durée de conservation

Chaque recette de ce livre comprend des indications pour la congélation et la conservation. Vous pouvez réchauffer les pâtisseries et pains sans gluten, y compris les biscuits, durant quelques secondes au micro-ondes ou brièvement dans un four à chaleur modérée, pour leur redonner moelleux et souplesse.

Pour un succès assuré...

Après des heures d'essais, de répétitions et de vérifications, je suis arrivé à la conclusion qu'il est crucial de respecter les quantités indiquées lorsqu'on mesure les ingrédients, ainsi que de se conformer à la marche à suivre et aux indications de cuisson.

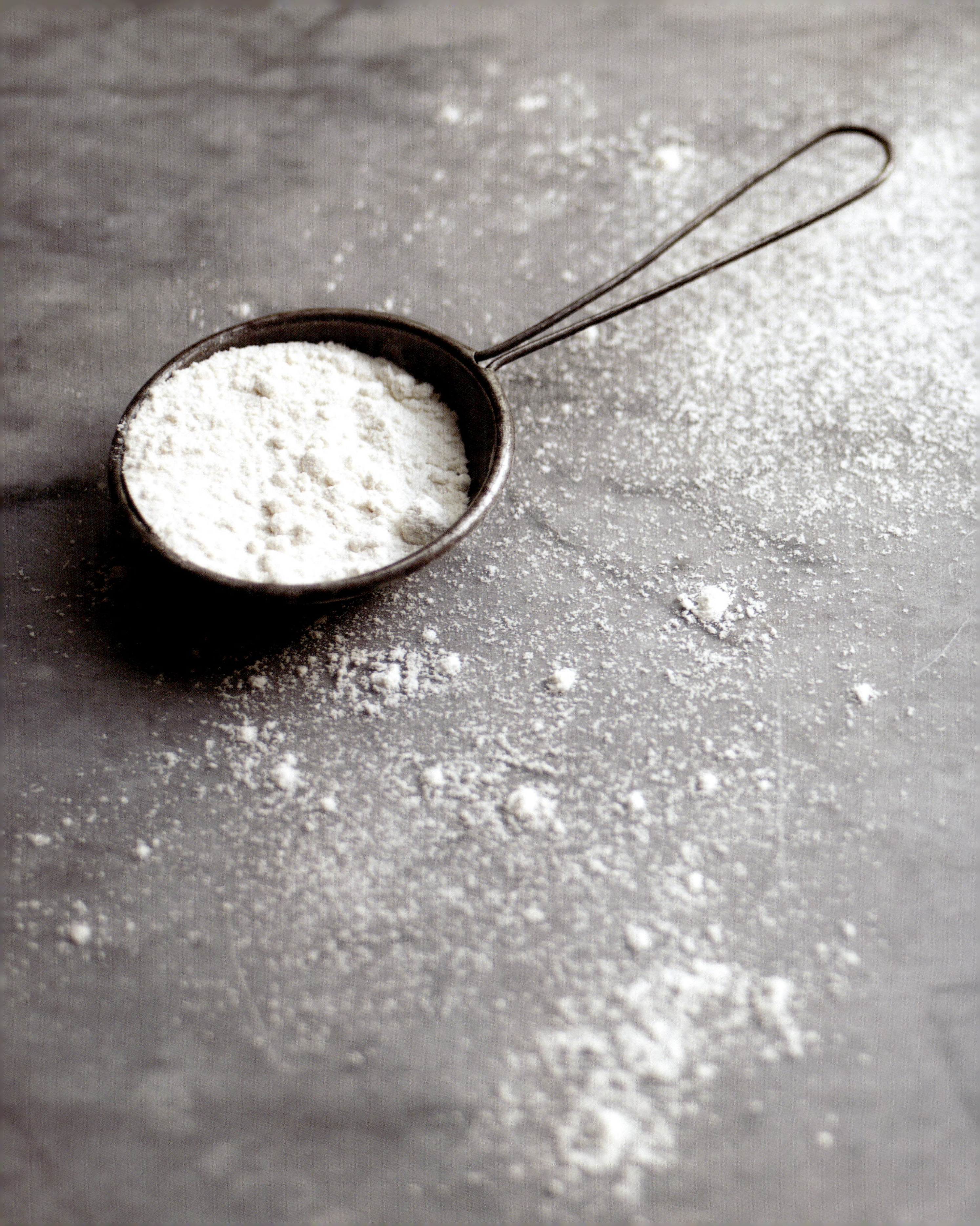

NOTIONS DE BASE

Mélanges de farines sans gluten

J'utilise trois mélanges de farines dans ce livre, car certaines combinaisons fonctionnent mieux pour différentes recettes. Les mélanges A et B sont parfaits pour les gâteaux et les biscuits. Quant au mélange pour le pain, il contient de la farine de soja à haute teneur protéique, qui fonctionne très bien pour la plupart des recettes avec levure. Assurez-vous de vérifier la durée de conservation de chacune des farines et de les utiliser avant leur date de péremption.

Mélange A

DONNE: 1 KG (7 ¼ TASSES OU 2 ¼ LB)
PRÉPARATION: 5 MINUTES

700 g (5 ¼ tasses) de farine de riz blanc
200 g (1 tasse) de farine de pomme de terre
100 g (1 tasse) de farine de tapioca

Bien combiner les farines ou les mettre dans le robot et mélanger par brèves impulsions. Ranger dans un contenant hermétique.

Mélange B

DONNE: 1 KG (8 ¼ TASSES OU 2 ¼ LB)
PRÉPARATION: 5 MINUTES

300 g (2 ½ tasses) de farine de maïs (voir encadré, page 19) ou de châtaignes
500 g (4 ¼ tasses) de farine de riz brun
200 g (1 ½ tasse) de fécule de maïs

Bien combiner les farines avec la fécule ou les mettre dans le robot et mélanger par brèves impulsions. Ranger dans un contenant hermétique.

Mélange pour le pain

DONNE: 1,3 KG (10 ¾ TASSES OU 2 ¾ LB)
PRÉPARATION: 5 MINUTES

400 g (4 ½ tasses) de farine de soja
200 g (2 tasses) de farine de tapioca
400 g (2 tasses) de farine de pomme de terre
300 g (2 ¼ tasses) de fécule de maïs

Bien combiner les farines avec la fécule ou les mettre dans le robot et mélanger par brèves impulsions. Ranger dans un contenant hermétique.

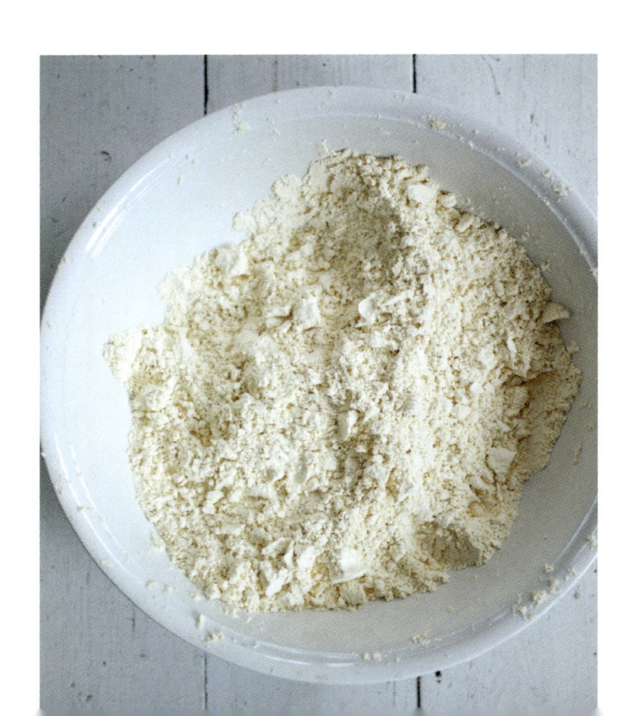

Pâte sablée

Cette recette peut servir de base pour des barres ou des carrés, mais procure aussi d'excellents biscuits à déguster avec une tasse de thé.

DONNE: BASE CARRÉE DE 22 CM (8 ½ PO) OU 12 À 14 BISCUITS
PRÉPARATION: 10 MINUTES
CUISSON: 15–20 MINUTES

- 100 g (¾ de tasse) de fécule de maïs
- 100 g (¾ de tasse) de farine de riz
- 50 g (¼ de tasse) de sucre de canne doré (blond)
- 2 c. à soupe de sucre muscovado blond ou de cassonade claire
- 120 g (½ tasse) de beurre non salé (doux) en cubes
- Fécule de maïs, pour saupoudrer la surface de travail
- Sucre démérara (ou cassonade) ou sucre super fin (semoule), pour saupoudrer les biscuits

Préchauffer le four à 190 °C/375 °F/gaz 5.

Mettre la fécule, la farine, le sucre et le muscovado dans le robot et bien mélanger. Ajouter le beurre et donner de brèves impulsions jusqu'à ce que la pâte commence à prendre.

Pour une base: Tapisser un moule carré de 22 cm (8 ½ po) de papier sulfurisé. Verser le mélange et presser délicatement pour égaliser. Faire cuire environ 15 minutes ou jusqu'à ce que ce soit doré.

Pour des biscuits: Comprimer délicatement pour former une pâte et l'étendre grossièrement sur une surface saupoudrée de fécule de maïs.

Découper et déposer sur une plaque à pâtisserie non adhésive ou tapissée de papier sulfurisé. Faire cuire 12 à 14 minutes. Laisser refroidir sur la plaque et saupoudrer de démérara ou de sucre super fin avant de servir.

▢ **CONSERVATION:** La base et les biscuits se conserveront jusqu'à une semaine dans un contenant hermétique.

✱ **CONGÉLATION:** Bien envelopper et mettre au congélateur dans un contenant hermétique. Décongeler à la température ambiante avant utilisation.

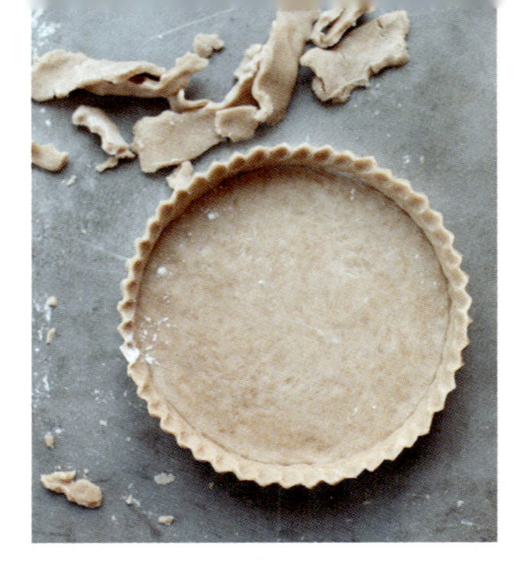

Pâte brisée

Si vous n'avez pas de gomme de xanthane, vous pouvez la remplacer par 2 cuillerées à thé (café) d'enveloppe de psyllium (les deux produits sont vendus dans les magasins d'aliments naturels), mais vous devrez ajouter un peu plus d'eau, car son taux d'absorption est plus élevé.

DONNE: UN FOND DE TARTE DE 24 CM (9 ½ PO)
PRÉPARATION: 10 MINUTES
CUISSON: 15-20 MINUTES

- **225 g (2 ¼ tasses) de mélange de farines A (voir page 22)**
- **1 c. à thé (café) de gomme de xanthane**
- **2 pincées de sel**
- **110 g (½ tasse) de margarine pour la cuisson**
- **2 œufs moyens battus séparément, à température ambiante**
- **Fécule de maïs, pour saupoudrer la surface de travail**

Mettre la farine, la gomme de xanthane et le sel dans un bol et bien mélanger. Incorporer la margarine jusqu'à obtenir une texture de chapelure fine (on peut utiliser le robot pour cette étape). Ajouter un œuf et un peu d'eau, et bien mélanger. Bien surveiller la texture, il faudra peut-être ajouter un peu d'eau pour l'assouplir (la gomme de xanthane a un effet liant).

Pour faire une croûte: Abaisser la pâte en cercle d'environ 30 cm (12 po) de diamètre, sur une surface saupoudrée de fécule de maïs. Déposer dans un plat à tarte de 24 cm (9 1/2 po) et couvrir de papier sulfurisé et de billes en céramique pour cuisson (ou de haricots secs).

Faire cuire 10 minutes à 180 °C/350 °F/gaz 4, puis diminuer la chaleur à 160 °C /325 °F/gaz 3 et poursuivre la cuisson 10 à 15 minutes. Soulever délicatement le papier sulfurisé et les billes, badigeonner généreusement avec le deuxième œuf en couvrant toute craquelure, puis remettre au four 5 à 6 minutes. Badigeonner de nouveau avec l'œuf et faire cuire encore 5 minutes.

▢ **CONSERVATION:** Envelopper, non cuite, de pellicule plastique et réfrigérer jusqu'à 2 jours.

✱ **CONGÉLATION:** Non recommandée.

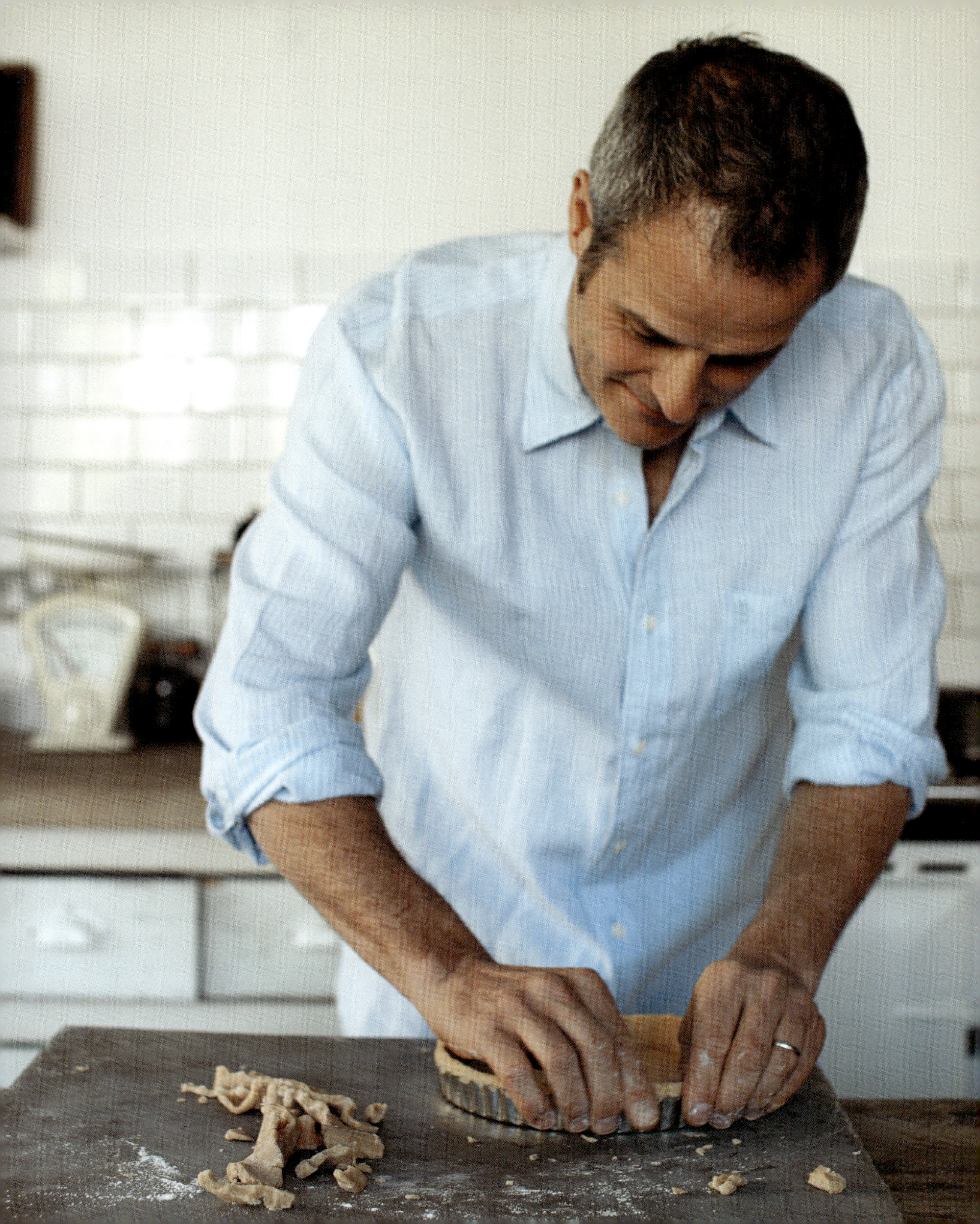

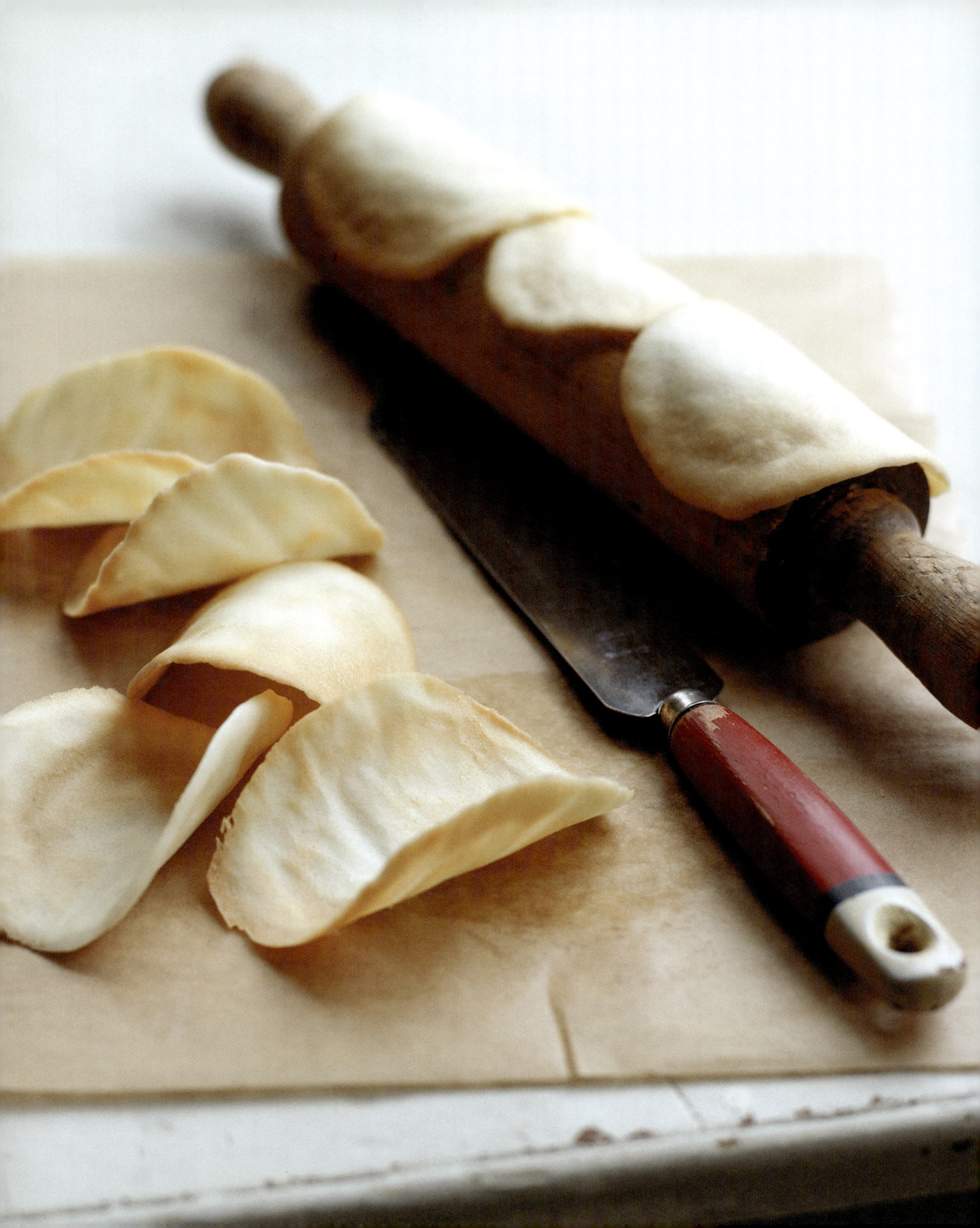

Tuiles

La cuisson en deux étapes leur donne une jolie couleur uniforme.

Vous pouvez les faire cuire et les déposer sur un verre à l'envers pour créer des moules décoratifs, dans lesquels vous servirez de la mousse, du sorbet ou de la crème glacée. La pâte non cuite se conserve jusqu'à deux semaines au réfrigérateur.

DONNE: 12 À 14 TUILES
PRÉPARATION: 10 MINUTES
CUISSON: 15 MINUTES

---

2 petits blancs d'œufs, à température ambiante

80 g (3/4 de tasse) de sucre à glacer tamisé

70 g (1/2 tasse comble) de mélange de farines A (voir page 22)

70 g (1/3 de tasse) de beurre non salé (doux) fondu

Dans un bol, fouetter les blancs d'œufs, le sucre et la farine. Ajouter le beurre et battre de nouveau. Réfrigérer durant au moins 2 heures.

Au moment de faire cuire les biscuits, préchauffer le four à 180 °C/350 °F/gaz 4. Tapisser une plaque à pâtisserie de papier sulfurisé (la cuisson se fera en plusieurs fournées).

Mettre 1 c. à thé (café) du mélange sur la plaque et l'étendre en couche le plus mince possible à l'aide d'une spatule. Il se peut qu'il n'entre pas plus de 2 ou 3 tuiles sur la plaque, car le mélange va s'étaler. Faire cuire jusqu'à ce que les biscuits soient fermes, sans être colorés.

Retirer la plaque du four et laisser refroidir 5 minutes. Cuire de nouveau 2 à 3 minutes jusqu'à ce que les tuiles prennent une teinte dorée. Sortir du four. À l'aide de la spatule, soulever rapidement et délicatement les tuiles et les déposer sur un rouleau à pâtisserie (placé sur un linge pour l'empêcher de bouger) pour les faire refroidir.

▢ **CONSERVATION:** Déposer soigneusement les tuiles refroidies dans un contenant hermétique et conserver jusqu'à 1 semaine, en faisant attention car elles sont plutôt fragiles.

✱ **CONGÉLATION:** Non recommandée.

Cupcakes à la vanille

Ces petits gâteaux très appréciés peuvent être de formes et de tailles variées, allant de mini-gâteaux à des formats géants qu'on peut remplir de crème glacée.

DONNE: 12
PRÉPARATION: 15 MINUTES
CUISSON: 15–20 MINUTES

- **180 g (3/4 de tasse comble) de sucre super fin (semoule)**
- **2 œufs moyens, à température ambiante**
- **1 c. à thé (café) d'extrait de vanille**
- **1 c. à thé (café) de glycérine**
- **175 g (1 1/4 tasse comble) de mélange de farines A (voir page 22)**
- **1 1/2 c. à thé (café) de levure chimique (voir encadré, page 19)**
- **1/2 c. à thé (café) de gomme de xanthane**
- **130 ml (1/2 tasse) d'huile de tournesol**
- **130 ml (1/2 tasse) de lait entier (3,25 M.G.)**

Préchauffer le four à 180 °C/350 °F/gaz 4. Garnir un moule à muffins de caissettes de papier.

Mettre le sucre, les œufs, la vanille et la glycérine dans un grand bol et battre à grande vitesse durant 4 minutes.

Entre-temps, combiner la farine avec la levure et la gomme de xanthane, et bien mélanger. Il est préférable de les tamiser ensemble une ou deux fois.

Combiner l'huile avec le lait dans un petit bol.

Une fois que la préparation aux œufs a épaissi, ajouter les ingrédients secs et le liquide. Bien battre, mais pas trop. Répartir la préparation dans les caissettes. Faire cuire 15 à 20 minutes, ou jusqu'à ce que les gâteaux aient levé jusqu'au bord des caissettes.

Retirer les cupcakes du moule, toujours dans leurs caissettes, et laisser refroidir sur une grille. Glacer et décorer au goût.

Pour une saveur différente...

Ajouter n'importe lequel de ces ingrédients au mélange d'œufs en même temps que la farine: 50 g (1/3 de tasse) de fruits séchés, 75 g (1/2 tasse) de petits fruits frais, 50 g (1/3 de tasse) de chocolat haché, 50 g (1/2 tasse) de noix hachées, zeste d'un citron ou d'une orange.

▢ **CONSERVATION:** Se conservent jusqu'à une semaine dans un contenant hermétique.

✱ **CONGÉLATION:** Une fois refroidis, mettre dans un sac de plastique ou un contenant hermétique.

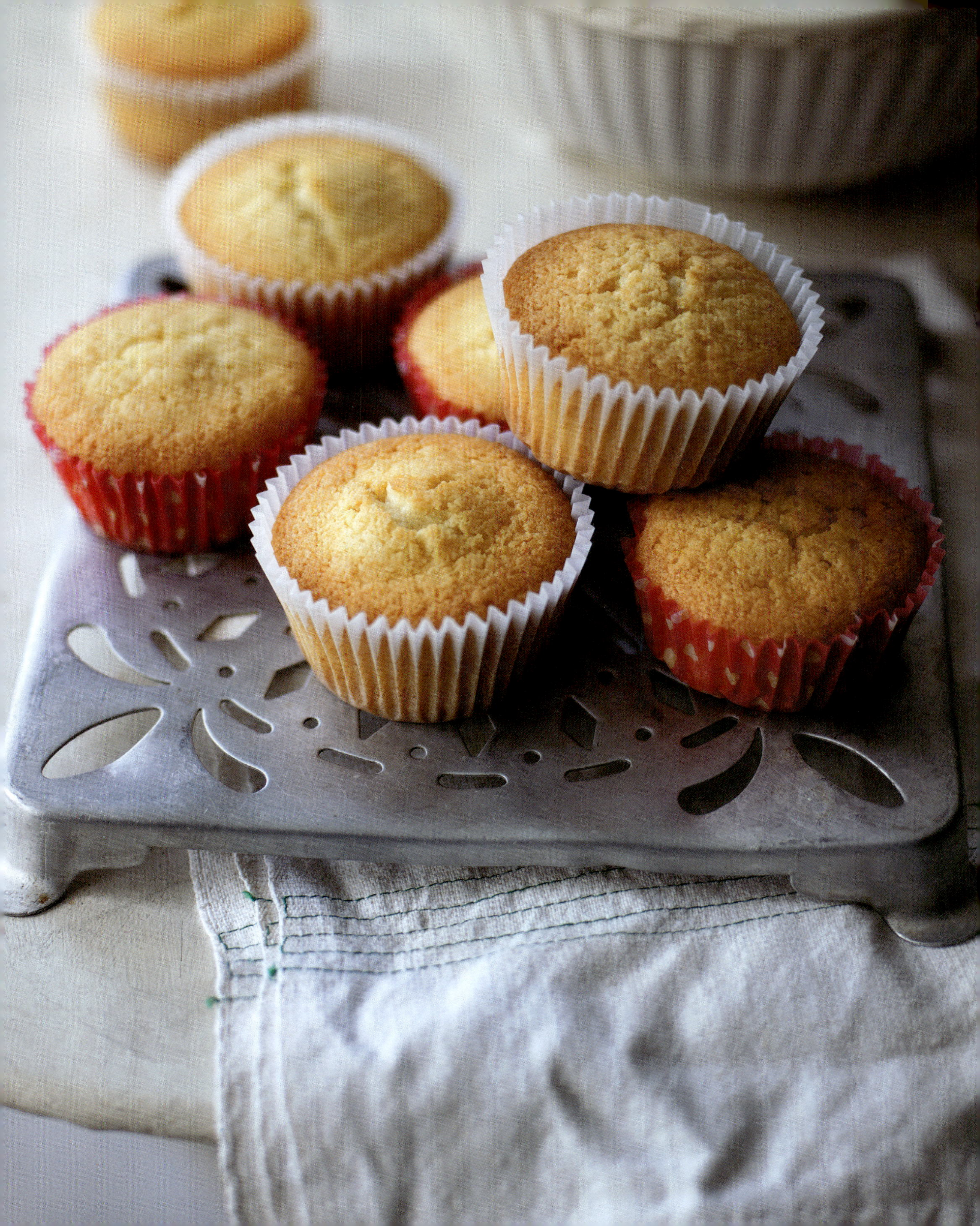

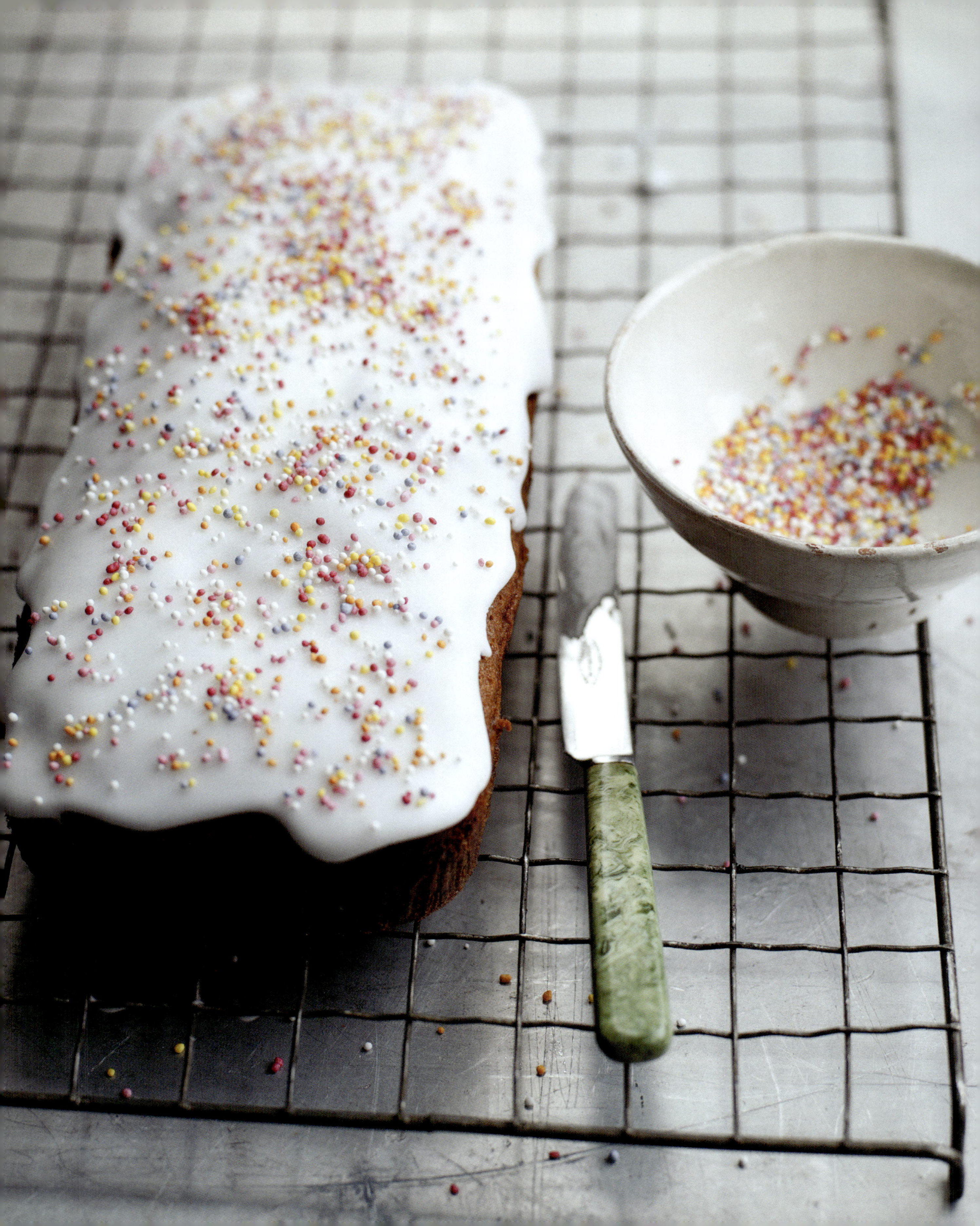

Gâteau éponge

Le fait d'utiliser de la margarine et des œufs à température ambiante, et de réchauffer le lait avec la glycérine aide à faire gonfler la pâte durant la cuisson. L'ajout de glycérine contribue à conserver l'humidité.

DONNE: **UN GÂTEAU RECTANGULAIRE DE 22 X 12 CM (8 ½ X 5 PO)**
PRÉPARATION: **15 MINUTES**
CUISSON: **20 À 30 MINUTES**

- **Huile végétale**
- **175 g (1 ¼ tasse comble) de mélange de farines A (voir page 22)**
- **1 c. à thé (café) de bicarbonate de soude**
- **1 c. à thé (café) de levure chimique (voir encadré, page 19)**
- **85 g (⅞ de tasse) de margarine pour la cuisson**
- **140 g (⅝ de tasse) de sucre super fin (semoule)**
- **2 œufs moyens, à température ambiante**
- **125 ml (½ tasse) de lait 2 % M.G. (demi-écrémé), réchauffé avec 1 c. à thé (café) de glycérine**

Préchauffer le four à 160 °C/325 °F/gaz 3. Huiler légèrement un moule à pain de 22 x 12 cm (8 ½ x 5 po).

Mettre la farine, le bicarbonate de soude et la levure dans un bol, et bien mélanger.

Réchauffer un grand bol sous l'eau chaude du robinet. Y battre la margarine et le sucre jusqu'à consistance légère et crémeuse.

Ajouter les ingrédients secs et les œufs au mélange de margarine, et bien mélanger. Verser le lait et la glycérine réchauffés, et remuer jusqu'à l'obtention d'une pâte. Verser ou mettre à la cuillère dans le moule.

Faire cuire 20 à 25 minutes ou jusqu'à ce que la pâte ait levé et soit légèrement colorée. Retirer du four et laisser refroidir sur une grille.

Glacer et décorer au goût.

☐ **CONSERVATION:** Se garde 2 à 3 jours dans un contenant hermétique.

✱ **CONGÉLATION:** On peut congeler le gâteau non glacé, entier ou en parts individuelles, enveloppé de pellicule plastique.

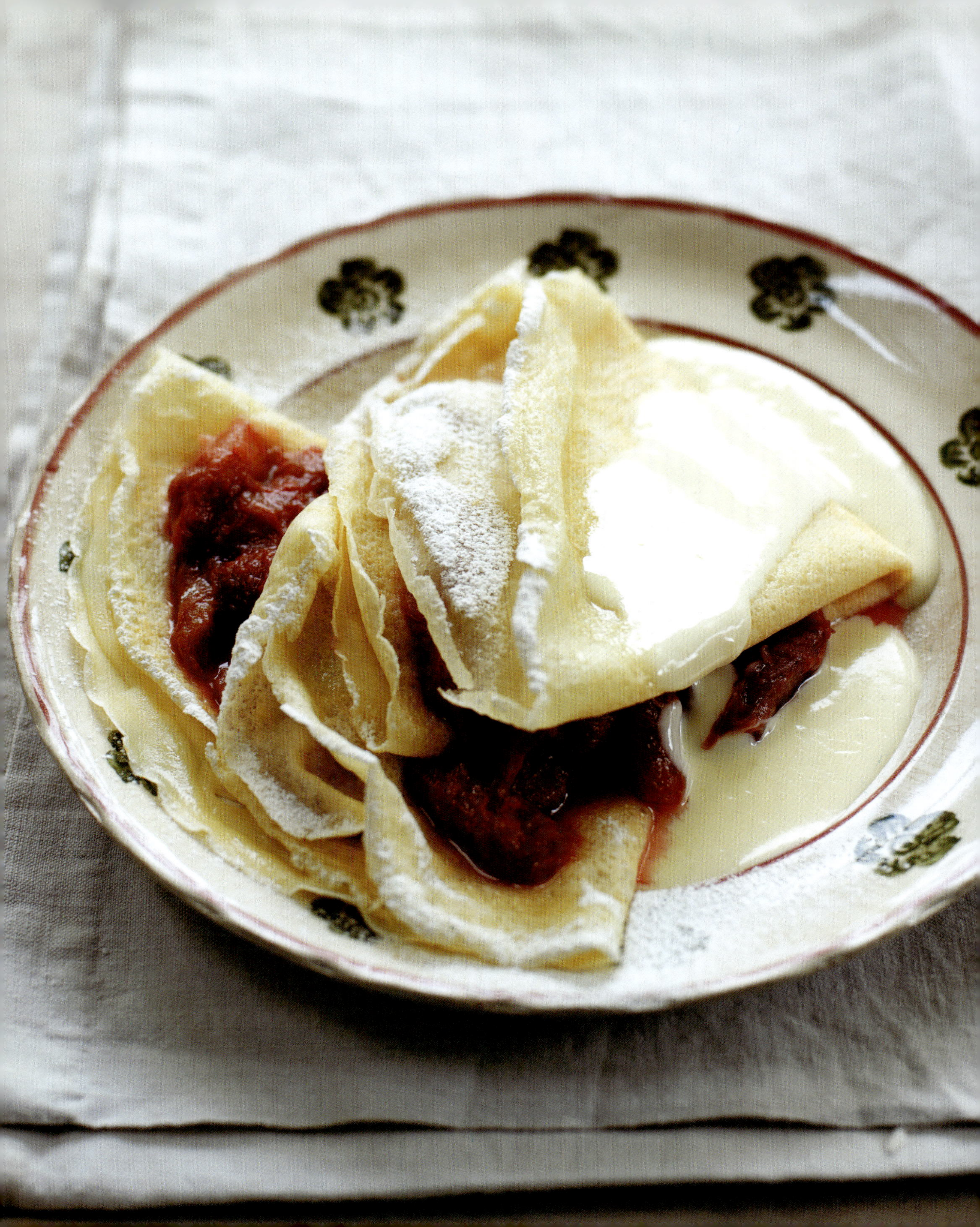

Crêpes classiques

DONNE: 4 À 6 CRÊPES
PRÉPARATION: 15 MINUTES
CUISSON: 6 À 8 MINUTES

- **90 g (3/4 de tasse comble) de farine de riz brun**
- **35 g (1/4 de tasse) de fécule de maïs**
- **1 pincée de sel**
- **2 œufs moyens, à température ambiante**
- **Environ 200 ml (7/8 de tasse) de lait 2 % M.G. (demi-écrémé)**
- **3 c. à soupe d'huile végétale**

Combiner la farine avec la fécule de maïs et le sel dans un bol. Bien y mélanger les œufs et les trois quarts du lait. La préparation devrait avoir une consistance similaire à de la crème sure (aigre). Ajouter plus de lait au besoin.

Réchauffer l'huile dans une poêle sur feu moyen. Mettre 4 c. à soupe de pâte dans la poêle et incliner cette dernière en tous sens pour couvrir entièrement le fond. Faire cuire 30 à 60 secondes, puis soulever les bords avec une spatule. Une fois le dessous doré, retourner la crêpe avec la spatule (ou la projeter dans les airs!). Faire cuire encore 30 à 60 secondes, jusqu'à ce que la crêpe soit bien dorée.

Faire de même avec le reste de la pâte. Empiler les crêpes sur une assiette à mesure et couvrir de papier aluminium pour les garder chaudes.

Servir avec la garniture de son choix (voir la mienne ci-dessous).

Crêpes à la rhubarbe et à la crème anglaise

- **225 g (1/2 lb ou 1 tasse comble) de rhubarbe coupée en morceaux de 2 cm (3/4 de po)**
- **Zeste finement râpé et jus d'un gros citron**
- **1 gousse de vanille, fendue**
- **4 c. à soupe ou plus de sucre super fin (semoule)**
- **225 g (2 tasses) de crème anglaise en conserve (voir encadré, page 19)**
- **4 à 6 crêpes (voir ci-dessus)**

Mettre la rhubarbe dans une casserole de taille moyenne. Ajouter le zeste et le jus de citron, la vanille et le sucre, et faire cuire sur feu doux environ 15 minutes, en remuant de temps à autre. La rhubarbe devrait se défaire. Garder au chaud.

Réchauffer la crème anglaise. Réchauffer les crêpes au micro-ondes 10 secondes par crêpe.

Pour servir, déposer une crêpe chaude sur une assiette, ajouter une cuillerée de rhubarbe, replier et napper de crème anglaise. Si on veut faire des excès, ajouter un peu de crème glacée ou de crème fouettée.

▢ **CONSERVATION:** Les crêpes nature, empilées et enveloppées de pellicule plastique, se conservent 3 à 4 jours au réfrigérateur.

✱ **CONGÉLATION:** Non recommandée.

Crêpes américaines

Une fois que les crêpes sont cuites, je les garde au chaud dans un linge propre, puis je les réchauffe avant de servir (10 secondes par crêpe au micro-ondes).

DONNE: 8 À 10 CRÊPES
PRÉPARATION: 15 MINUTES
CUISSON: 25 MINUTES

- **120 g (1 petite tasse) de farine de riz**
- **½ c. à thé (café) de levure chimique (voir encadré, page 19)**
- **1 pincée de sel**
- **1 œuf moyen, à température ambiante**
- **1 ½ c. à soupe d'huile de tournesol**
- **50 g (¼ de tasse) de beurre non salé (doux), fondu**
- **285 ml (1 ½ tasse) de babeurre**
- **3 c. à soupe d'huile d'olive**

Mettre la farine, la levure et le sel dans un bol de taille moyenne. Dans un autre bol, battre l'œuf, l'huile de tournesol, le beurre et le babeurre. Ajouter graduellement aux ingrédients secs, en mélangeant bien après chaque addition, pour obtenir une pâte épaisse mais coulante.

Réchauffer une poêle non adhésive de 23 cm (9 po) sur feu moyen et ajouter l'huile d'olive. Déposer 4 cuillerées de pâte dans la poêle pour former 4 petites crêpes. Faire cuire 2 à 3 minutes d'un côté, puis retourner et poursuivre la cuisson jusqu'à ce qu'elles soient dorées. Faire de même avec le reste de la pâte. Empiler les crêpes sur une assiette à mesure et couvrir de papier aluminium pour les garder chaudes.

Suggestions de garniture

- sirop d'érable et bleuets (myrtilles)
- sirop de maïs ou mélasse claire et crème fouettée
- crème fraîche et cassonade
- bananes écrasées et beurre d'arachide

▢ **CONSERVATION:** Les crêpes nature, empilées et enveloppées de pellicule plastique, se conservent 2 jours au réfrigérateur.

✱ **CONGÉLATION:** Non recommandée.

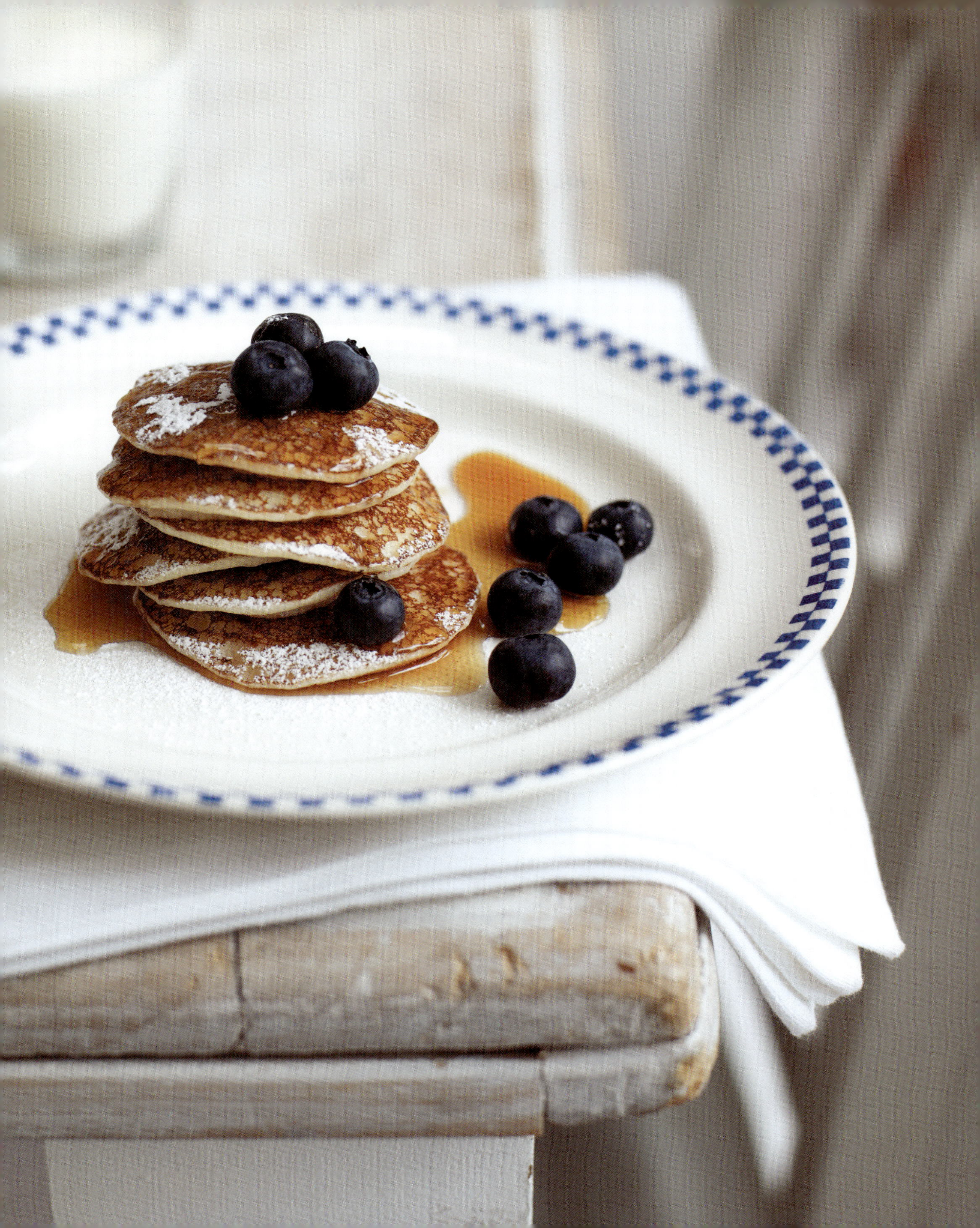

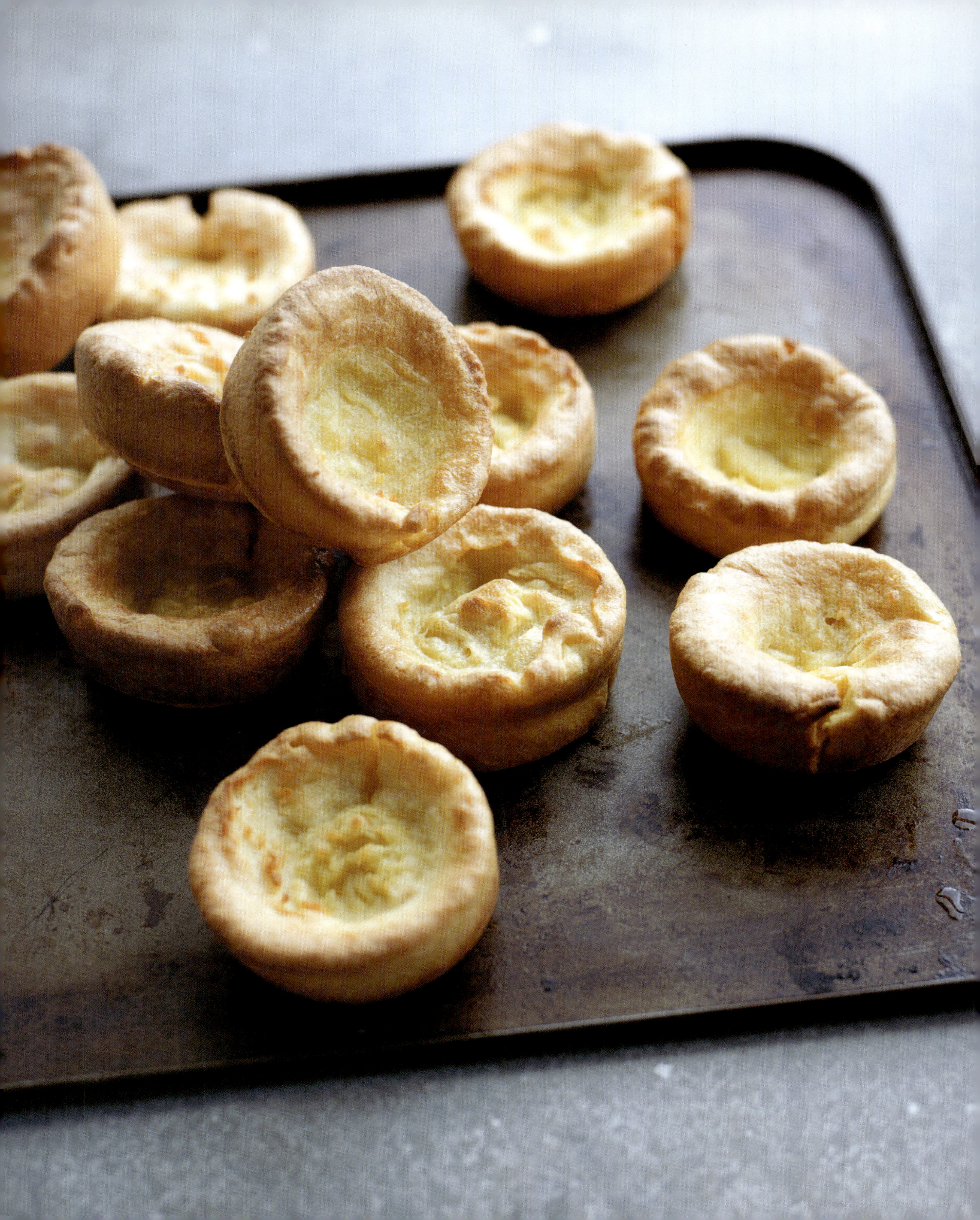

Poudings anglais

Utilisez un moule à muffins foncé, non adhésif, ils lèveront davantage.

DONNE: 10 À 12 POUDINGS
PRÉPARATION: 15 MINUTES
CUISSON: 20 À 25 MINUTES

- 10 à 12 c. à soupe d'huile d'olive
- 135 g (1 tasse comble) de mélange de farines A (voir page 22)
- 140 g (1 tasse comble) de fécule de maïs
- 4 œufs moyens, à température ambiante
- 300 ml (1 ¼ tasse) de lait 2 % M.G. (demi-écrémé)
- Sel et poivre noir fraîchement moulu

Préchauffer le four à 220 °C/425 °F/gaz 7.

Mettre 1 c. à soupe d'huile d'olive dans chacune des cavités du moule à muffins. Déposer le moule sur une plaque à pâtisserie et mettre au four 10 minutes pour réchauffer.

Pendant ce temps, mettre la farine et la fécule dans un grand bol. Ajouter les œufs et le lait, et battre pour bien mélanger. Saler et poivrer légèrement. Verser la préparation dans le moule, un peu plus qu'à mi-hauteur, et remettre au four.

Faire cuire 20 à 25 minutes, ou jusqu'à ce que les poudings aient levé et soient dorés. Servir aussitôt.

▢ **CONSERVATION:** Non recommandée.

✱ **CONGÉLATION:** Congeler les poudings lorsqu'ils ont bien refroidi. Mettre brièvement dans un four chaud pour les rendre croustillants.

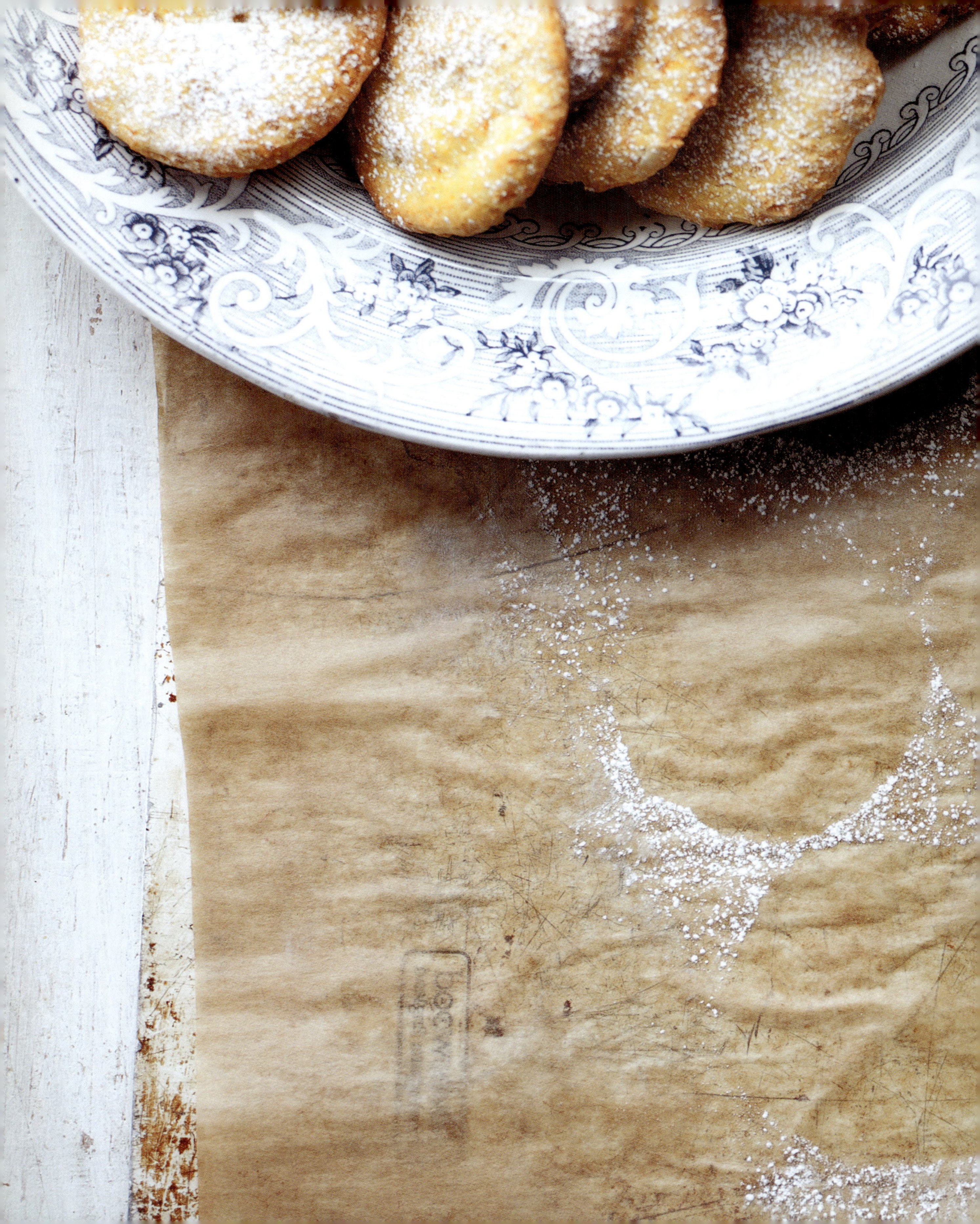

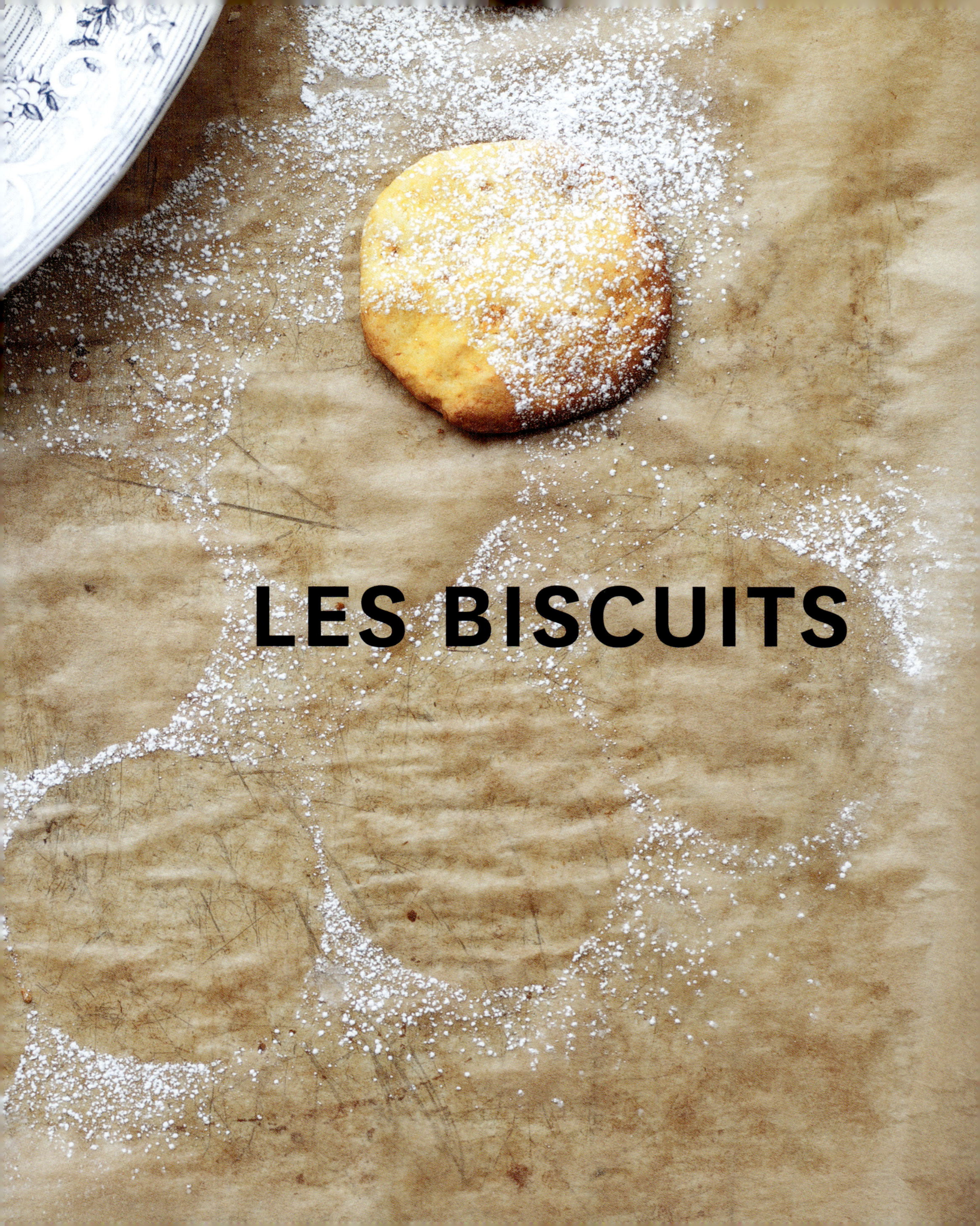

LES BISCUITS

Biscuits glacés au citron

Le fondant préparé à l'aide de sucre à glacer et de jus de citron ajoute une petite pointe acide. Il se solidifie à la température ambiante avec un fini luisant.

DONNE: 12 BISCUITS
PRÉPARATION: 15 MINUTES
CUISSON: 15 À 20 MINUTES

- **200 g (1 ½ tasse) de mélange de farines A (voir page 22)**
- **80 g (⅜ de tasse) de margarine pour la cuisson**
- **¼ de c. à thé (café) de levure chimique (voir encadré, page 19)**
- **1 pincée de sel**
- **75 g (6 c. à soupe) de sucre super fin (semoule)**
- **1 œuf moyen, à température ambiante**
- **1 c. à thé (café) de glycérine**
- **Zeste et jus d'un gros citron**
- **50 g (½ tasse) de sucre à glacer**
- **Zeste de citron, pour décorer**

Au robot, réduire la farine, la margarine, la levure, le sel et le sucre en fine chapelure. Incorporer l'œuf, la glycérine et le zeste. Comprimer légèrement sur une surface farinée, et former un saucisson de 15 à 20 cm (6 à 8 po). Envelopper de pellicule plastique et faire refroidir.

Préchauffer le four à 200 °C/400 °F/gaz 6. Tapisser deux plaques à pâtisserie de papier sulfurisé (la cuisson se fera en plusieurs fournées).

Au moment de faire cuire les biscuits, couper des tranches de 5 à 8 mm (1/4 à 1/3 de po) et les déposer sur les plaques. Faire cuire 15 à 20 minutes ou jusqu'à ce qu'ils soient légèrement dorés. Placer sur une grille pour refroidir.

Entre-temps, mettre le jus de citron dans un petit bol, ajouter le sucre à glacer et battre jusqu'à consistance lisse. On peut corriger la consistance en ajoutant un peu d'eau (plus coulant) ou de sucre à glacer (plus ferme). Glacer généreusement les biscuits et décorer de zeste de citron. Laisser prendre.

▢ **CONSERVATION:** Les biscuits refroidis se conservent dans un contenant hermétique jusqu'à une semaine.

✱ **CONGÉLATION:** La pâte et les biscuits cuits non glacés peuvent être congelés.
Pour la pâte: Envelopper la pellicule plastique et congeler. Dégeler durant 1 heure ou jusqu'à ce qu'elle puisse être coupée, et cuire selon les indications ci-dessus.
Pour les biscuits: Bien envelopper et congeler dans un contenant hermétique. Dégeler 30 minutes, puis mettre au four 2 à 3 minutes à 180 °C/350 °F/gaz 4 pour ramollir. Glacer une fois refroidis.

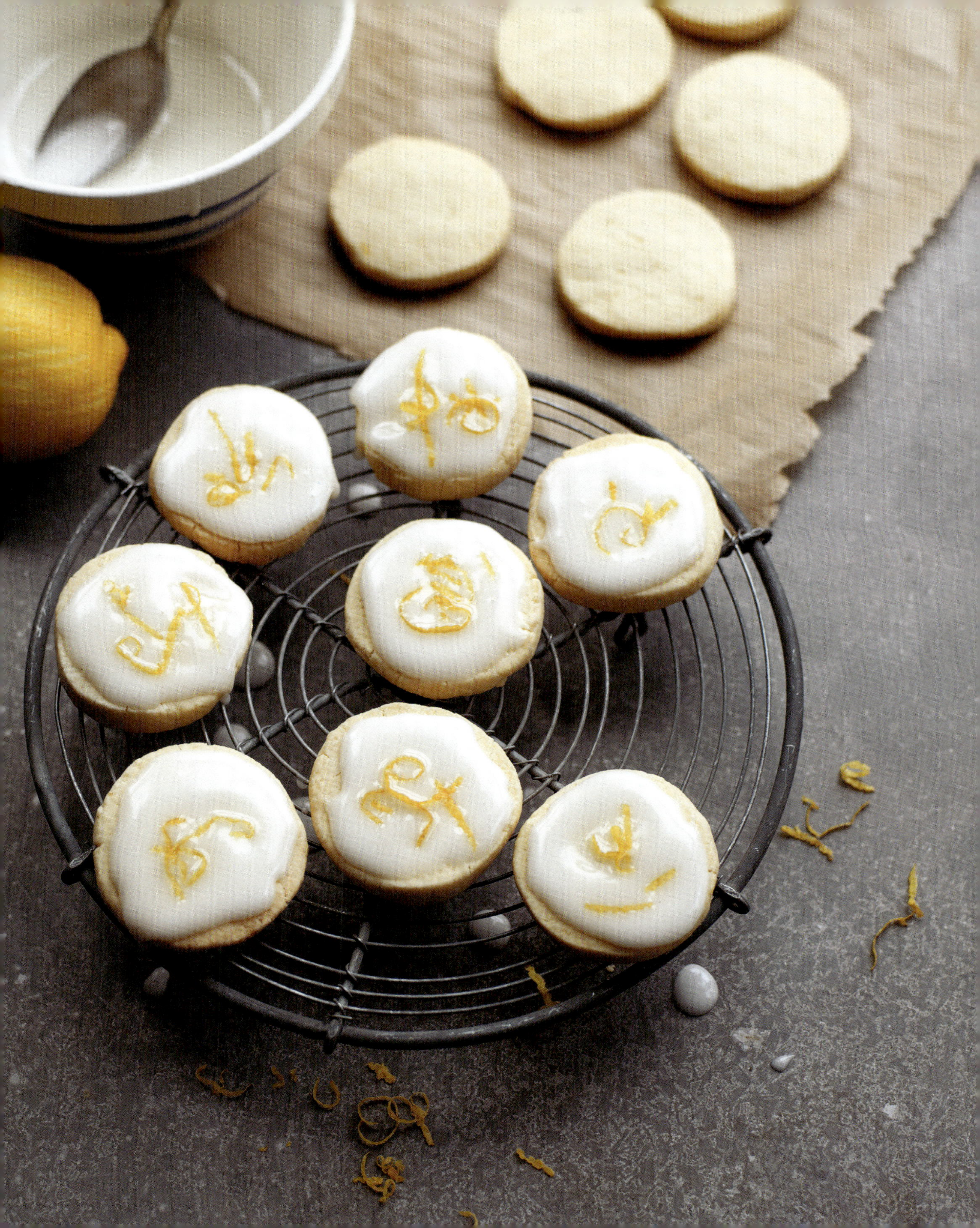

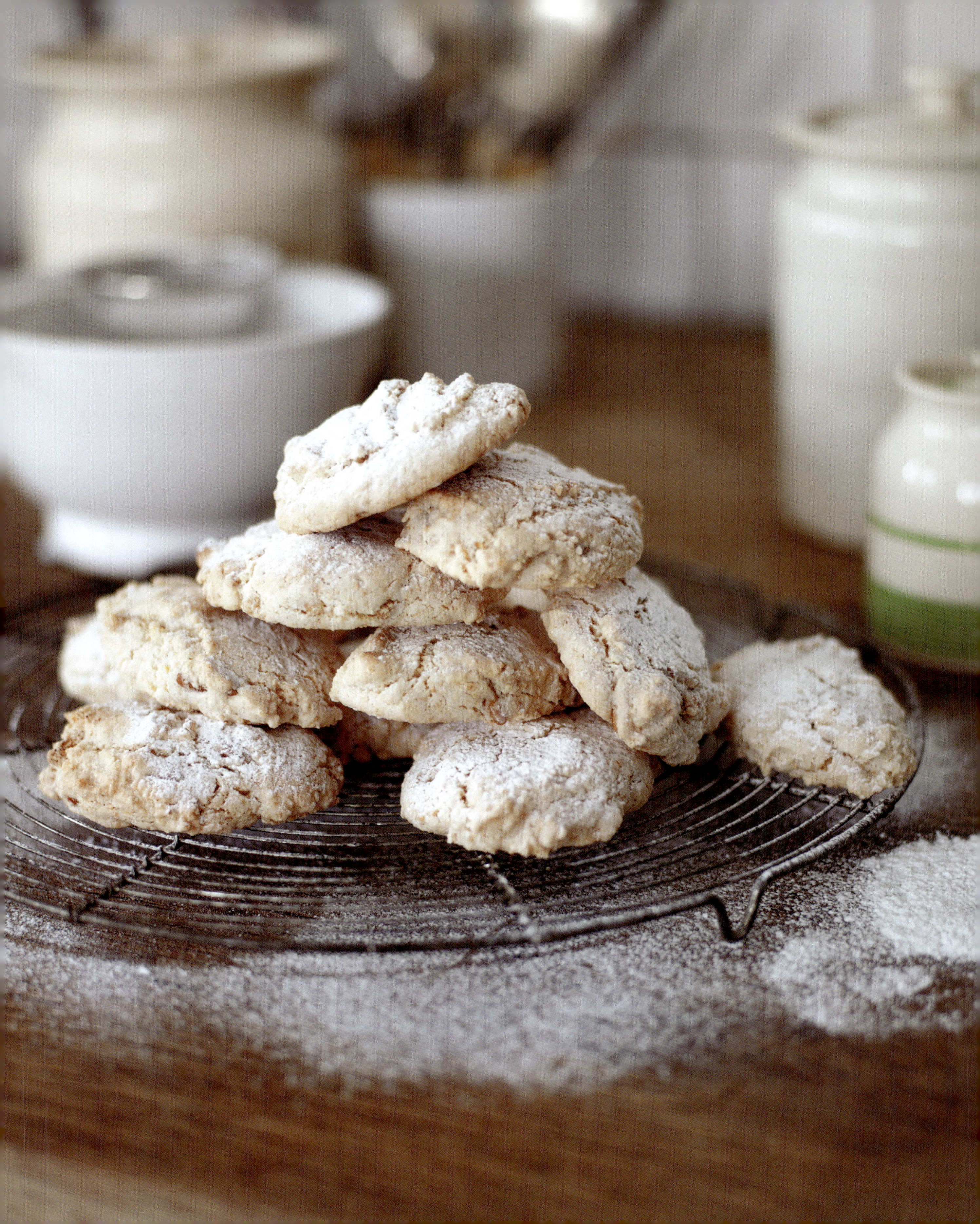

Biscuits tendres aux pignons

Voici une variante, légère et débordante de saveur, de petits biscuits à la meringue italiens.

DONNE: ENVIRON 20 BISCUITS
PRÉPARATION: 15 MINUTES
CUISSON: 30 MINUTES

- **200 g (1 ³⁄₄ tasse) d'amandes effilées**
- **100 g (1 petite tasse) de pignons**
- **100 g (³⁄₄ de tasse) farine de riz**
- **225 g (1 tasse) de sucre super fin (semoule)**
- **Zeste d'un citron**
- **2 blancs d'œufs moyens, à température ambiante**
- **1 pincée de crème de tartre**
- **½ c. à thé (café) d'extrait de vanille**
- **½ c. à thé (café) d'extrait d'amande**
- **Cannelle et sucre à glacer tamisé, pour saupoudrer**

Préchauffer le four à 180 °C/350 °F/gaz 4. Tapisser une plaque à pâtisserie de papier sulfurisé.

Placer les amandes et les pignons sur la plaque et les faire griller au four 8 à 10 minutes (les amandes doreront plus rapidement). Retirer du four et laisser refroidir.

Diminuer la température à 160 °C/325 °F/gaz 3.

Moudre finement les amandes avec la farine dans le robot. Mettre dans un bol avec les pignons, 115 g (1/2 tasse) du sucre et le zeste de citron. Bien mélanger.

Dans un autre bol, battre les blancs d'œufs avec la crème de tartre jusqu'à consistance légère et mousseuse. Ajouter le reste du sucre et battre jusqu'à ce que la préparation soit crémeuse et luisante (ne pas trop battre). Incorporer le mélange de noix et les extraits de vanille et d'amande.

À l'aide de deux cuillères à thé (café) mouillées, façonner le mélange en quenelles et déposer sur la plaque (la cuisson devra se faire en plusieurs fournées). Tapoter doucement chaque quenelle avant la cuisson. Faire cuire 15 à 20 minutes jusqu'à ce que les biscuits soient légèrement colorés (surveiller car ils dorent rapidement). Retirer du four et placer sur une grille pour refroidir. Saupoudrer de cannelle et de sucre à glacer.

▢ **CONSERVATION:** Les biscuits refroidis se conservent jusqu'à 1 semaine dans un contenant hermétique.

✱ **CONGÉLATION:** Congeler les biscuits refroidis (avant de les saupoudrer), bien enveloppés et placés dans un contenant hermétique. Dégeler durant 30 minutes, puis mettre au four 2 à 3 minutes à 180 °C/350 °F/gaz 4 pour ramollir. Saupoudrer de sucre à glacer et de cannelle.

Biscuits au chocolat et au beurre d'arachide

Cette recette n'utilise aucune farine. Si vous faites cuire un peu moins les biscuits, ils auront une texture plus tendre et moelleuse. Si vous les préférez plus croquants, faites-les cuire un peu plus longtemps.

DONNE: 12 À 14 BISCUITS
PRÉPARATION: 10 MINUTES
CUISSON: 12 À 14 MINUTES

- **1 œuf moyen, à température ambiante**
- **80 g (6 c. à soupe) de sucre super fin (semoule)**
- **125 g (½ tasse) de beurre d'arachide croquant, à température ambiante**
- **1 ou 2 pincées d'assaisonnement au chili**
- **40 g (¼ de tasse) de caramel dur, haché fin**
- **40 g (¼ de tasse) de chocolat noir (voir encadré, page 19), haché fin**

Préchauffer le four à 180 °C/350 °F/gaz 4. Tapisser deux plaques à pâtisserie de papier sulfurisé (la cuisson se fera en plusieurs fournées).

Fouetter l'œuf et le sucre dans un bol. Ajouter le beurre d'arachide et l'assaisonnement au chili, et bien mélanger. Incorporer le caramel et le chocolat en remuant.

Déposer de petites cuillerées de la préparation sur la plaque en les espaçant légèrement (le mélange ne s'étalera pas trop). Faire cuire 12 à 14 minutes.

Lorsqu'ils sont cuits, retirer les biscuits de la plaque avec une spatule, et les faire refroidir sur une grille.

▢ **CONSERVATION:** Se conservent jusqu'à 1 semaine dans un contenant hermétique.

✱ **CONGÉLATION:** Les biscuits cuits et refroidis peuvent être congelés, bien enveloppés et rangés dans un contenant hermétique. Dégeler durant 30 minutes, puis mettre au four 2 à 3 minutes à 180 °C/350 °F/gaz 4 pour ramollir.

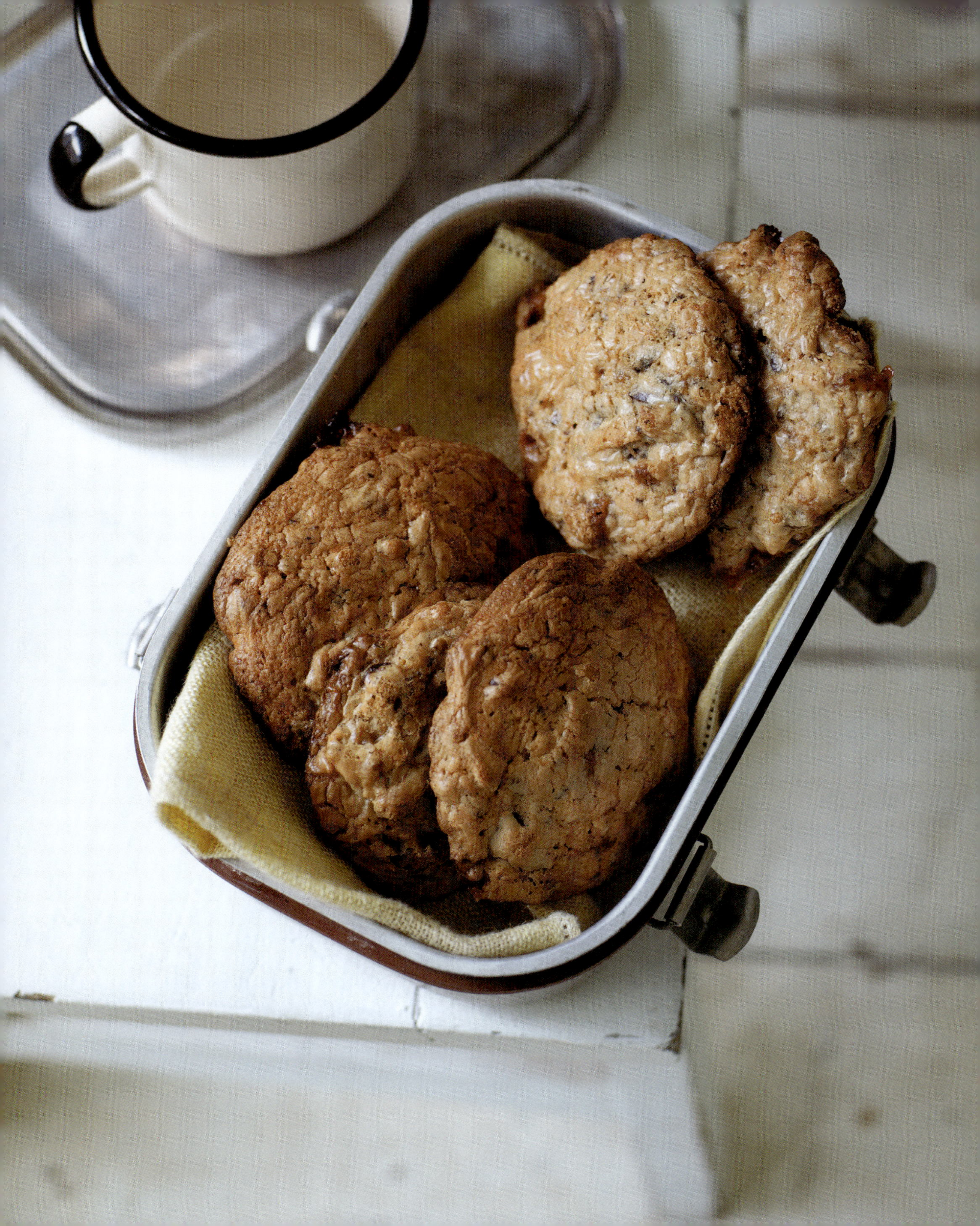

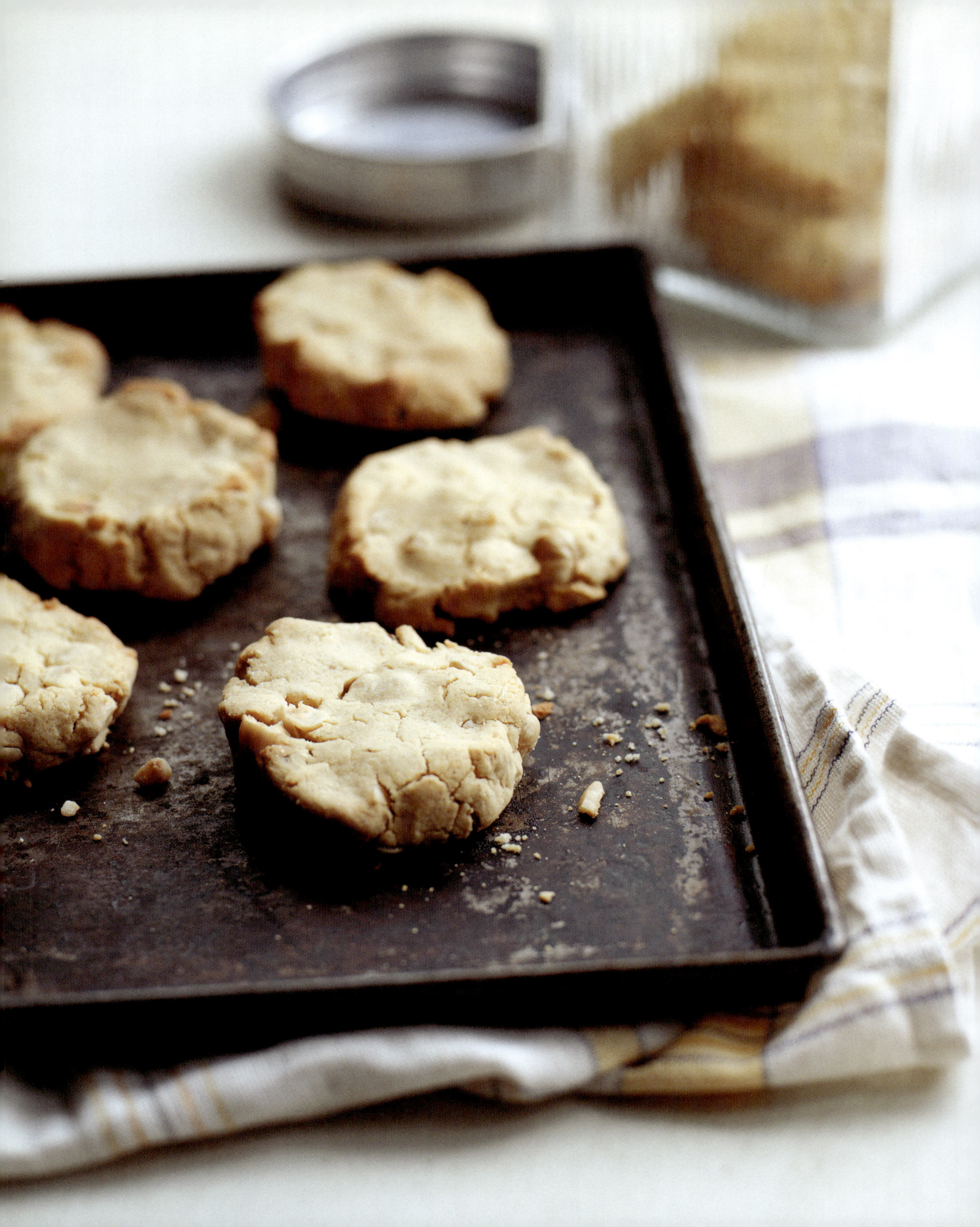

Biscuits aux noisettes grillées

Vous pouvez utiliser d'autres types de noix, mais il faut les faire griller au four pour obtenir une couleur uniforme (voir la méthode utilisée pour les amandes et les pignons, page 43).

DONNE: ENVIRON 20 BISCUITS
PRÉPARATION: 15 MINUTES
CUISSON: ENVIRON 10 MINUTES

- **120 g (1 petite tasse) de farine de riz**
- **70 g (1/2 tasse) de fécule de maïs**
- **1/2 c. à thé (café) de levure chimique (voir encadré, page 19)**
- **1/2 c. à thé (café) de muscade moulue**
- **1/2 c. à thé (café) d'un mélange de piment de la Jamaïque, gingembre, cannelle, carvi et coriandre (au goût)**
- **30 g (2 c. à soupe) de margarine pour la cuisson**
- **40 g (3 c. à soupe) de sucre super fin (semoule)**
- **1 c. à soupe de sirop de maïs ou mélasse claire**
- **75 g (3/4 de tasse) de noisettes grillées, hachées grossièrement**

Préchauffer le four à 180 °C/350 °F/gaz 4. Tapisser deux plaques à pâtisserie de papier sulfurisé (la cuisson se fera en plusieurs fournées).

Bien mélanger la farine avec la fécule, la levure, la muscade et le mélange d'épices dans un bol de taille moyenne. Incorporer la margarine, le sucre, le sirop et les noisettes en remuant.

Déposer de petites cuillerées du mélange sur les plaques, et former des cercles de 2 à 3 cm (3/4 à 1 1/4 po), en les étalant avec un doigt mouillé. Faire cuire 10 minutes ou jusqu'à ce que les biscuits commencent à dorer.

Refroidir brièvement sur les plaques, puis déposer sur une grille pour refroidir complètement.

▢ **CONSERVATION:** Les biscuits se conservent jusqu'à 1 semaine dans un contenant hermétique.

✱ **CONGÉLATION:** La pâte non cuite se congèle bien, enveloppée de pellicule plastique. Dégeler durant 1 heure ou jusqu'à ce qu'elle puisse être coupée, et cuire selon les indications ci-dessus.

Biscuits Florentins

Ces délicieuses petites gâteries caramélisées sont composées d'amandes grillées et de fruits confits, et enrobées de chocolat au lait.

DONNE: 12 À 14 BISCUITS
PRÉPARATION: 20 MINUTES
CUISSON: 10 MINUTES

- 25 g (2 c. à soupe) de beurre non salé (doux)
- 75 g (1/3 de tasse) de sucre de canne doré (blond)
- 2 c. à thé (café) de miel clair
- 1 c. à soupe de farine de riz
- 25 g (2 1/2 c. à soupe) d'écorces d'orange confites, hachées
- 50 g (1/4 de tasse) de cerises confites, en moitiés
- 25 g (1/4 de tasse) de canneberges ou d'abricots séchés, hachés
- 50 g (1/2 tasse) d'amandes effilées grillées
- 150 g (5 oz) de chocolat au lait (voir encadré, page 19)

Préchauffer le four à 180 °C/350 °F/gaz 4. Tapisser deux plaques à pâtisserie de papier sulfurisé (la cuisson se fera en plusieurs fournées).

Faire fondre le beurre avec le sucre et le miel dans une casserole moyenne non adhésive sur feu doux. Ajouter la farine et remuer 3 minutes, jusqu'à l'obtention d'une pâte lisse et dorée. Retirer la casserole du feu et incorporer les fruits et les amandes.

À l'aide de deux cuillères à thé (café), former de petits monticules espacés sur les plaques à pâtisserie. Les aplatir légèrement et faire cuire 8 à 10 minutes, jusqu'à ce qu'ils prennent une teinte caramel doré.

Laisser durcir et refroidir sur la plaque durant 10 à 15 minutes, puis déposer sur une grille.

Faire fondre le chocolat dans un bol à l'épreuve de la chaleur, au micro-ondes ou au-dessus d'une casserole d'eau frémissante (ne pas laisser le bol toucher à l'eau), en remuant jusqu'à consistance lisse. À l'aide d'une cuillère à thé (café), recouvrir la face plate de chaque biscuit de chocolat fondu. Juste avant que le chocolat ne prenne, y tracer des lignes ondulées avec une fourchette.

▢ **CONSERVATION:** Envelopper les biscuits refroidis entre des couches de papier sulfurisé et conserver dans un contenant hermétique jusqu'à 1 semaine.

✱ **CONGÉLATION:** Non recommandée.

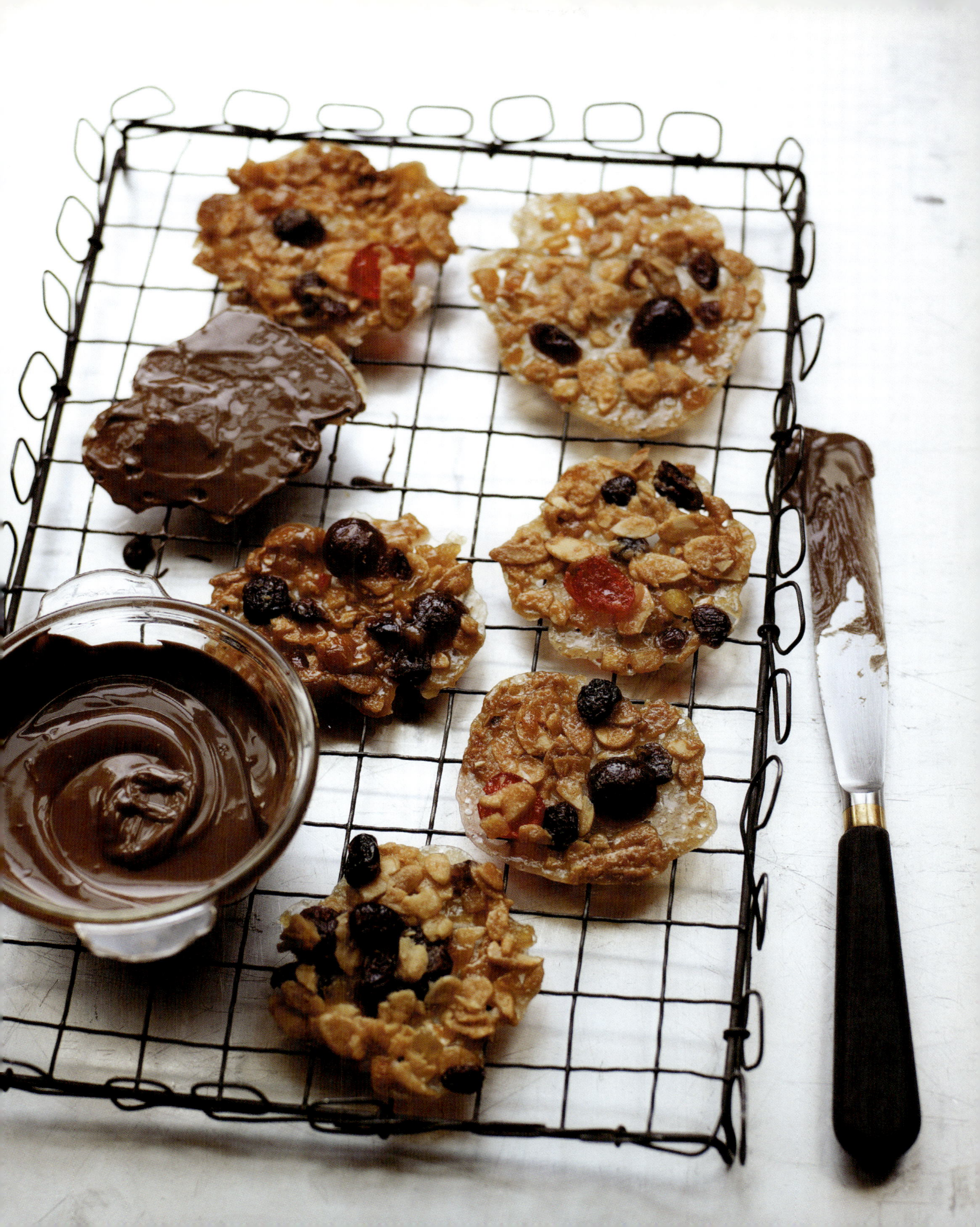

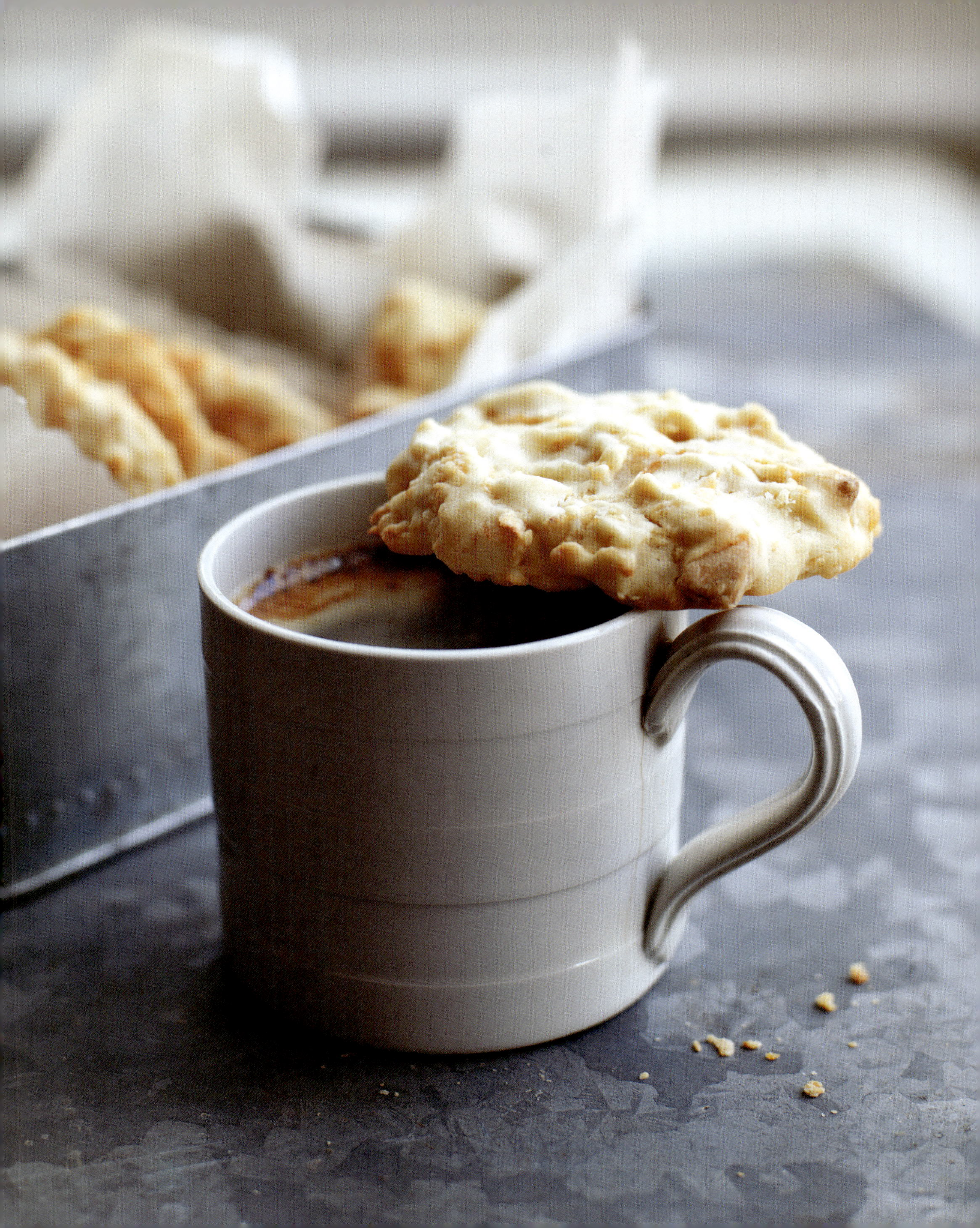

Biscuits à la pomme et aux pépites de chocolat blanc

Le chocolat blanc fait ressortir la saveur de la pomme et raffermit la texture des biscuits. Si la pomme râpée brunit légèrement, ne vous inquiétez pas. Cela donnera une jolie couleur aux biscuits.

DONNE: 12 PETITS BISCUITS
PRÉPARATION: 15 MINUTES
CUISSON: 15 À 20 MINUTES

- 100 g (½ tasse) de margarine pour la cuisson
- 200 g (1 ½ tasse) de mélange de farines A (voir page 22)
- ¼ de c. à thé (café) de levure chimique (voir encadré, page 19)
- 100 g (⅜ à ½ tasse) de sucre super fin (semoule)
- 2 grosses pincées de gingembre moulu
- 1 œuf moyen, à température ambiante
- 1 pomme à cuire (Cortland ou Spartan), râpée et pressée pour exprimer le jus
- 60 g (2 oz) de chocolat blanc (voir encadré, page 19), haché fin

Combiner la margarine avec la farine, la levure, le sucre et le gingembre dans le robot. Ajouter l'œuf et mélanger, puis mettre dans un bol de taille moyenne. Incorporer la pomme et le chocolat. Former un saucisson de pâte de 15 à 20 cm (6 à 8 po), l'envelopper de pellicule plastique et réfrigérer 15 minutes.

Préchauffer le four à 200 °C/400 °F/gaz 6. Tapisser deux plaques à pâtisserie de papier sulfurisé (la cuisson devra se faire en plusieurs fournées).

À l'aide d'une cuillère ou d'une spatule, prélever des sections de 5 à 8 mm (1/4 à 1/3 de po) du rouleau de pâte refroidie (on ne peut le couper en tranches, car la pâte est trop molle).

Déposer sur les plaques et cuire au four 15 à 20 minutes, jusqu'à ce que les biscuits soient dorés. Laisser refroidir brièvement sur la plaque, puis mettre sur une grille pour refroidir complètement.

▢ **CONSERVATION:** Les biscuits refroidis se conservent jusqu'à 1 semaine dans un contenant hermétique.

✱ **CONGÉLATION:** La pâte et les biscuits peuvent être congelés.
Pour la pâte: Envelopper de pellicule plastique et congeler. Dégeler durant 1 heure ou jusqu'à ce qu'elle puisse être coupée, et cuire selon les indications ci-dessus.
Pour les biscuits: Bien envelopper et congeler dans un contenant hermétique. Dégeler 30 minutes, puis mettre au four 2 à 3 minutes à 180 °C/350 °F/gaz 4 pour ramollir.

Biscuits minces à la patate douce

J'ajoute un peu de levure chimique pour alléger la texture, mais le biscuit devrait être mince et croustillant.

DONNE: 8 À 10 BISCUITS
PRÉPARATION: 15 MINUTES
CUISSON: 1 HEURE ET 10 MINUTES (INCLUANT LA CUISSON DE LA PATATE DOUCE)

- 1 grosse patate douce d'environ 100 g (1/4 de lb)
- 150 g (5/8 de tasse) de mélange de farines A (voir page 22)
- 1 c. à thé (café) de levure chimique (voir encadré, page 19)
- 1 pincée de sel
- 40 g (3 c. à soupe) de sucre super fin (semoule)
- 50 g (1/4 de tasse) de margarine pour la cuisson
- 1 œuf moyen, à température ambiante
- Sucre à glacer et piment de la Jamaïque tamisés, pour saupoudrer

Préchauffer le four à 160 °C/325 °F/gaz 3.

Faire cuire la patate douce 50 minutes, jusqu'à ce qu'elle soit tendre. Laisser refroidir brièvement, puis peler et écraser à la fourchette. Laisser la purée refroidir.

Combiner délicatement la farine avec la levure, le sel, le sucre et la margarine dans un bol de taille moyenne, ou mettre dans le robot et mélanger par brèves impulsions pour obtenir une consistance de fine chapelure. Ajouter l'œuf et la purée refroidie, et bien mélanger.

Former un saucisson de pâte de 15 à 20 cm (6 à 8 po) de longueur et réfrigérer au moins 1 heure.

Lorsque la pâte a refroidi, tapisser une plaque à pâtisserie de papier sulfurisé (la cuisson se fera en plusieurs fournées). Couper des tranches de 5 mm (1/4 de po) d'épaisseur et les déposer sur la plaque. Les aplatir avec les doigts à une épaisseur de 3 mm (1/8 de po) ou moins. Faire cuire 18 à 20 minutes, ou jusqu'à ce que les biscuits soient dorés et croustillants. Laisser refroidir sur la plaque ou une grille.

Servir saupoudrés de sucre à glacer et de piment de la Jamaïque.

▢ **CONSERVATION:** Les biscuits refroidis se conservent jusqu'à 1 semaine dans un contenant hermétique.

✱ **CONGÉLATION:** La pâte non cuite se congèle bien, enveloppée de pellicule plastique. Dégeler durant 1 heure ou jusqu'à ce qu'elle puisse être coupée, et cuire selon les indications ci-dessus.

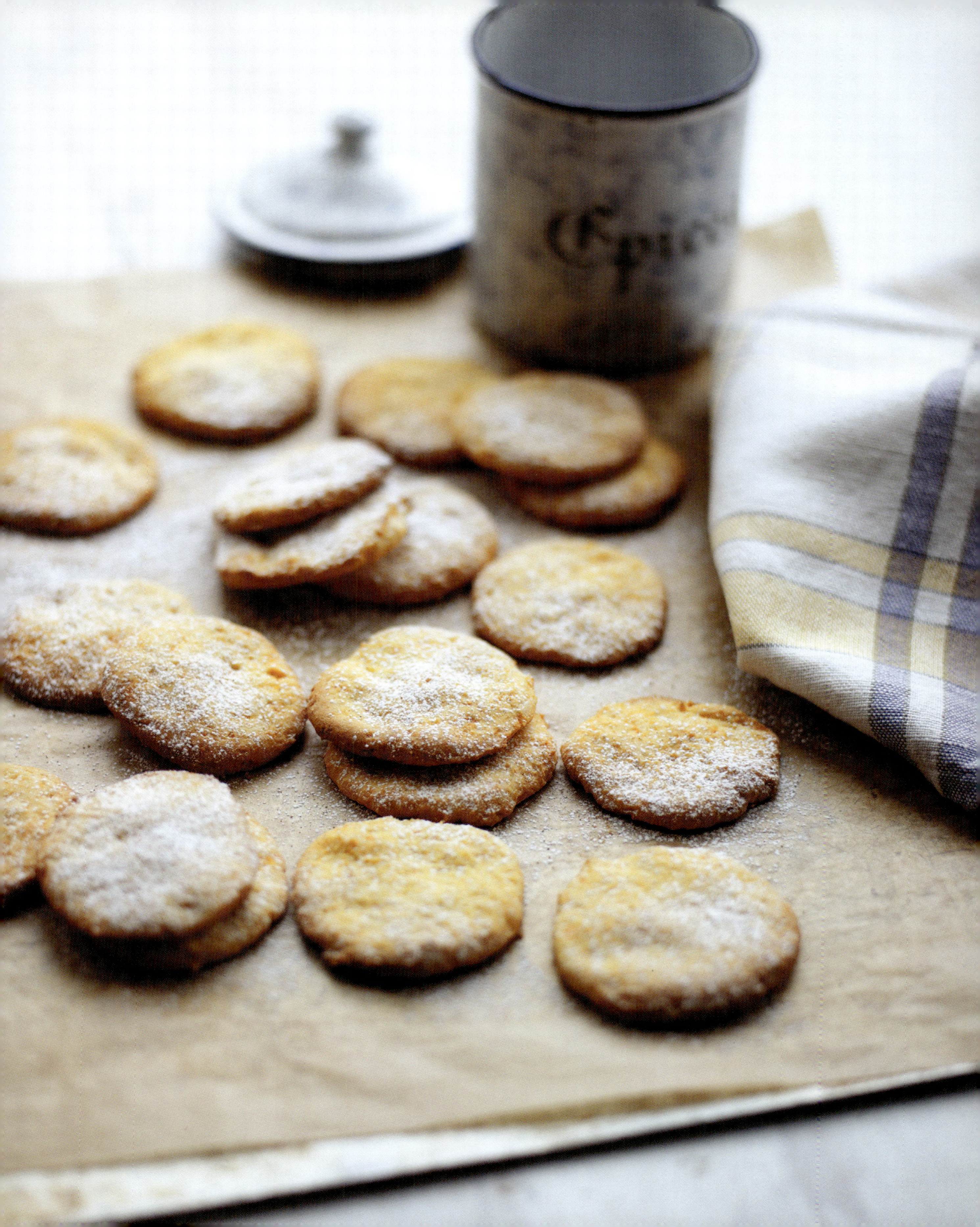

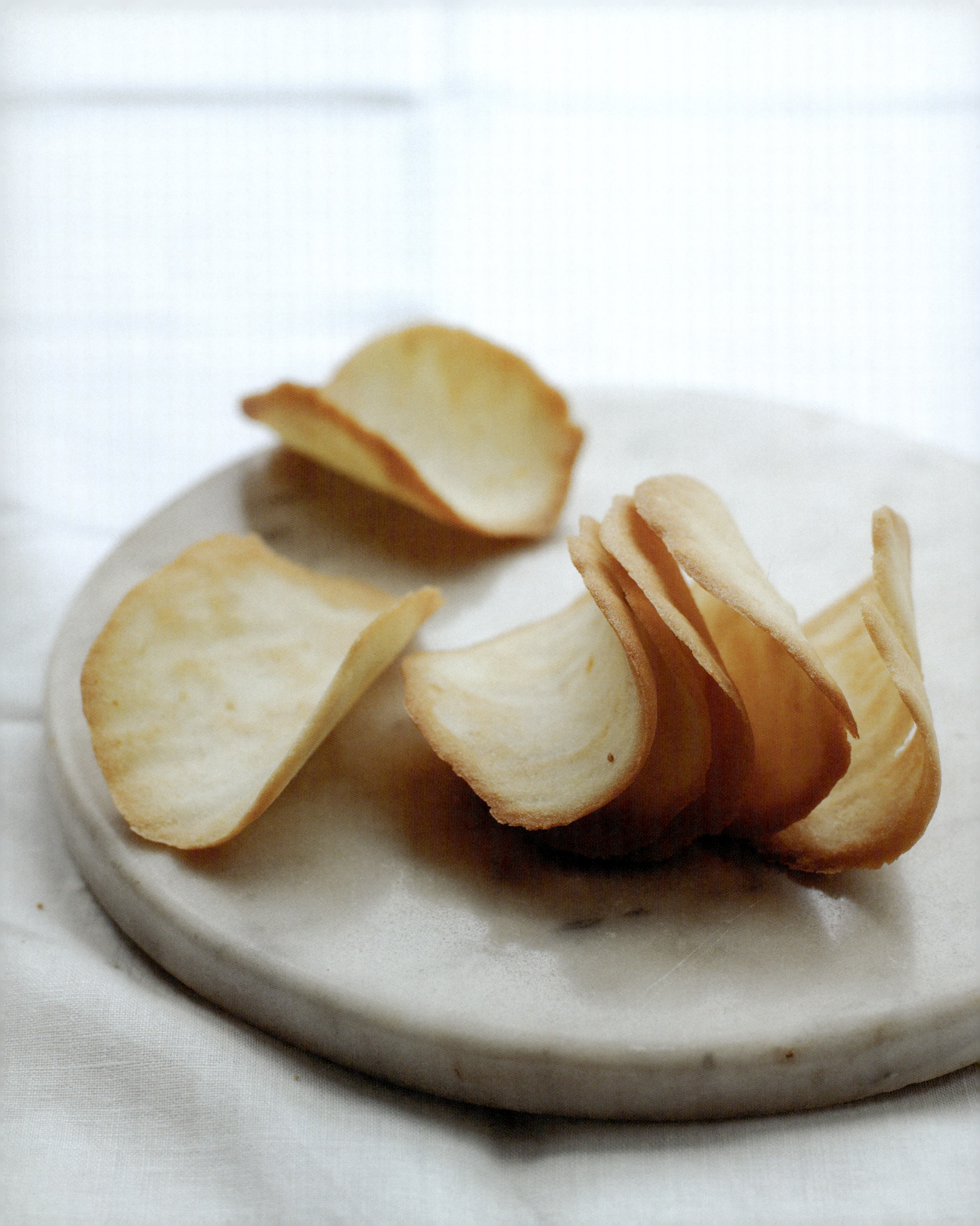

Tuiles aux amandes et à l'orange

Savoureux biscuits croustillants, légers et très décoratifs!

DONNE: ENVIRON 20 TUILES
PRÉPARATION: 10 MINUTES
CUISSON: 25 MINUTES

- 80 g (¾ de tasse) de sucre à glacer, tamisé
- 2 blancs d'œufs moyens, à température ambiante
- 1 jaune d'œuf, à température ambiante
- 25 g (3 c. à soupe) de mélange de farines A (voir page 22)
- 35 g (2 c. à soupe combles) d'amandes effilées ou hachées
- 25 g (2 c. à soupe) de beurre non salé (doux), fondu
- Zeste d'une grosse orange

Bien mélanger le sucre, les blancs d'œufs et le jaune, la farine et les amandes dans un bol. Incorporer délicatement le beurre et le zeste d'orange. Réfrigérer, si possible toute une nuit, ou au moins 3 heures.

Préchauffer le four à 180 °C/350 °F/gaz 4. Tapisser deux plaques à pâtisserie de papier sulfurisé (la cuisson se fera en plusieurs fournées).

Déposer de petites cuillerées de la préparation sur les plaques et les étaler le plus mince possible (sans se soucier des petits trous) avec les doigts mouillés à l'eau froide.

Faire cuire au four jusqu'à ce que les bords commencent à prendre une teinte ambrée, puis retirer du four et laisser refroidir (cette étape permet aux tuiles de cuire de façon uniforme; si elles cuisaient plus longtemps, les bords brûleraient avant que le reste ne soit cuit).

Lorsqu'elles ont complètement refroidi, remettre au four et poursuivre la cuisson 2 à 3 minutes, jusqu'à ce qu'elles soient dorées. Sortir du four et soulever les tuiles à l'aide d'une spatule, et les déposer sur un rouleau à pâtisserie pour refroidir. Il se peut que les tuiles ne soient pas toutes cuites au même moment; sortir celles qui sont prêtes une à la fois, et remettre la plaque au four pour terminer la cuisson.

▢ **CONSERVATION:** Déposer les tuiles refroidies dans un contenant hermétique (sinon, elles ramolliront rapidement), en faisant attention car elles sont plutôt fragiles. Elles se conserveront jusqu'à 1 semaine.

✱ **CONGÉLATION:** Non recommandée.

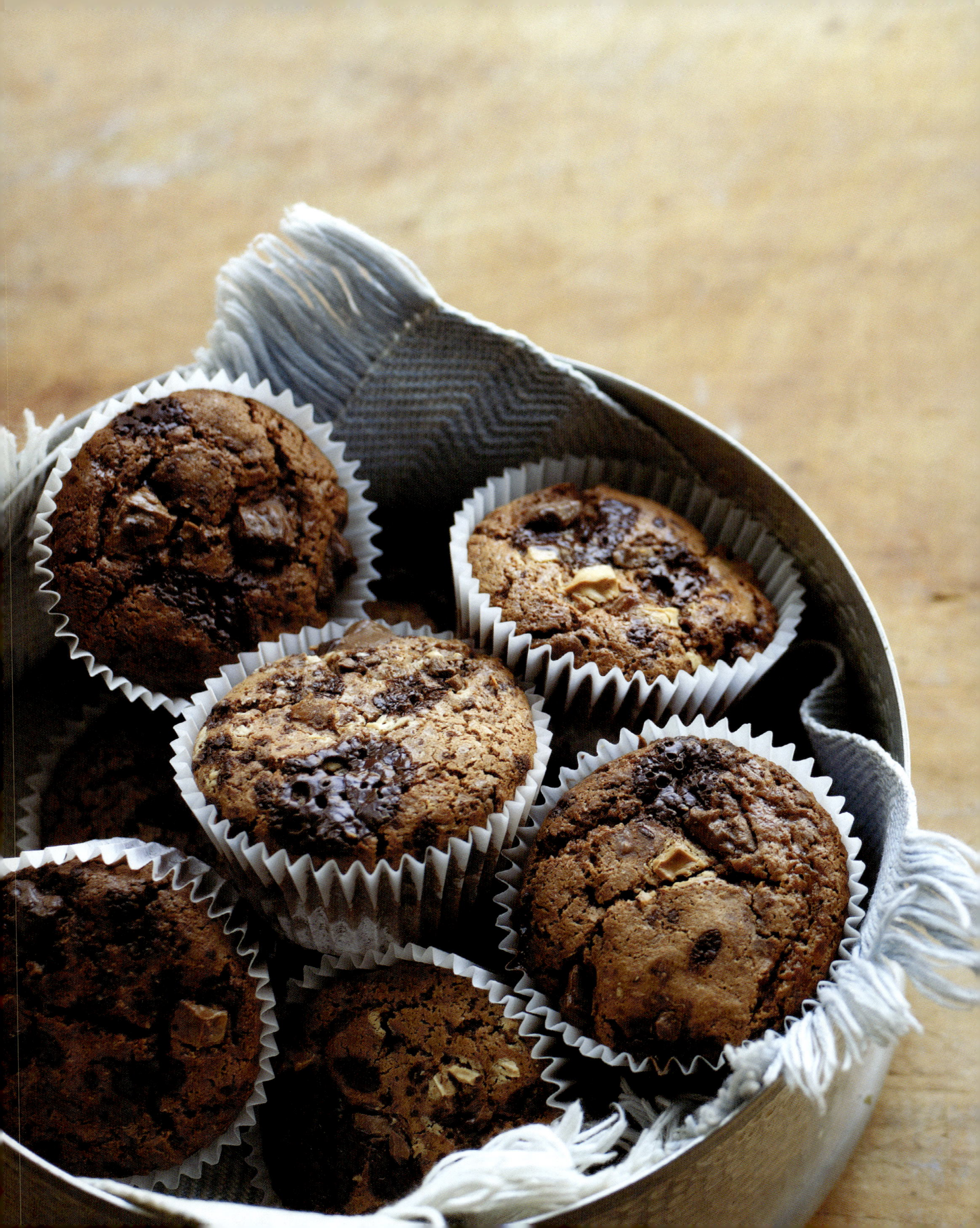

LES CUPCAKES ET MUFFINS

Madeleines au miel trempées dans le chocolat

Assurez-vous de battre le mélange jusqu'à obtenir une texture légère et crémeuse avant d'ajouter l'œuf.

DONNE: 12 MADELEINES
PRÉPARATION: 10 MINUTES
CUISSON: 12 À 15 MINUTES

Huile végétale

75 g (6 c. à soupe) de sucre super fin (semoule)

1 c. à soupe de miel clair

120 g (5/8 de tasse) de margarine pour la cuisson, à température ambiante

1 œuf moyen battu, à température ambiante

1 c. à thé (café) de glycérine

75 g (1/2 tasse) de mélange de farines A (voir page 22)

1/2 c. à thé (café) de levure chimique (voir encadré, page 19)

150 g (3/4 de tasse) de chocolat noir (voir encadré, page 19)

Préchauffer le four à 180 °C/350 °F/gaz 4. Huiler généreusement un moule à cupcakes.

Dans un bol de taille moyenne, battre le sucre, le miel et la margarine pour obtenir une texture légère et crémeuse. Ajouter graduellement l'œuf battu et la glycérine, en remuant bien après chaque addition. Incorporer ensuite la farine et la levure.

Déposer des cuillerées de préparation dans les moules et faire cuire 12 à 15 minutes, jusqu'à ce que la pâte ait levé et ait pris une teinte dorée. Retirer des moules et faire refroidir sur une grille.

Faire fondre le chocolat dans un bol à l'épreuve de la chaleur, au micro-ondes ou au-dessus d'une casserole d'eau frémissante (ne pas laisser le bol toucher à l'eau), en remuant jusqu'à consistance lisse.

Tremper à moitié chacune des madeleines dans le chocolat fondu. Servir aussitôt ou laisser prendre sur une feuille de papier sulfurisé.

▢ **CONSERVATION:** Se conservent jusqu'à 1 semaine dans un contenant hermétique.

✱ **CONGÉLATION:** Une fois les madeleines refroidies et avant de les tremper dans le chocolat, les congeler dans un sac de plastique ou un contenant hermétique. Dégeler et tremper dans le chocolat avant de servir.

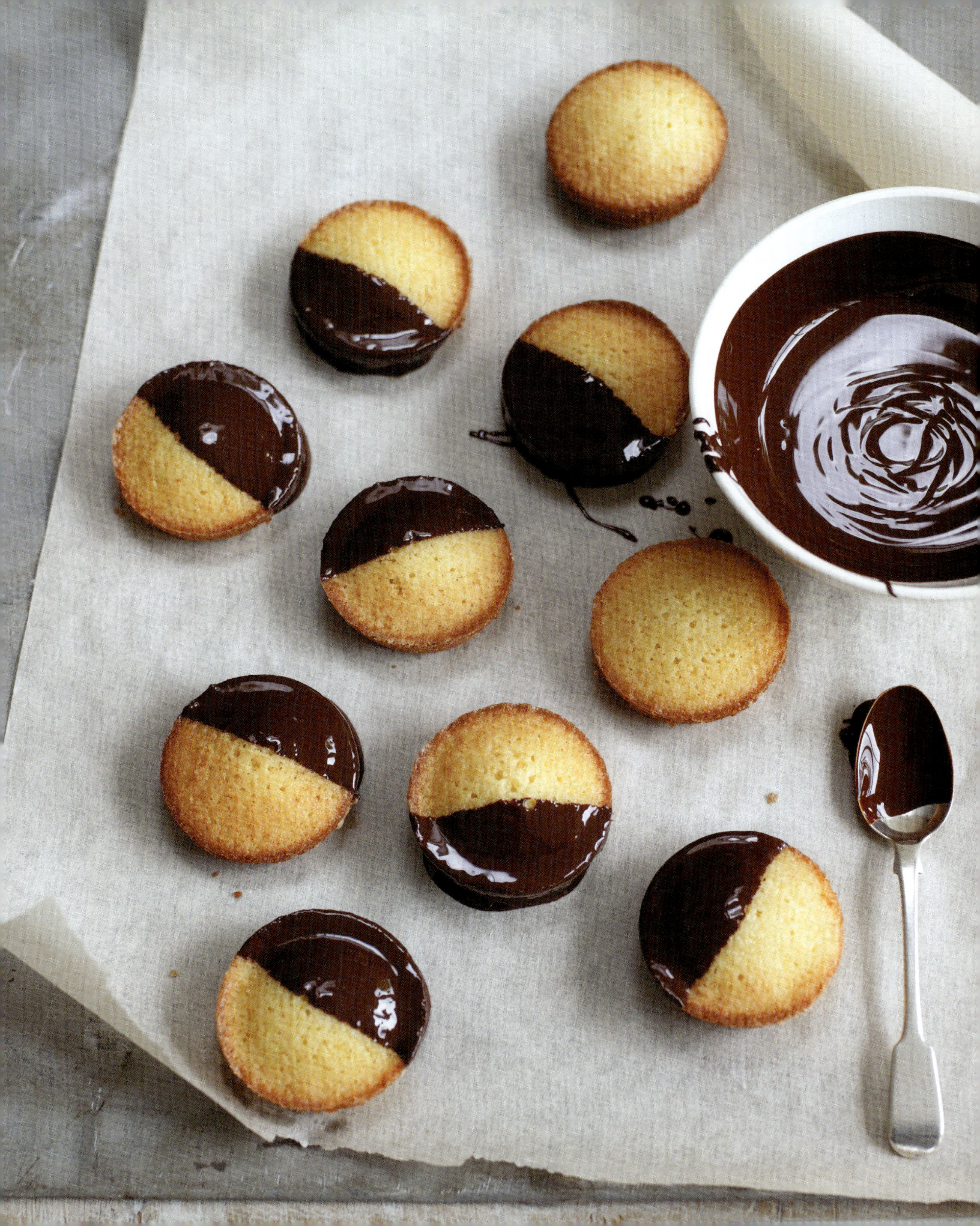

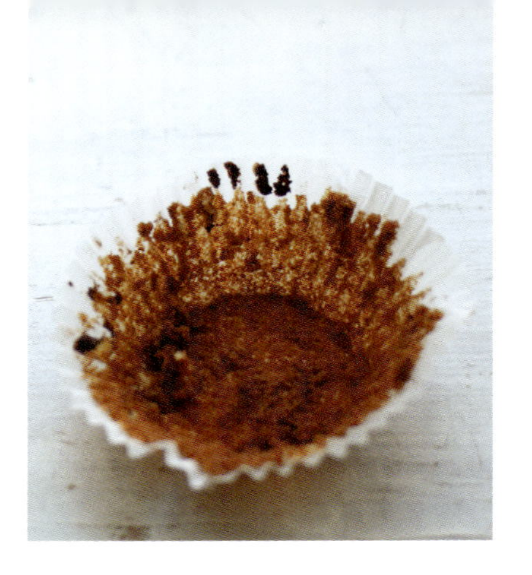

Muffins-brownies au caramel et au chocolat

Le mieux est de les faire cuire un peu moins pour obtenir un centre au caramel chocolaté onctueux.

DONNE: 12 MUFFINS
PRÉPARATION: 20 MINUTES
CUISSON: 20 MINUTES

- 180 g (1 ¼ tasse) de mélange de farines A (voir page 22)
- 50 g (¼ de tasse) de sucre muscovado foncé ou de cassonade foncée
- 50 g (¼ de tasse) de sucre super fin (semoule)
- 20 g (3 c. à soupe) de cacao
- 2 c. à thé (café) de levure chimique (voir encadré, page 19)
- 1 œuf moyen, à température ambiante
- 1 c. à thé (café) d'extrait de vanille
- 400 g (1 ¼ tasse) de dulce de leche
- 30 g (2 ½ c. à soupe) chacun de chocolat noir, blanc et au lait (voir encadré, page 19), haché

Préchauffer le four à 180 °C/350 °F/gaz 4. Garnir un moule à muffins de caissettes de papier.

Bien mélanger la farine, le muscovado, le sucre, le cacao et la levure dans un bol. Dans un autre bol, combiner l'œuf avec la vanille et la moitié du dulce de leche. Ajouter aux ingrédients secs et bien mélanger. Ajouter le chocolat et le reste du dulce de leche, et incorporer grossièrement en soulevant et en coupant la pâte.

Déposer des cuillerées de préparation dans les cavités du moule et faire cuire 18 à 20 minutes. Retirer du four quand les muffins ont gonflé, mais ne sont pas tout à fait cuits. Laisser refroidir brièvement sur une grille, et manger chauds ou froids.

▢ **CONSERVATION:** Se conservent jusqu'à 1 semaine dans un contenant hermétique.

✱ **CONGÉLATION:** Une fois les muffins refroidis, les congeler dans un sac de plastique ou un contenant hermétique. Dégeler durant 1 heure, puis réchauffer chaque muffin 10 secondes au micro-ondes à puissance maximale.

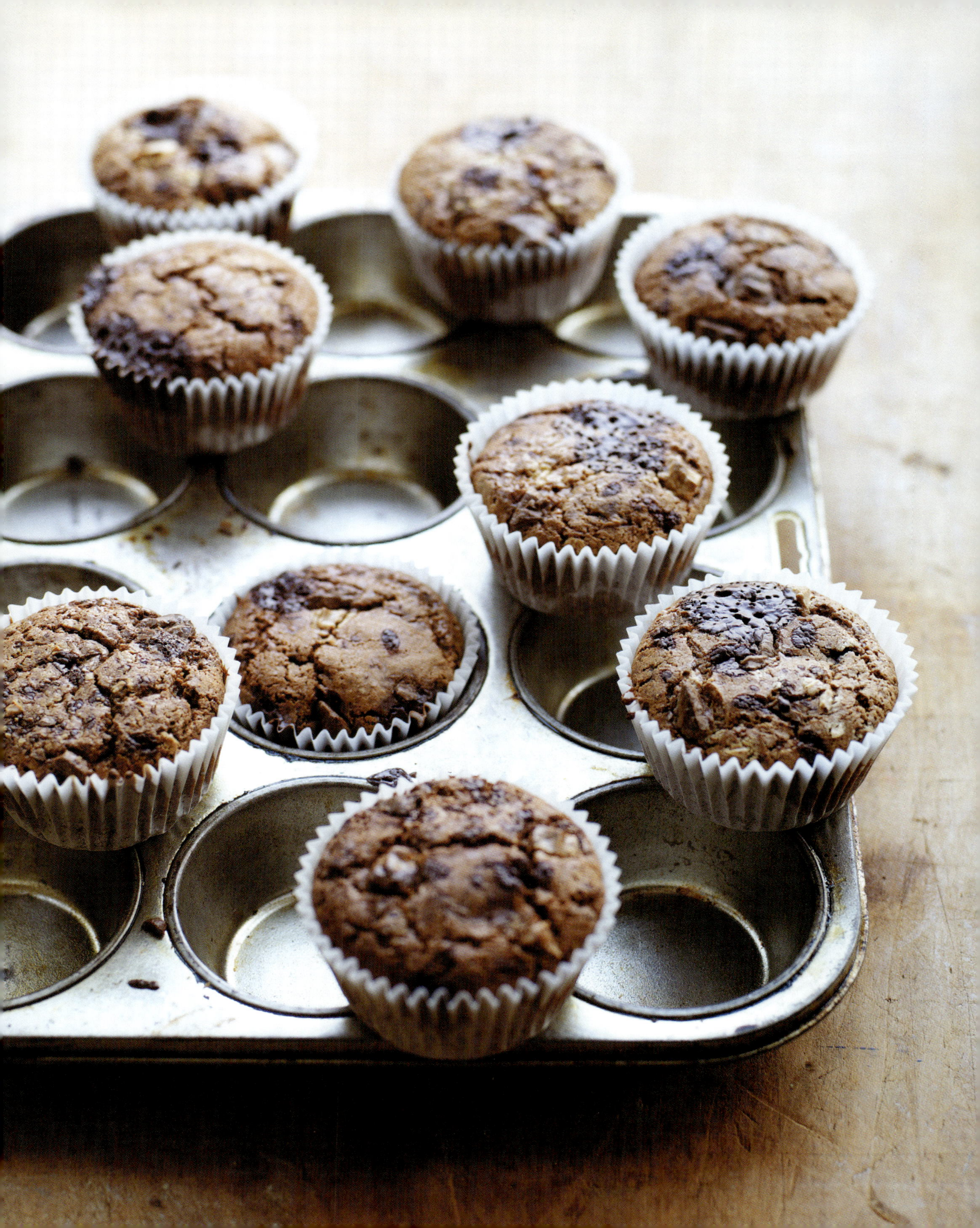

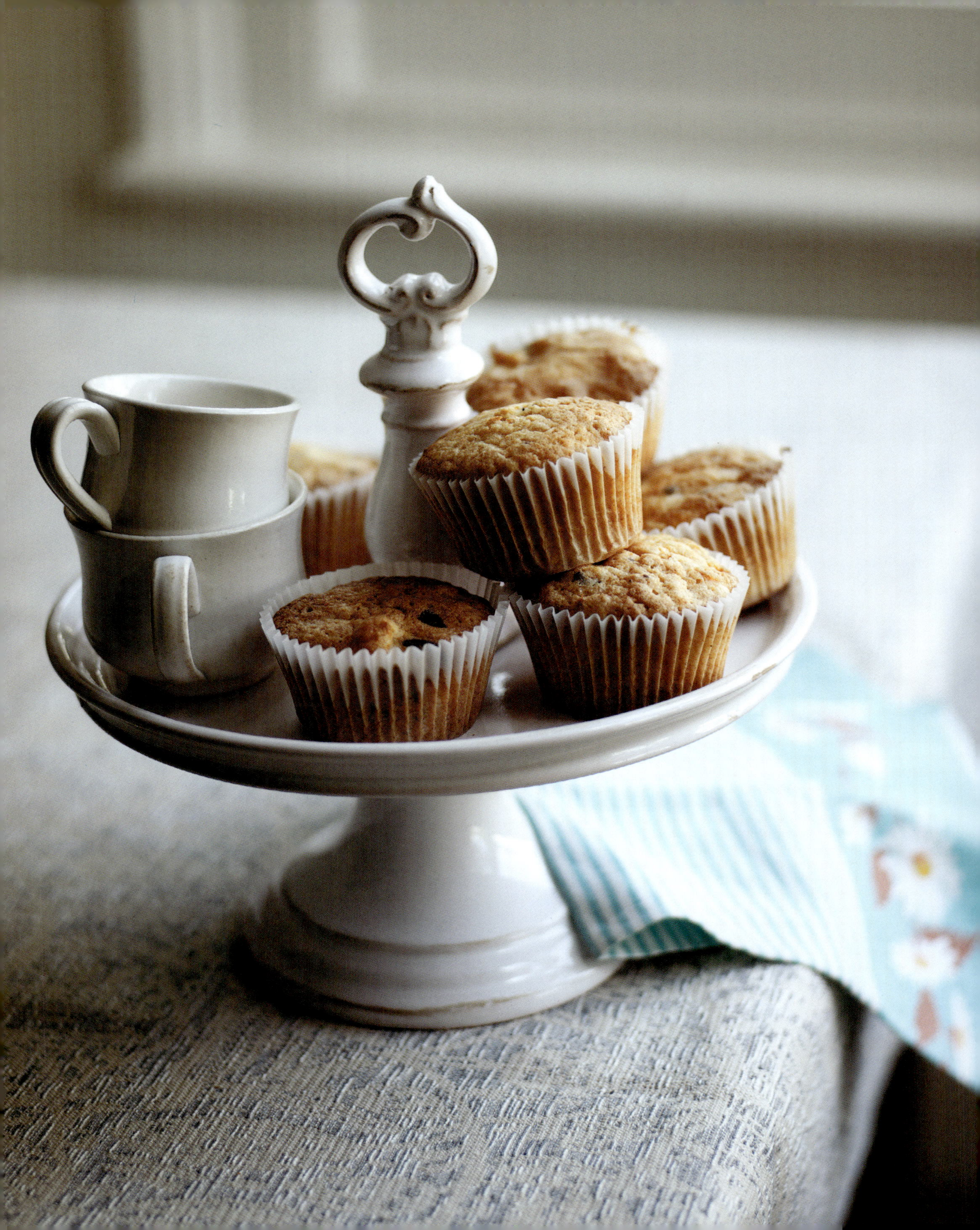

Muffins au chocolat et à la patate douce

Cuite au four, la chair des patates douces se détachera de la peau, et la diminution de volume en intensifiera la saveur sucrée, tout en réduisant sa teneur en eau. Cela vous permettra d'utiliser seulement une petite quantité de gomme de xanthane pour parfaire la texture.

DONNE: 12 MUFFINS
PRÉPARATION: 15 MINUTES
CUISSON: 1 HEURE ET 10 MINUTES (INCLUANT LA CUISSON DES PATATES DOUCES)

- 2 grosses patates douces
- 2 œufs moyens, à température ambiante
- 150 g (⅔ de tasse) de sucre super fin (semoule)
- 200 g (1 ½ tasse) de mélange de farines A (voir page 22)
- 2 c. à thé (café) de levure chimique (voir encadré, page 19)
- ½ c. à thé (café) de gomme de xanthane
- 150 ml (⅔ de tasse) d'huile d'olive
- 1 c. à thé (café) de glycérine
- 20 g (2 c. à soupe) chacun de chocolat noir et blanc (voir encadré, page 19)

Préchauffer le four à 160 °C/325 °F/gaz 3. Garnir un moule à muffins de caissettes de papier.

Faire cuire les patates douces au four 50 minutes, jusqu'à ce qu'elles soient tendres. Laisser refroidir brièvement, puis peler et écraser à la fourchette. Laisser la purée refroidir complètement.

Augmenter la température du four à 180 °C/350 °F/gaz 4.

Battre les œufs et le sucre à haute vitesse au batteur électrique durant 5 minutes, jusqu'à consistance épaisse et mousseuse. Combiner la farine avec la levure et la gomme de xanthane dans un autre bol.

Battre l'huile et la glycérine à part.

Ajouter la purée au mélange de farine, en coupant avec une cuillère ou une fourchette, pour les combiner grossièrement. Hacher le chocolat et l'incorporer au mélange. Combiner l'huile avec les œufs, puis incorporer le mélange de farine et de patate douce. Mélanger délicatement.

Déposer des cuillerées de préparation dans les cavités du moule et faire cuire 20 minutes, jusqu'à ce que les muffins soient gonflés et légèrement dorés.

Retirer du four et laisser refroidir sur une grille.

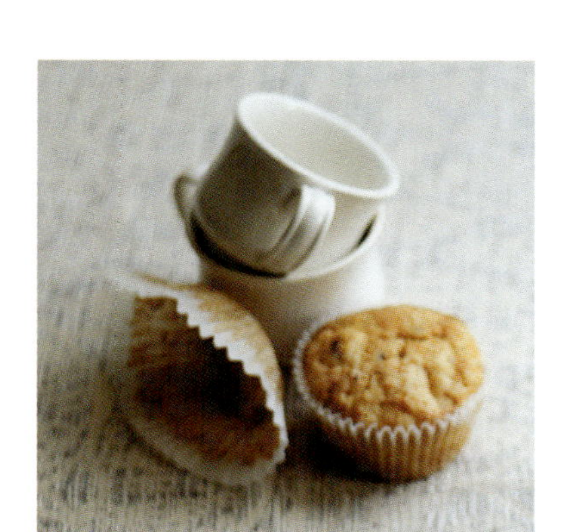

▢ **CONSERVATION:** Se conservent jusqu'à 1 semaine dans un contenant hermétique.

✱ **CONGÉLATION:** Une fois refroidis, congeler dans un sac de plastique ou un contenant hermétique.

Muffins au babeurre

Les bleuets (myrtilles) dégèlent durant la cuisson, produisant de petites pochettes de jus violet. Le fait de tremper les flocons d'avoine dans le babeurre permet de garder les muffins moelleux.

La légère acidité du babeurre, mariée au bicarbonate de soude et à la levure, produit une réaction chimique qui crée des bulles d'air, et donc des muffins plus gonflés — ingénieux!

DONNE: 12 MUFFINS
PREPARATION: 15 MINUTES
CUISSON: 15 À 20 MINUTES

---

200 g (2 ⅓ tasses) de flocons d'avoine (voir encadré, page 19)
285 ml (1 ¼ tasse) de babeurre
125 g (½ tasse) de sucre super fin (semoule)
150 ml (⅔ de tasse) d'huile végétale
1 œuf moyen, à température ambiante
1 c. à soupe de glycérine
200 g (1 ½ tasse) de mélange de farines A (voir page 22)
1½ c. à thé (café) de levure chimique (voir encadré, page 19)
½ c. à thé (café) de gomme de xanthane
½ c. à thé (café) de bicarbonate de soude
75 g (⅜ de tasse) de bleuets (myrtilles) surgelés

Préchauffer le four à 200 °C/400 °F/gaz 6. Garnir un moule à muffins de caissettes de papier.

Mettre les flocons d'avoine, le babeurre et le sucre dans un bol, et laisser reposer 20 minutes.

Battre l'huile, l'œuf et la glycérine, et ajouter au premier mélange. Incorporer ensuite la farine, la levure, la gomme de xanthane et le bicarbonate de soude. Ajouter les bleuets et bien mélanger.

Déposer des cuillerées de préparation dans les cavités du moule et faire cuire 15 minutes, jusqu'à ce que les muffins soient gonflés et dorés.

Laisser refroidir sur une grille et servir.

▢ **CONSERVATION:** Se conservent jusqu'à 1 semaine dans un contenant hermétique.

✱ **CONGÉLATION:** Une fois refroidis, congeler dans un sac de plastique ou un contenant hermétique.

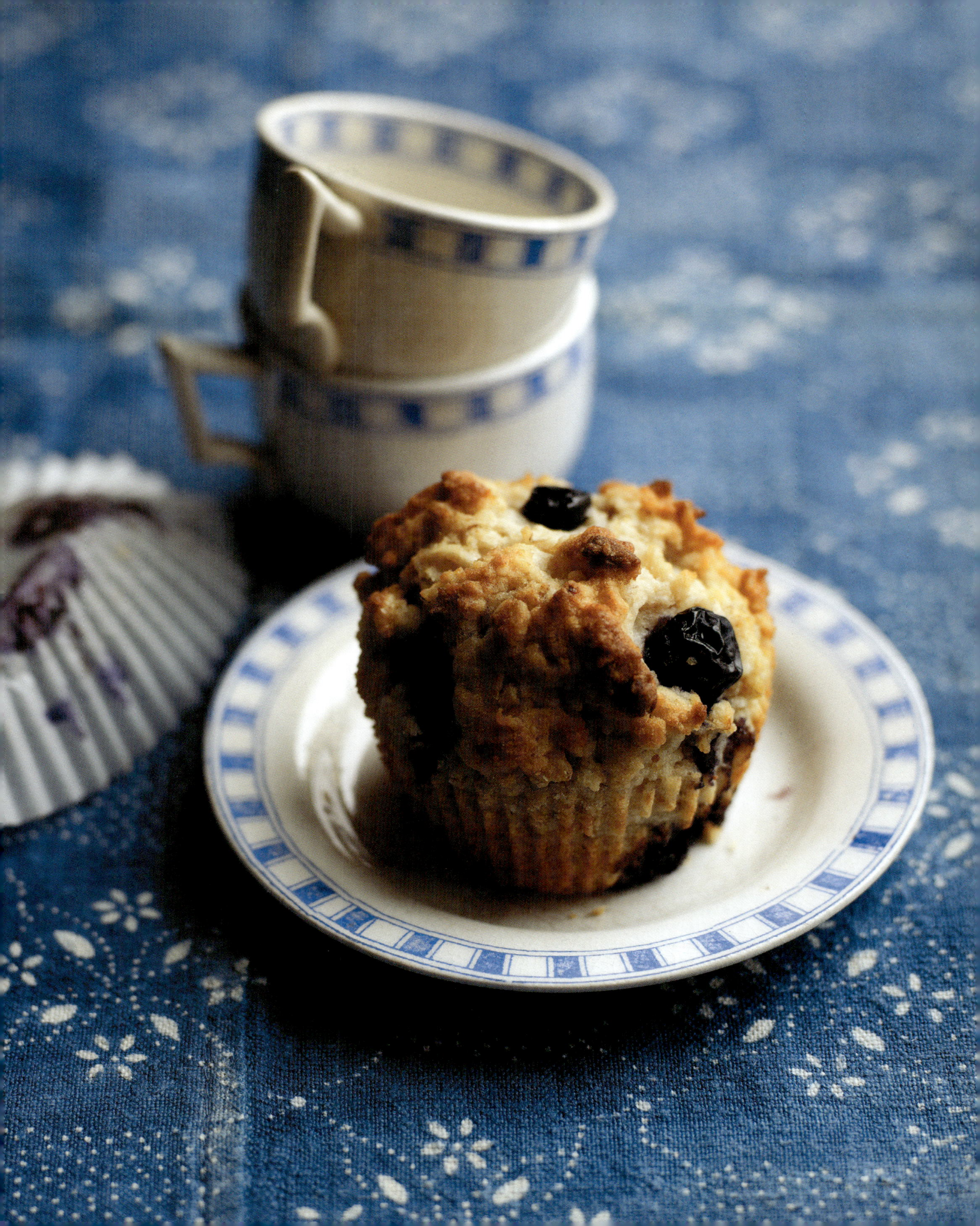

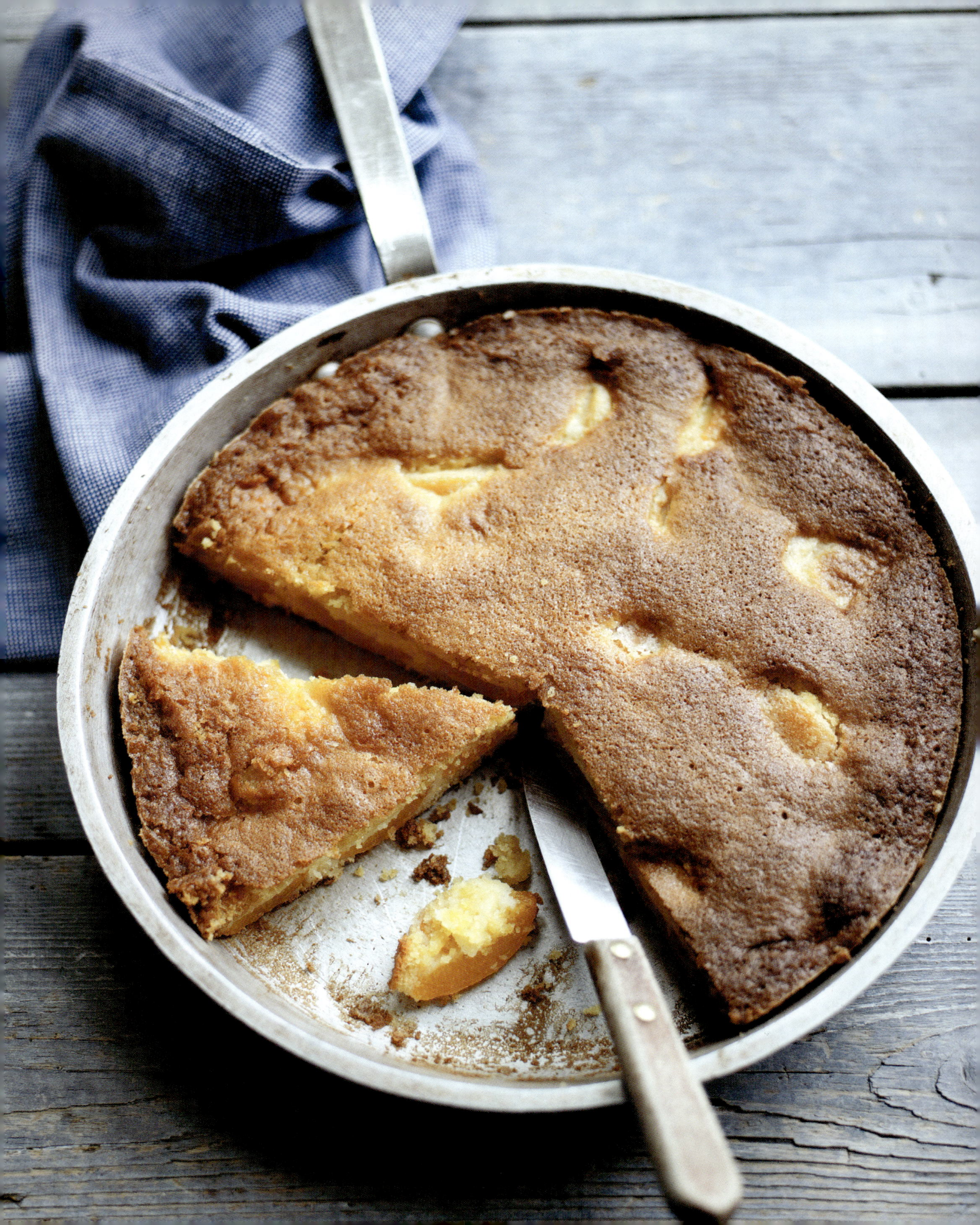

Gâteau muffin aux abricots et au brandy

Pour cette recette, on utilise une poêle non adhésive allant au four. Assurez-vous que la margarine et les œufs sont à la température ambiante et réchauffez le lait avec la glycérine. Cela donnera un gâteau plus léger et gonflé, avec davantage de texture.

DONNE: UN GÂTEAU ROND DE 25 CM (10 PO) DE DIAMÈTRE ET 5 CM (2 PO) D'ÉPAISSEUR
PRÉPARATION: 15 MINUTES
CUISSON: 20 À 30 MINUTES

- 175 g (1 ¼ tasse) de mélange de farines A (voir page 22)
- 1 c. à thé (café) de bicarbonate de soude
- 1 c. à thé (café) de levure chimique (voir encadré, page 19)
- 85 g (⅜ de tasse) de margarine pour la cuisson, à température ambiante
- 140 g (⅔ de tasse) de sucre super fin (semoule)
- 2 œufs moyens, à température ambiante
- 125 ml (½ tasse) de lait 2 % M.G. (demi-écrémé), réchauffé avec 1 c. à thé (café) de glycérine
- 2 à 3 c. à soupe de brandy
- 2 c. à soupe d'huile végétale
- Environ 850 g (30 oz) d'abricots dans le sirop en conserve, égouttés

Préchauffer le four à 180 °C/350 °F/gaz 4.

Bien mélanger la farine, le bicarbonate de soude et la levure dans un bol.

Réchauffer un bol sous l'eau chaude du robinet. Y mettre la margarine et le sucre, et battre jusqu'à consistance légère et crémeuse. Incorporer les œufs et le mélange de farine. Ajouter le lait avec la glycérine et le brandy, en remuant pour obtenir une pâte.

Réchauffer une poêle non adhésive de 25 cm (10 po) de diamètre et 5 cm (2 po) de profondeur sur feu moyen, et ajouter l'huile. Disposer les abricots dans la poêle, le côté coupé vers le haut. Répartir la pâte sur les fruits avec une cuillère, puis l'étaler à l'aide d'une spatule ou du dos d'une cuillère à soupe pour l'égaliser.

Faire cuire au four 20 à 25 minutes, jusqu'à ce que le gâteau ait levé et soit légèrement doré. Retirer du four et laisser refroidir dans la poêle 5 minutes, puis renverser sur une grille pour refroidir complètement. Placer sur une assiette pour servir, coupé en parts.

▢ **CONSERVATION:** Se conserve jusqu'à 1 semaine, entier ou en parts individuelles, dans un contenant hermétique.

✱ **CONGÉLATION:** Congeler sur le plat de service, enveloppé de papier aluminium.

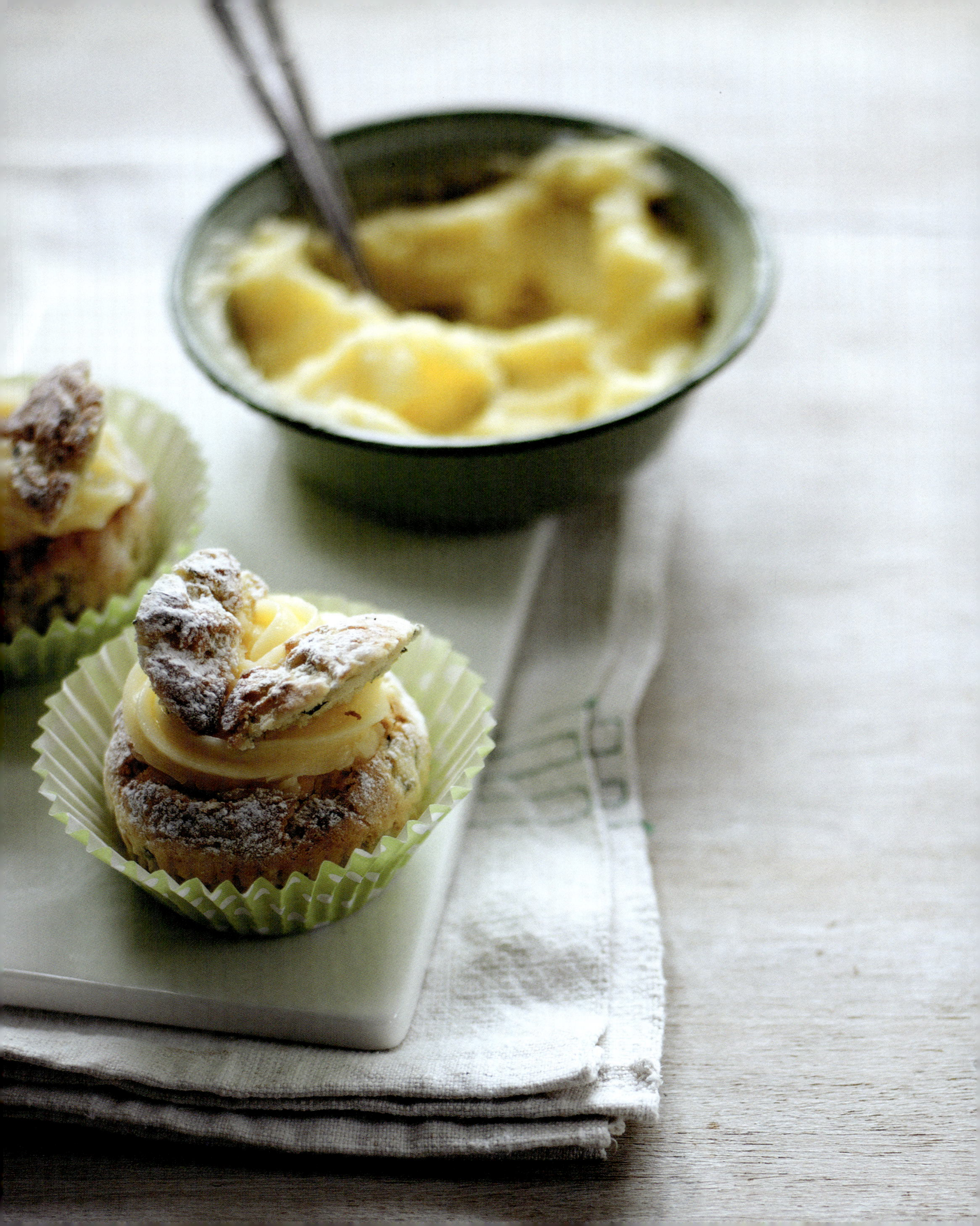

Cupcakes papillons à la courgette et au safran

On peut leur donner une touche traditionnelle grâce à un glaçage au beurre.

DONNE: 12 CUPCAKES
PRÉPARATION: 20 MINUTES
CUISSON: 15 À 20 MINUTES

- 1 bonne pincée de safran (sous forme de poudre ou de stigmates)
- 2 c. à soupe d'eau bouillante
- 2 œufs moyens, à température ambiante
- 180 g (3/4 de tasse) de sucre super fin (semoule)
- 200 g (1 1/2 tasse) de mélange de farines A (voir page 22)
- 2 c. à thé (café) de levure chimique (voir encadré, page 19)
- 1/2 c. à thé (café) de gomme de xanthane
- 1 c. à thé (café) de glycérine
- 2 courgettes râpées et comprimées pour extraire le liquide
- 225 g (1 1/8 tasse) de beurre non salé (doux), ramolli
- 70 g (1/3 de tasse) de sucre à glacer tamisé
- Sucre à glacer tamisé, pour saupoudrer

Préchauffer le four à 180 °C/350 °F/gaz 4.

Garnir un moule à muffins de caissettes de papier. Mettre le safran dans une tasse, ajouter l'eau bouillante, puis laisser infuser et refroidir.

Battre les œufs et le sucre à haute vitesse au batteur électrique durant 5 minutes, jusqu'à consistance épaisse et crémeuse. Mélanger la farine, la levure et la gomme de xanthane dans un autre bol.

Ajouter l'eau safranée, la glycérine, le mélange de farine et les courgettes au mélange d'œufs et de sucre. Incorporer délicatement, puis déposer des cuillerées de préparation dans les cavités du moule. Faire cuire 15 à 20 minutes, jusqu'à ce que les gâteaux soient gonflés et légèrement dorés. Sortir du four et laisser refroidir complètement sur une grille.

Pour le glaçage, battre le beurre et le sucre à glacer dans un bol. Quand les gâteaux ont refroidi, tailler un petit cercle assez profond sur le dessus de chacun avec un couteau bien aiguisé. Couper chaque cercle en deux. Déposer un peu de glaçage dans chaque cavité, puis placer deux moitiés de cercle inversées dans le glaçage pour imiter des ailes de papillon.

Saupoudrer de sucre à glacer et servir.

Pour une touche de couleur

Colorer le glaçage en y ajoutant un peu de safran infusé: 1 petite pincée de stigmates ou de poudre dans 2 c. à thé (café) d'eau bouillante.

☐ **CONSERVATION:** Se conservent, non glacés, jusqu'à 1 semaine dans un contenant hermétique.

✱ **CONGÉLATION:** Une fois refroidis, les congeler, non glacés, dans un sac de plastique ou un contenant hermétique.

Cupcakes au café avec fondant au moka

Le délicieux glaçage fondant au moka rend ces cupcakes irrésistibles.

DONNE: 12 CUPCAKES
PRÉPARATION: 10 MINUTES
CUISSON: 20 MINUTES

Pour les cupcakes:

- 175 g (1 ¼ tasse) de mélange de farines A ou B (voir page 22)
- 1 ½ c. à thé (café) de levure chimique (voir encadré, page 19)
- ½ c. à thé (café) de gomme de xanthane
- 175 g (¾ de tasse) de sucre super fin (semoule)
- 2 œufs moyens, à température ambiante
- 1 c. à thé (café) d'extrait de vanille
- 1 c. à thé (café) de glycérine
- 125 ml (½ tasse) de lait 2 % M.G. (demi-écrémé)
- 125 ml (½ tasse) d'huile de tournesol
- 2 c. à soupe de café instantané, dissous dans 1 c. à soupe d'eau bouillante

Pour le glaçage:

- 1 c. à soupe de café instantané et 2 c. à thé (café) de cacao, dissous dans 2 c. à soupe d'eau bouillante
- 150 g (1 ½ tasse) de sucre à glacer

Préchauffer le four à 180 °C/350 °F/gaz 4. Garnir un moule à muffins de caissettes de papier.

Mélanger la farine, la levure et la gomme de xanthane.

Mettre le sucre, les œufs, la vanille et la glycérine dans un autre bol et fouetter à haute vitesse au batteur électrique 2 minutes, jusqu'à ce que la préparation ait épaissi et doublé de volume. Incorporer le mélange de farine.

Combiner le lait avec l'huile et le café à part.

Régler le batteur à basse vitesse et verser lentement le liquide dans la pâte. Bien mélanger, mais pas trop. La préparation semblera plutôt mouillée. Remplir à moitié les 12 cavités du moule.

Cuire 20 minutes, jusqu'à ce que les gâteaux aient levé et qu'un cure-dents inséré au centre en ressorte sec. Sortir du four et laisser refroidir sur une grille.

Pour le glaçage, incorporer graduellement le mélange de café au sucre à glacer. Ajuster la quantité de liquide pour obtenir une pâte épaisse. Déposer une petite quantité au centre de chacun des gâteaux et l'étaler vers les côtés. Le fondant donnera un aspect luisant aux gâteaux.

Autre garniture

Pour un petit goût rétro, supprimer le cacao et garnir d'un glaçage au café luisant, saupoudré de noix broyées.

▢ **CONSERVATION:** Se conservent, non glacés, jusqu'à 1 semaine dans un contenant hermétique.

✱ **CONGÉLATION:** Une fois refroidis, les congeler, non glacés, dans un sac de plastique ou un contenant hermétique.

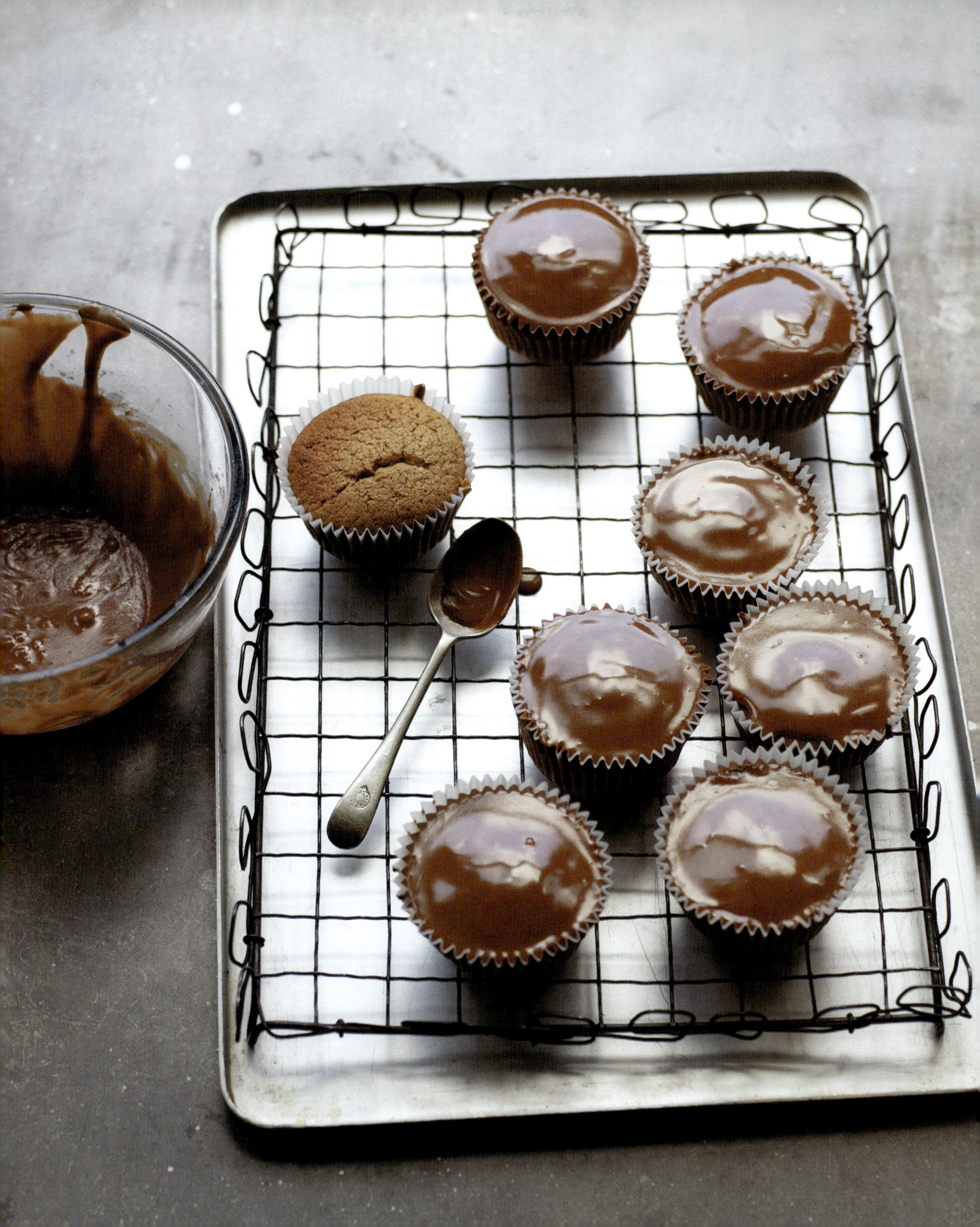

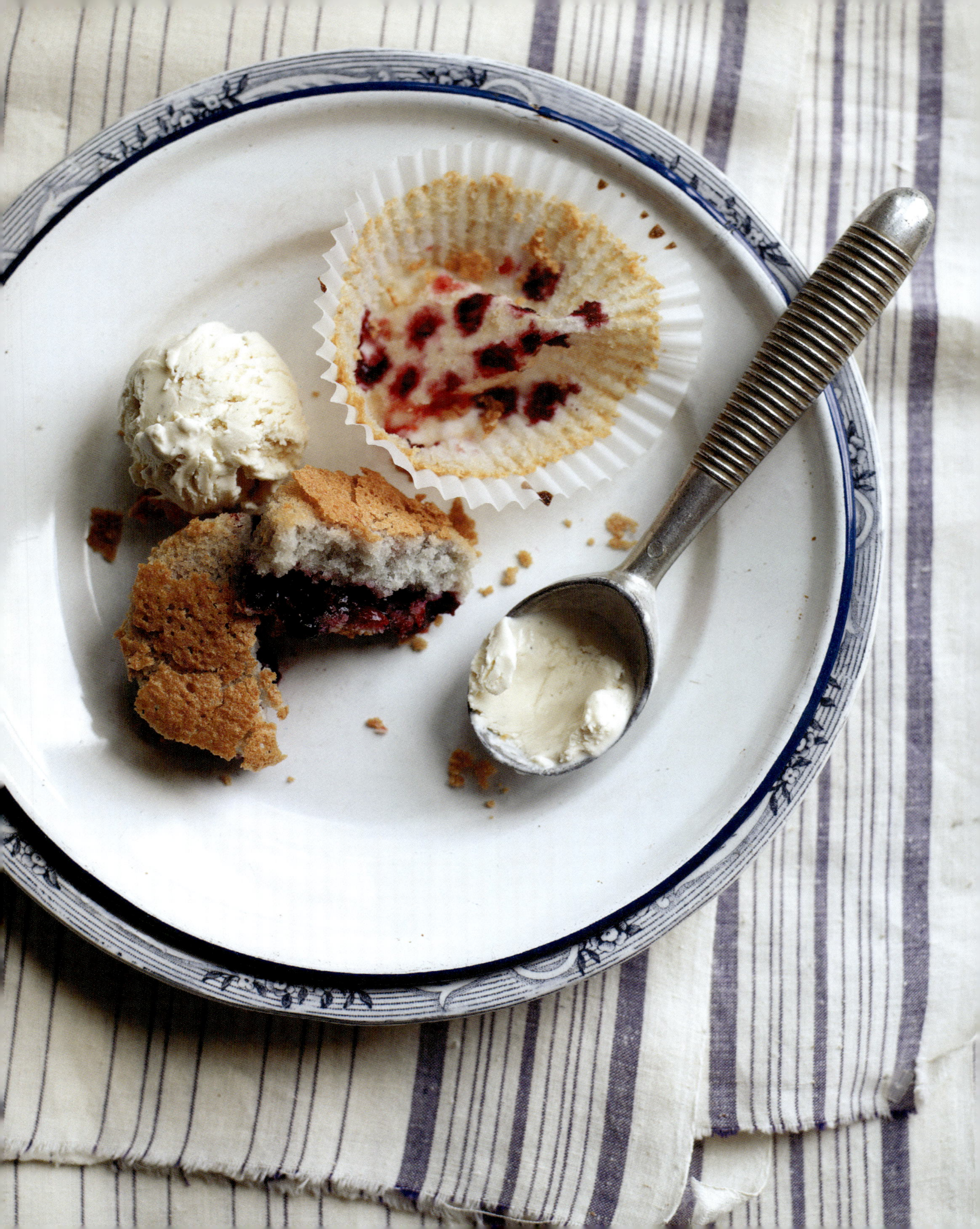

Muffins au cassis et à la betterave

Combinées avec les cassis, les betteraves marinées sucrées confèrent un goût inédit, presque aigre-doux, à ces muffins.

DONNE: 12 MUFFINS
PRÉPARATION: 15 MINUTES
CUISSON: 15 À 18 MINUTES

- 2 œufs moyens, à température ambiante
- 225 g (1 tasse) de sucre super fin (semoule)
- 175 g (1 ¼ tasse) de mélange de farines A (voir page 22)
- 1 pincée de sel
- 1 ½ c. à thé (café) de levure chimique (voir encadré, page 19)
- 125 ml (½ tasse) d'huile végétale
- 125 ml (½ tasse) de lait 2 % M.G. (demi-écrémé)
- 1 c. à thé (café) de glycérine
- 100 g (½ tasse) de betteraves marinées sucrées, égouttées et coupées en petits dés
- 100 g (½ tasse) de cassis surgelés

Préchauffer le four à 180 °C/350 °F/gaz 4. Garnir un moule à muffins de caissettes de papier.

Battre les œufs et le sucre à la main dans un bol, environ 2 minutes.

Mélanger les ingrédients secs dans un autre bol.

Combiner l'huile avec le lait et la glycérine à part. Incorporer les ingrédients secs aux œufs, puis ajouter le mélange d'huile. Bien mélanger.

Incorporer les betteraves et le cassis.

Déposer des cuillerées de préparation dans le moule et cuire 15 à 18 minutes, jusqu'à ce que les muffins soient gonflés et bien cuits.

Retirer et laisser refroidir sur une grille.

▢ **CONSERVATION:** Se conservent jusqu'à 1 semaine dans un contenant hermétique.

✱ **CONGÉLATION:** Une fois refroidis, congeler dans un sac de plastique ou un contenant hermétique.

Muffins au babeurre et au fromage bleu

Cette version salée de muffins est légère, savoureuse et facile à préparer.

DONNE: 10 MUFFINS
PRÉPARATION: 15 MINUTES
CUISSON: 20 À 25 MINUTES

- **225 g (2 tasses) de mélange de farines B (voir page 22)**
- **2 c. à thé (café) de levure chimique (voir encadré, page 19)**
- **1 pincée de sel de céleri**
- **50 g (1/2 tasse) de fromage bleu, émietté ou haché fin**
- **1 petite poignée de feuilles de basilic frais, ciselées**
- **175 ml (3/4 de tasse) de lait 2 % M.G. (demi-écrémé)**
- **100 ml (3/8 de tasse) de babeurre**
- **50 g (1/4 de tasse) de beurre non salé (doux), fondu**
- **1 gros œuf, à température ambiante**

Préchauffer le four à 200 °C/400 °F/gaz 6. Couper 10 carrés de papier sulfurisé pour tapisser les cavités du moule à muffins, ou les garnir de caissettes de papier.

Tamiser la farine dans un grand bol avec la levure et le sel de céleri. Incorporer le fromage et le basilic.

Battre le lait, le babeurre, le beurre et l'œuf dans un autre bol au batteur électrique.

Creuser un puits au centre des ingrédients secs et y verser graduellement le mélange liquide. La pâte devrait être malléable, sans être trop épaisse. En remplir immédiatement à moitié les cavités du moule.

Faire cuire 20 à 25 minutes, jusqu'à ce que les muffins soient bien gonflés et dorés. Retirer du four et manger chauds, ou laisser refroidir sur une grille.

Variante

Égoutter, hacher finement 5 ou 6 tomates séchées au soleil (conservées dans l'huile) et incorporer au mélange en même temps que le fromage.

▢ **CONSERVATION:** Se conservent jusqu'à 1 semaine dans un contenant hermétique. Réchauffer quelques secondes au micro-ondes avant de servir.

✱ **CONGÉLATION:** Une fois refroidis, les envelopper dans une double pellicule plastique et les congeler dans un contenant hermétique. Dégeler durant 1 heure, puis réchauffer chaque muffin 10 secondes au micro-ondes à puissance maximale.

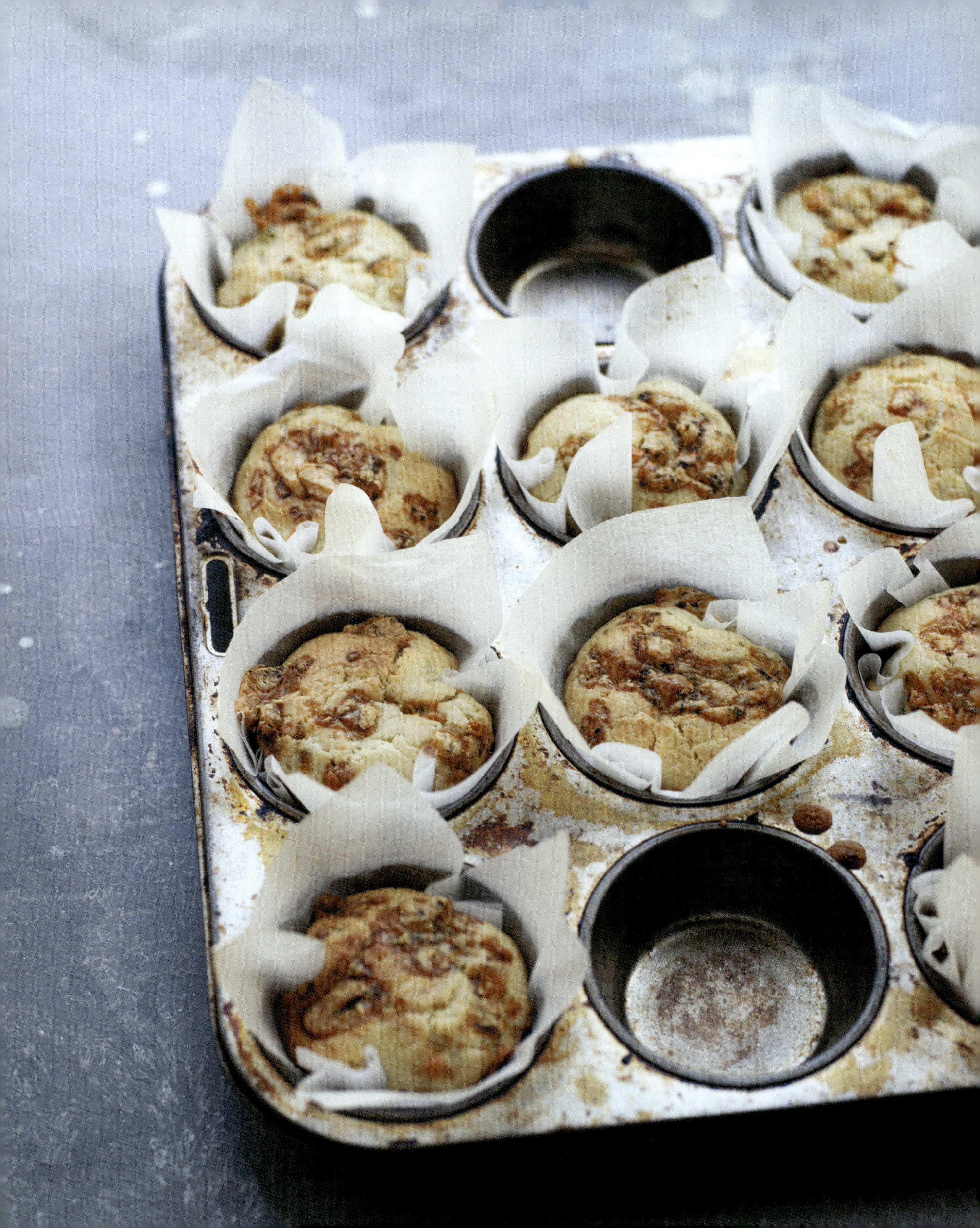

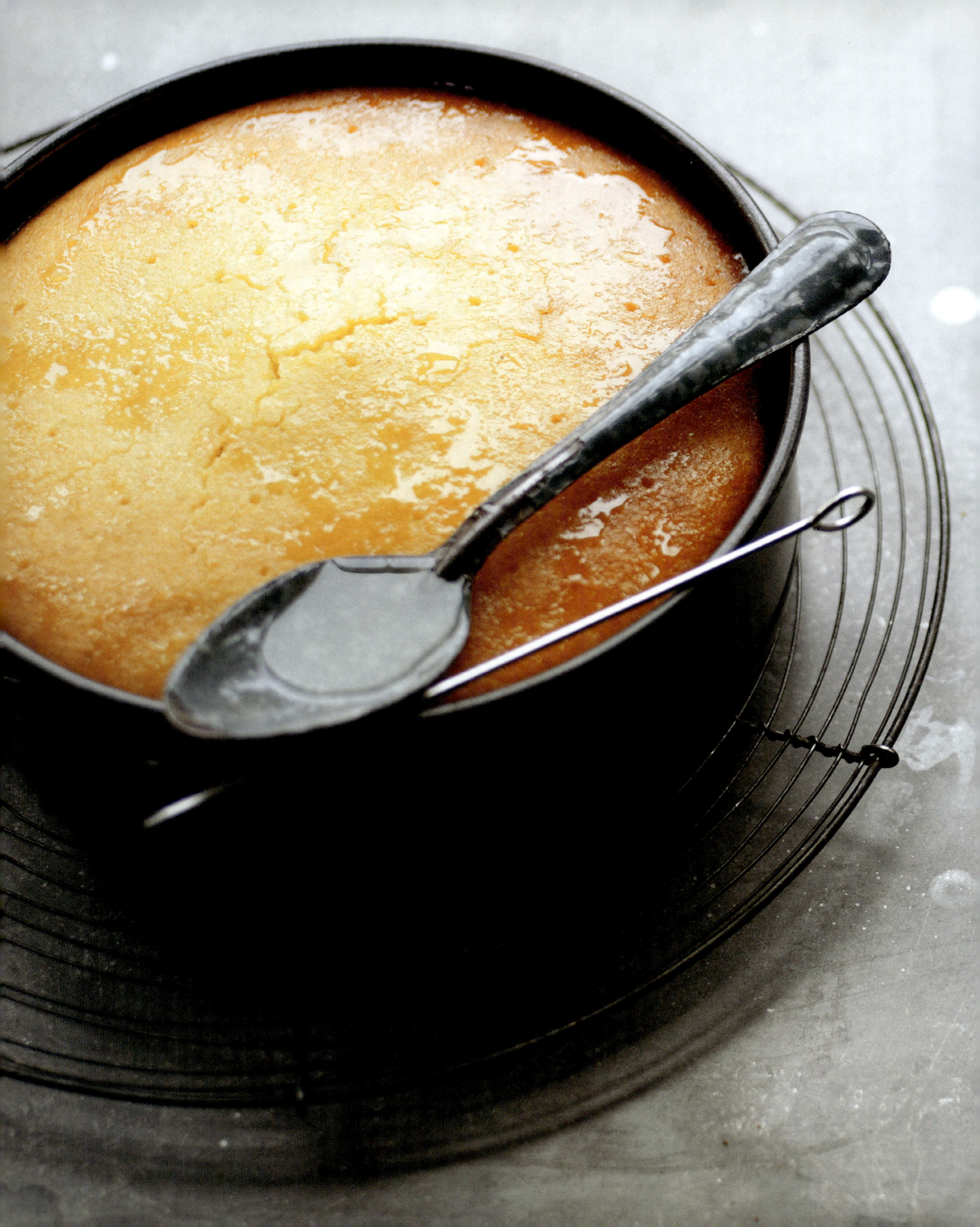

LES GÂTEAUX

Gâteau de polenta glacé aux framboises

Plus la semoule de maïs est fine, plus la texture du gateau sera lisse

DONNE: UN GÂTEAU CARRÉ DE 20 CM (8 PO)
PRÉPARATION: 10 MINUTES
CUISSON: 45 À 50 MINUTES

Pour le gâteau:

- Huile végétale
- 175 g (7/8 de tasse) de beurre non salé (doux), ramolli
- 225 g (1 tasse) de sucre super fin (semoule)
- 3 œufs moyens, à température ambiante
- 150 g (1 tasse comble) de semoule de maïs
- 100 g (3/4 de tasse) de mélange de farines A (voir page 22)
- 2 c. à thé (café) de gomme de xanthane
- 1 c. à soupe de glycérine
- 1/2 c. à thé (café) de levure chimique (voir encadré, page 19)

Pour le glaçage:

- Zeste râpé et jus de 2 grosses limes
- 250 g (2 1/2 tasses) de sucre à glacer
- 250 g (2 tasses) de framboises fraîches ou surgelées

Préchauffer le four à 180 °C/350 °F/gaz 4. Huiler un moule à gâteau carré de 20 cm (8 po) et de 6,5 cm (2 1/2 po) de profondeur, à fond amovible.

Travailler le beurre et le sucre en crème dans un grand bol. Incorporer les œufs, la semoule, la farine, la gomme de xanthane, la glycérine et la levure. Bien mélanger et verser dans le moule.

Placer le moule sur une plaque à pâtisserie et faire cuire 40 à 45 minutes, jusqu'à ce que le gâteau soit gonflé et légèrement doré. Sortir du four et laisser refroidir dans le moule. Démouler et placer sur une assiette de service.

Pour le glaçage, combiner le jus et le zeste des limes avec le sucre à glacer jusqu'à obtenir la consistance d'une crème très épaisse.

Si les framboises sont fraîches, napper le gâteau de glaçage, puis parsemer de fruits. Laisser le glaçage prendre à la température ambiante. Si elles sont surgelées, glacer le gâteau, puis les mettre sur le dessus et laisser dégeler durant 40 minutes. Le jus se mêlera au glaçage, produisant un bel effet décoratif.

▢ **CONSERVATION:** Se conserve, non glacé, jusqu'à 1 semaine dans un contenant hermétique.

✻ **CONGÉLATION:** Le congeler non glacé, bien enveloppé et rangé dans un contenant hermétique. Glacer et ajouter les framboises une fois dégelé.

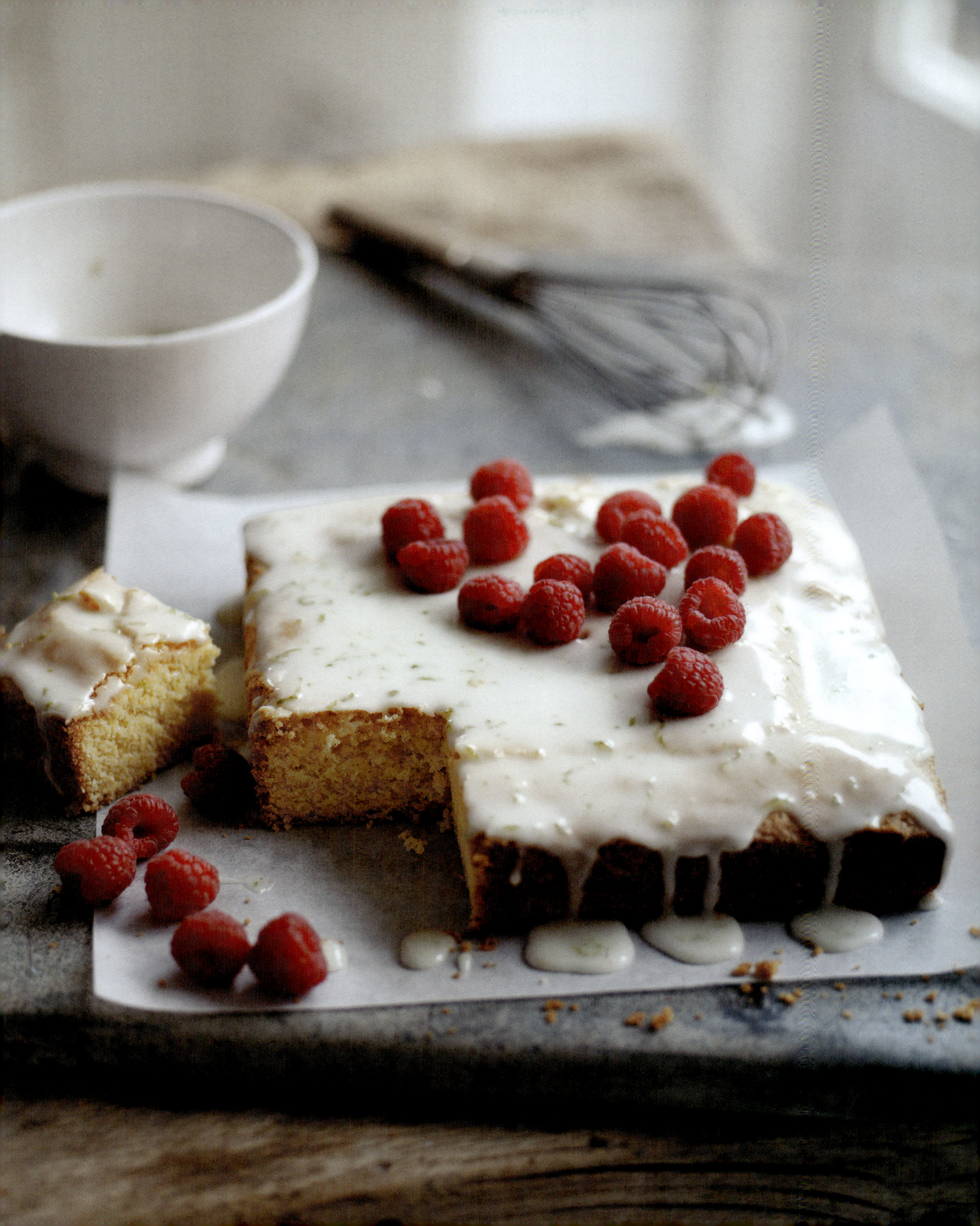

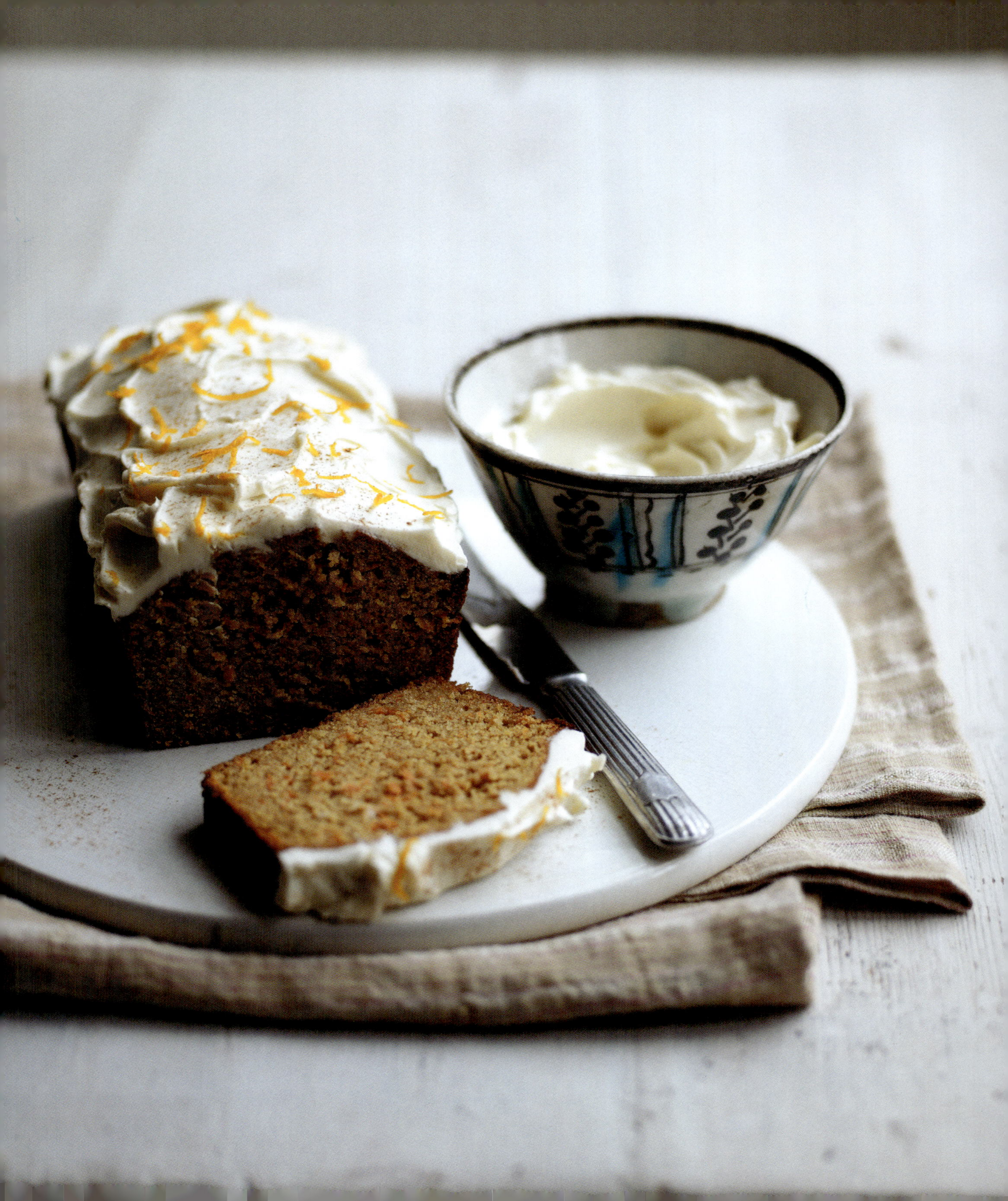

Gâteau aux carottes glacé

Cette variante d'une recette traditionnelle a une texture très agréable, qui est selon moi préférable à celle obtenue avec de la farine ordinaire.

DONNE: UN GÂTEAU DE 23 X 13 CM (9 X 5 PO)
PRÉPARATION: 15 MINUTES
CUISSON: 40 À 45 MINUTES

Pour le gâteau:

- Huile végétale
- 150 g (3/4 de tasse) de muscovado blond ou de cassonade claire
- 125 ml (1/2 tasse) d'huile de tournesol
- 3 œufs moyens, à température ambiante
- 225 g (2 tasses) de mélange de farines B (voir page 22)
- 1 c. à thé (café) de gomme de xanthane
- 1/2 c. à thé (café) de bicarbonate de soude
- 1/2 c. à thé (café) de levure chimique (voir encadré, page 19)
- 1/2 c. à thé (café) d'un mélange de piment de la Jamaïque, gingembre, cannelle, carvi et coriandre (au goût)
- 2 c. à soupe de lait 2 % M.G. (demi-écrémé)
- 250 g (1/2 lb) de carottes, râpées

Pour le glaçage:

- 200 g (7/8 de tasse) de fromage à la crème allégé, à température ambiante
- 75 g (3/4 de tasse) de sucre à glacer
- 1/2 c. à thé (café) de cannelle
- Zeste râpé d'une petite lime ou orange (et un peu plus pour décorer)

Préchauffer le four à 180 °C/350 °F/gaz 4. Huiler un moule à pain de 23 x 13 cm (9 x 5 po) et tapisser de papier sulfurisé.

Mettre le moscovado dans un grand bol. Incorporer l'huile et les œufs, un à la fois, en fouettant avec un batteur électrique.

Tamiser la farine avec la gomme de xanthane, le bicarbonate de soude, la levure et le mélange d'épices. Ajouter au premier mélange en remuant bien.

Ajouter le lait et bien mélanger pour assouplir la préparation. Bien incorporer les carottes pour obtenir un mélange homogène.

Mettre la préparation dans le moule et faire cuire 40 à 45 minutes, jusqu'à ce que le gâteau soit ferme et spongieux au milieu, et qu'un cure-dents inséré au centre en ressorte sec. Laisser refroidir dans le moule 10 minutes. Renverser pour démouler, retirer le papier et faire refroidir complètement sur une grille.

Pour le glaçage, battre tous les ingrédients dans un petit bol jusqu'à consistance lisse. Placer le gâteau sur une assiette de service, couvrir de glaçage et parsemer de zeste. Couper en tranches et servir.

Variante

On peut aussi préparer des cupcakes aux carottes. Répartir la préparation dans 10 ou 12 cavités d'un moule à muffins et faire cuire 20 à 25 minutes, jusqu'à ce que les gâteaux soient gonflés et dorés, et qu'un cure-dents inséré au centre en ressorte sec. Laisser refroidir complètement sur une grille. Une fois refroidis, décorer de glaçage avec une poche à douille et parsemer de zeste de lime ou d'orange.

▢ **CONSERVATION:** Glacé, se conserve 2 à 3 jours au réfrigérateur, dans un contenant hermétique.

✱ **CONGÉLATION:** Non glacé, enveloppé de papier sulfurisé et placé dans un contenant hermétique, peut être congelé durant 3 mois. Le glacer une fois dégelé.

Gâteau de polenta aux poires et aux bleuets (myrtilles)

Les saveurs fruitées de ce gâteau se marient très bien au glaçage gourmand au fromage à la crème. J'ai ajouté une recette de glaçage fondant en guise de variante.

DONNE: UN GÂTEAU CARRÉ DE 22 CM (8 ½ PO)
PRÉPARATION: 25 MINUTES
CUISSON: 30 MINUTES

Pour le gâteau:

- Huile végétale
- 3 poires
- Zeste râpé d'un gros citron, plus 1 c. à soupe de jus
- 175 g (⅞ de tasse) de beurre non salé (doux)
- 225 g (1 tasse) de sucre de canne doré (blond)
- 3 œufs moyens, battus, à température ambiante
- 1 c. à thé (café) d'extrait de vanille
- 3 c. à thé (café) de levure chimique (voir encadré, page 19)
- 250 g de farine de maïs (voir encadré, page 19)
- 100 g (1 tasse) de bleuets (myrtilles)

Pour le glaçage:

- 25 g (2 c. à soupe) de beurre, ramolli
- 300 g (1 ¼ tasse) de fromage à la crème allégé
- 50 g (½ tasse) de sucre à glacer, tamisé

Préchauffer le four à 180 °C/350 °F/gaz 4. Huiler un moule à gâteau carré de 22 cm (8 1/2 po).

Peler les poires, les couper en morceaux et les arroser de jus de citron pour les empêcher de brunir.

Travailler le beurre et le sucre en crème dans un bol à l'aide d'un batteur électrique. Ajouter les œufs, la moitié du zeste, la vanille, la levure et la farine de maïs, et bien mélanger. Incorporer délicatement les poires.

Verser la préparation dans le moule et couvrir d'une couche de bleuets en pressant. Faire cuire 30 minutes, jusqu'à ce que le gâteau ait levé et ait pris une teinte dorée. Un cure-dents inséré au centre doit en ressortir sec.

Retirer du four et laisser refroidir dans le moule.

Pour le glaçage, mélanger le beurre et le fromage à la crème dans un bol jusqu'à consistance lisse et moelleuse. Incorporer le sucre à glacer.

Démouler le gâteau. Étaler le glaçage et parsemer de zeste de citron. Couper en carrés pour servir. Ce gâteau est meilleur le jour même où on le glace.

Glaçage fondant (variante)

Préparer le gâteau comme ci-dessus, le mettre dans le moule huilé et faire cuire sans les bleuets. Laisser refroidir dans le moule.

Dans un bol, combiner 4 c. à soupe de jus de citron avec 250 g (2 1/2 tasses) de sucre à glacer pour obtenir une texture de crème très épaisse.

Démouler le gâteau et étendre la moitié du glaçage sur le dessus. Garnir avec 100 g (1 tasse) de bleuets ou de petits fruits de saison. Napper avec le reste du glaçage et laisser prendre.

▢ **CONSERVATION:** Non glacé, se conserve 2 jours dans un contenant hermétique.

✱ **CONGÉLATION:** Non recommandée.

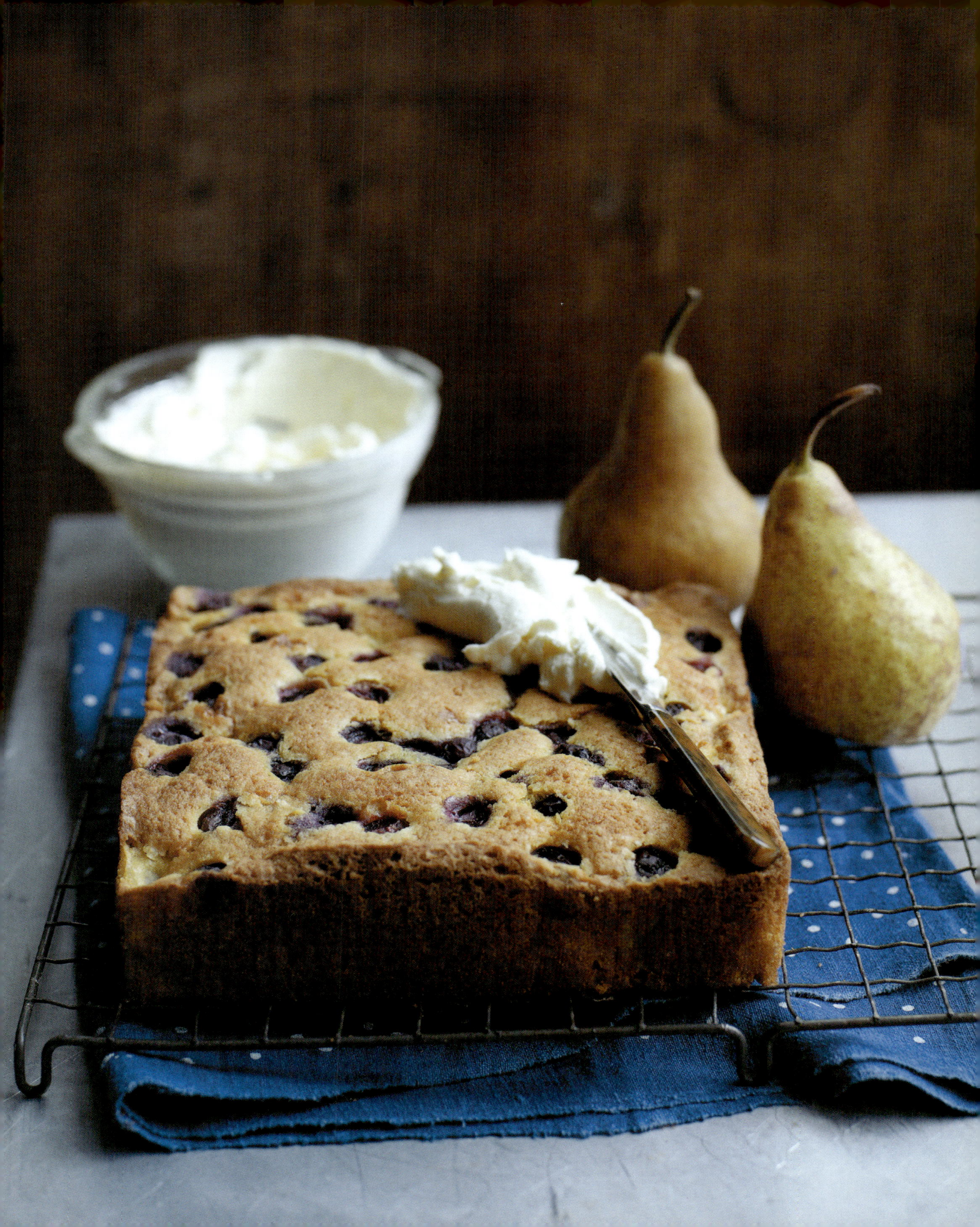

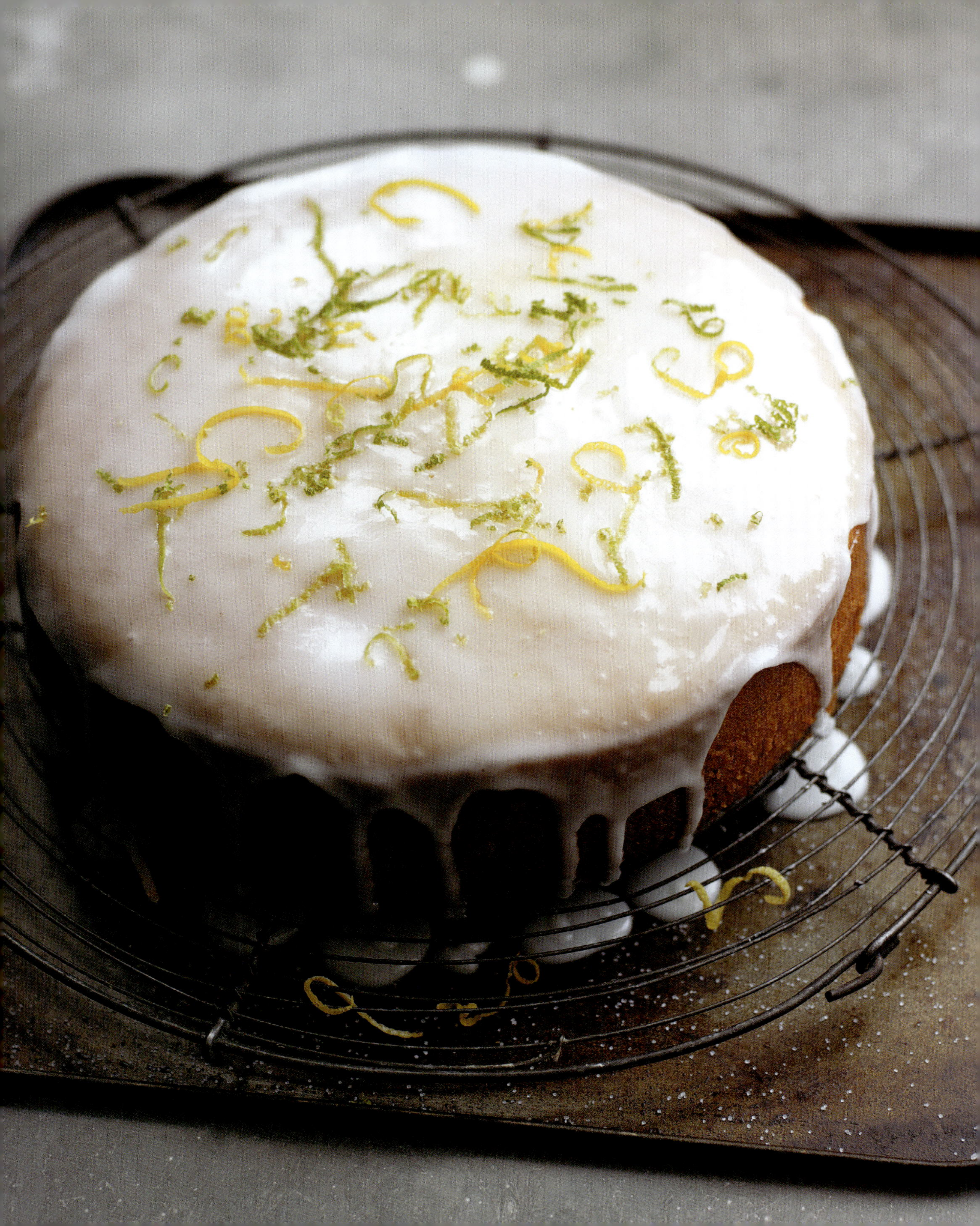

Gâteau glacé au citron et à la lime

J'utilise un sirop de citron et de lime pour l'humidifier, ainsi qu'un glaçage croquant à la lime pour le décorer.

DONNE: UN GÂTEAU ROND DE 20 CM (8 PO)
PRÉPARATION: 20 MINUTES, PLUS TEMPS DE REFROIDISSEMENT
CUISSON: 30 MINUTES

Pour le gâteau:

Huile végétale
225 g (1 tasse) de sucre super fin (semoule)
4 œufs moyens, à température ambiante
350 g (3 tasses) de mélange de farines B (voir page 22)
1 ½ c. à thé (café) de gomme de xanthane
2 c. à thé (café) de levure chimique (voir encadré, page 19)
400 ml (1 ⅔ tasse) de lait 2 % M.G. (demi-écrémé)
200 ml (⅞ de tasse) d'huile de tournesol
Zeste de 2 gros citrons

Pour le sirop:

Jus de 2 gros citrons
Jus de 2 grosses limes
75 g (6 c. à soupe) de sucre

Pour le glaçage croquant:

Jus d'une grosse lime
100 g (⅜ de tasse) de sucre à glacer
Sucre, pour saupoudrer
Zeste de citron et de lime, pour décorer

Préchauffer le four à 180 °C/350 °F/gaz 4. Huiler un moule à gâteau de 20 cm (8 po) à fond amovible et tapisser de papier sulfurisé.

Battre le sucre et les œufs dans le robot jusqu'à consistance épaisse et crémeuse. Tamiser la farine avec la gomme de xanthane et la levure, puis les ajouter au premier mélange. Incorporer le lait, l'huile et le zeste au fouet.

Mettre la préparation dans le moule et faire cuire environ 30 minutes, jusqu'à ce que le gâteau soit ferme et spongieux au centre, et qu'un cure-dents inséré au milieu en ressorte sec. Le gâteau sera bien doré et bombé.

Retirer du four et laisser refroidir brièvement dans le moule.

Pour le sirop, presser les limes et les citrons afin d'obtenir environ 120 ml (1/2 tasse) de jus. Verser ce jus dans une petite casserole avec le sucre, et faire bouillir 1 minute.

Piquer le gâteau chaud avec une brochette en plusieurs endroits, pendant qu'il est encore dans le moule. Verser le sirop chaud. Une fois le gâteau refroidi, le retirer soigneusement du moule et le laisser refroidir complètement sur une grille.

Pour le glaçage, mélanger le jus de lime et le sucre à glacer dans un petit bol pour obtenir une texture coulante. Saupoudrer le gâteau de sucre, puis le napper de glaçage en le laissant couler sur les côtés. Décorer de zeste de citron et de lime.

▢ **CONSERVATION:** Glacé, se conserve 2 jours au réfrigérateur, dans un contenant hermétique.

✱ **CONGÉLATION:** Non glacé, enveloppé de papier sulfurisé et placé dans un contenant hermétique, peut être congelé durant 3 mois. Le glacer une fois dégelé.

Gâteau-pouding aux pommes et garniture croustillante au cidre

Les fruits procurent une texture dense et moelleuse, semblable à celle d'un pouding au pain.

DONNE: UN GÂTEAU ROND DE 20 CM (8 PO)
PRÉPARATION: 20 MINUTES, PLUS 2 HEURES DE TREMPAGE
CUISSON: 1 HEURE

Pour le gâteau:

- 175 g (1 1/4 tasse) de fruits séchés mélangés
- 75 g (1/2 tasse) de raisin de Smyrne
- 100 ml (3/8 de tasse) de cidre sec
- Huile végétale
- 225 g (2 7/8 tasses) de mélange de farines A (voir page 22)
- 1 c. à thé (café) de gomme de xanthane
- 1 c. à soupe de levure chimique (voir encadré, page 19)
- 2 c. à thé (café) d'un mélange de piment de la Jamaïque, gingembre, cannelle, carvi et coriandre (au goût)
- 175 g (7/8 de tasse) de margarine pour la cuisson
- 175 g (3/4 de tasse) de cassonade claire
- 3 œufs moyens, battus, à température ambiante
- 3 pommes à manger croquantes (McIntosh, Gala, etc.)

Pour la garniture:

- 25 g (2 c. à soupe) de sucre démérara ou de cassonade
- 2 c. à thé (café) de cidre sec

Mettre les fruits séchés et les raisins dans un bol et y verser le cidre. Laisser macérer 2 heures.

Préchauffer le four à 180 °C/350 °F/gaz 4. Huiler un moule à gâteau rond de 20 cm (8 po) à fond amovible et tapisser de papier sulfurisé.

Tamiser la farine avec la gomme de xanthane, la levure et les épices. Travailler la margarine et la cassonade en crème avec un batteur électrique jusqu'à consistance légère. Y incorporer graduellement les œufs et 2 c. à soupe du mélange de farine.

Râper l'une des pommes, y compris la peau, au-dessus du mélange, puis hacher une autre pomme et l'incorporer à la pâte avec le reste de la farine. Ajouter les fruits macérés et leur liquide, en remuant pour obtenir une pâte homogène.

Trancher la dernière pomme et réserver. Mettre la préparation dans le moule. Répartir les tranches de pommes sur le dessus en pressant et saupoudrer de 2 c. à thé (café) de démérara. Faire cuire environ 1 heure, jusqu'à ce que le gâteau ait levé et qu'un cure-dents inséré au centre en ressorte sec.

Retirer du four et laisser refroidir dans le moule 30 minutes. Démouler sur une grille pour refroidir complètement. Préparer la garniture juste avant de servir: mélanger le cidre et le reste de démérara pour obtenir une pâte humide, et en parsemer le dessus du gâteau.

▢ **CONSERVATION:** Sans garniture, se conserve jusqu'à 1 semaine dans un contenant hermétique.

✱ **CONGÉLATION:** Envelopper le gâteau dans du papier sulfurisé et du papier aluminium, et congeler dans un contenant hermétique. Dégeler 1 à 2 heures, puis garnir.

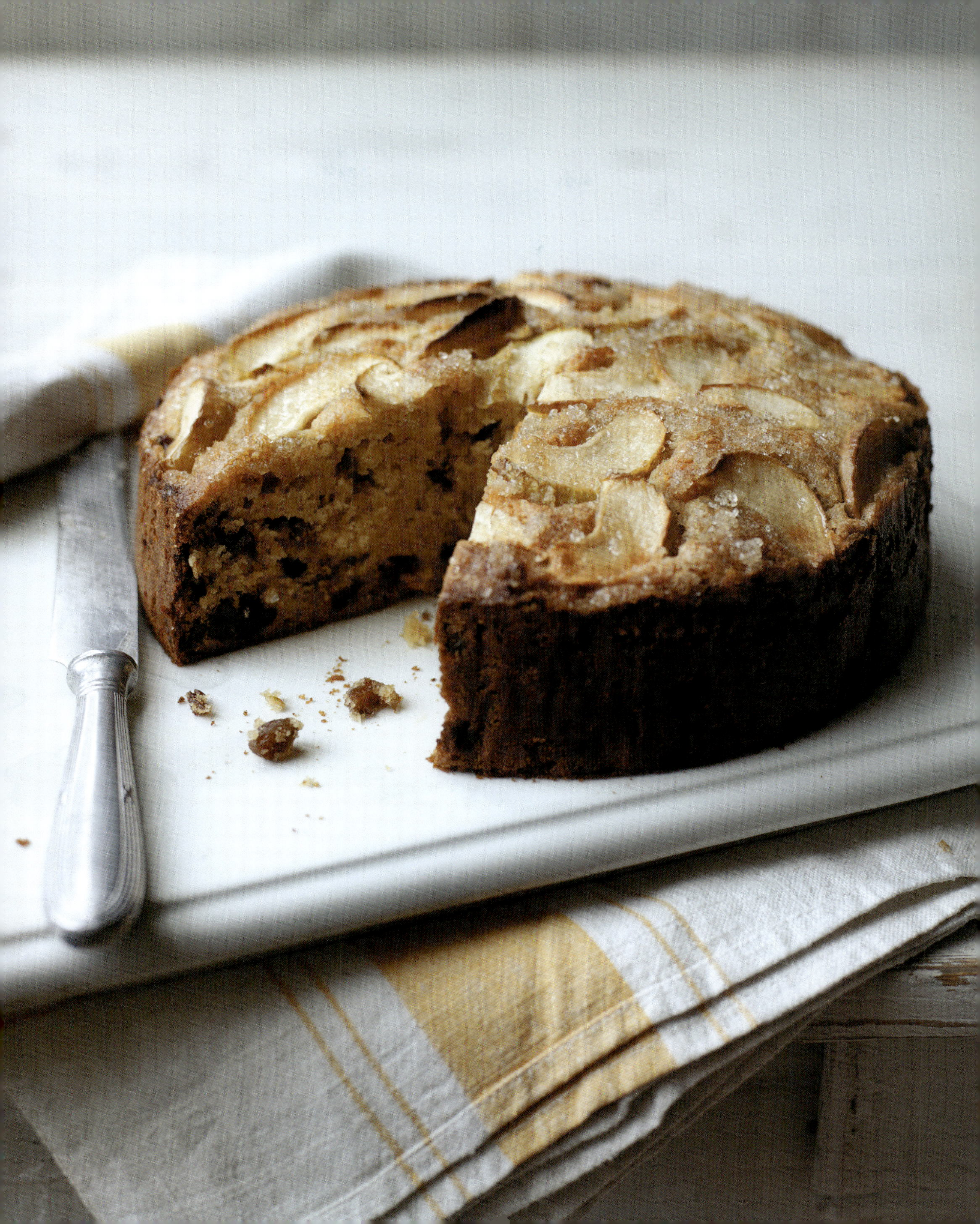

Gâteau-brownie au chocolat

Tout le monde aime les brownies au chocolat! Cette recette est une variante riche et spongieuse.

DONNE: GÂTEAU ROND DE 20 CM (8 PO)
PRÉPARATION: 20 MINUTES
CUISSON: 30 MINUTES, PLUS 15 MINUTES DE REFROIDISSEMENT

Huile végétale

275 g (1 ⅓ tasse) de chocolat noir (voir encadré, page 19)

5 œufs moyens, séparés, à température ambiante

175 g (¾ de tasse) de sucre de canne doré (blond)

140 g (1 ¼ tasse) d'amandes moulues

Sucre à glacer tamisé, pour saupoudrer

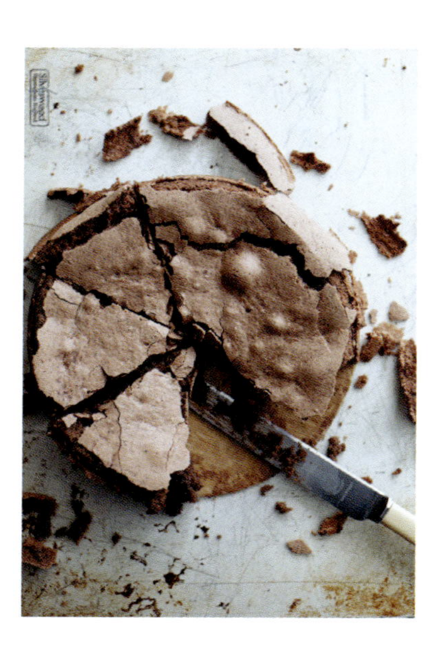

Préchauffer le four à 160 °C/325 °F/gaz 3. Huiler un moule à gâteau rond de 20 cm (8 po) à fond amovible et tapisser de papier sulfurisé.

Hacher grossièrement 50 g (¼ de tasse) du chocolat et réserver. Faire fondre le reste du chocolat, au micro-ondes ou dans un bol à l'épreuve de la chaleur placé au-dessus d'une casserole d'eau frémissante. Refroidir brièvement.

Battre les blancs d'œufs dans un bol très propre jusqu'à la formation de pics mous. Incorporer graduellement au fouet la moitié du sucre, 1 c. à soupe à la fois, jusqu'à l'obtention d'une meringue moelleuse.

Battre les jaunes d'œufs et le reste du sucre avec un batteur électrique dans un grand bol, jusqu'à ce que le mélange soit pâle et ait doublé de volume. Plier délicatement la moitié de la meringue dans ce mélange, pour incorporer le plus d'air possible. Faire de même avec le chocolat fondu, puis le reste de la meringue. Incorporer délicatement les amandes et le chocolat haché.

Mettre le mélange dans le moule, égaliser et faire cuire au centre du four 30 minutes. Éteindre le four et y laisser le gâteau 15 minutes de plus – il continuera de cuire pendant que le four refroidit.

Sortir du four et laisser refroidir dans le moule, sur une grille. Le gâteau sera couvert d'une croûte fendillée, sous laquelle il sera moelleux et spongieux. Saupoudrer de sucre à glacer avant de servir.

Variante

On peut ajouter 2 à 3 c. à soupe de liqueur d'orange en même temps que le chocolat fondu.

▢ **CONSERVATION:** Se conserve 3 à 4 jours au réfrigérateur, dans un contenant hermétique.

✱ **CONGÉLATION:** Envelopper le gâteau non saupoudré dans du papier sulfurisé et congeler dans un contenant hermétique. Dégeler 1 à 2 heures, puis saupoudrer de sucre à glacer.

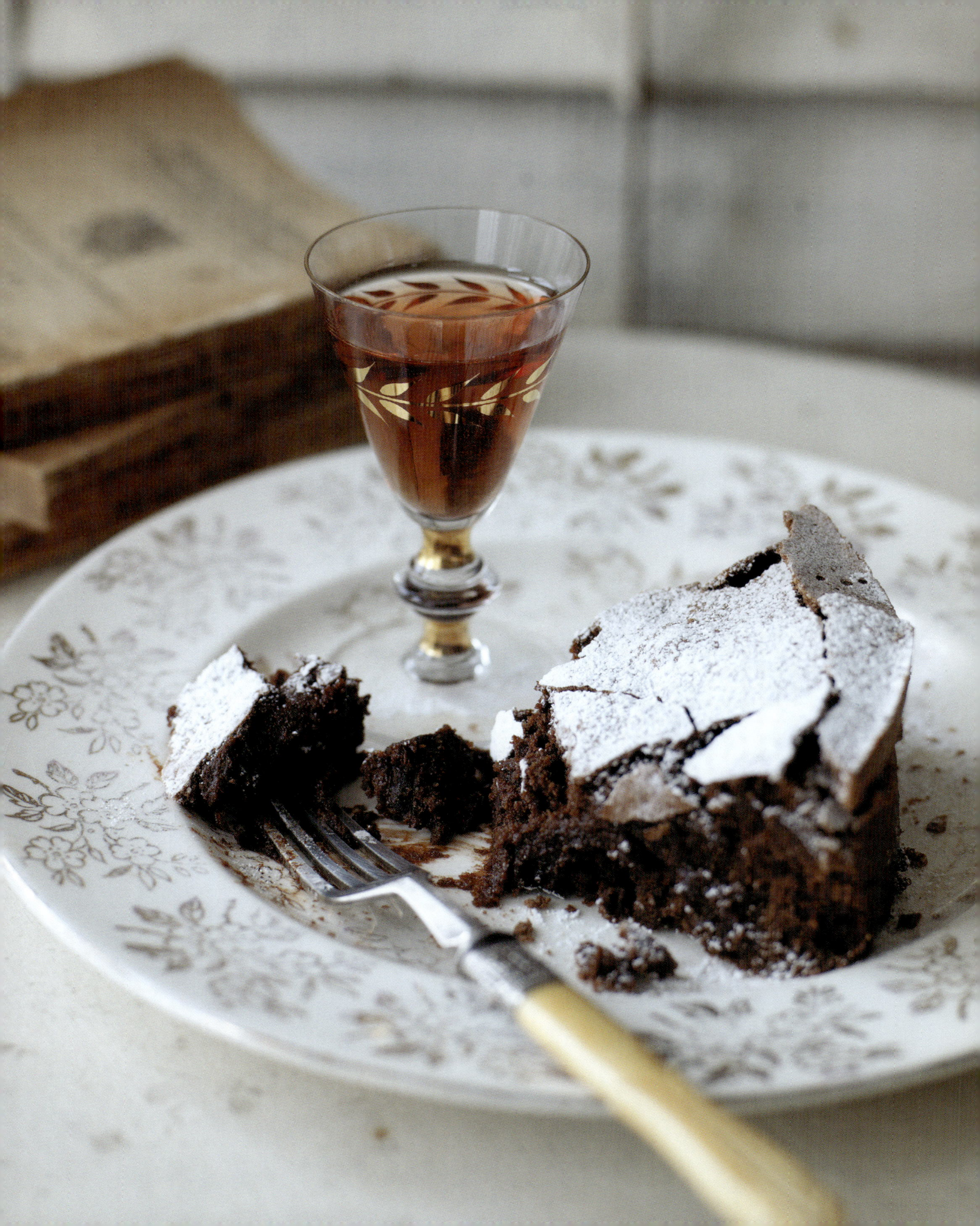

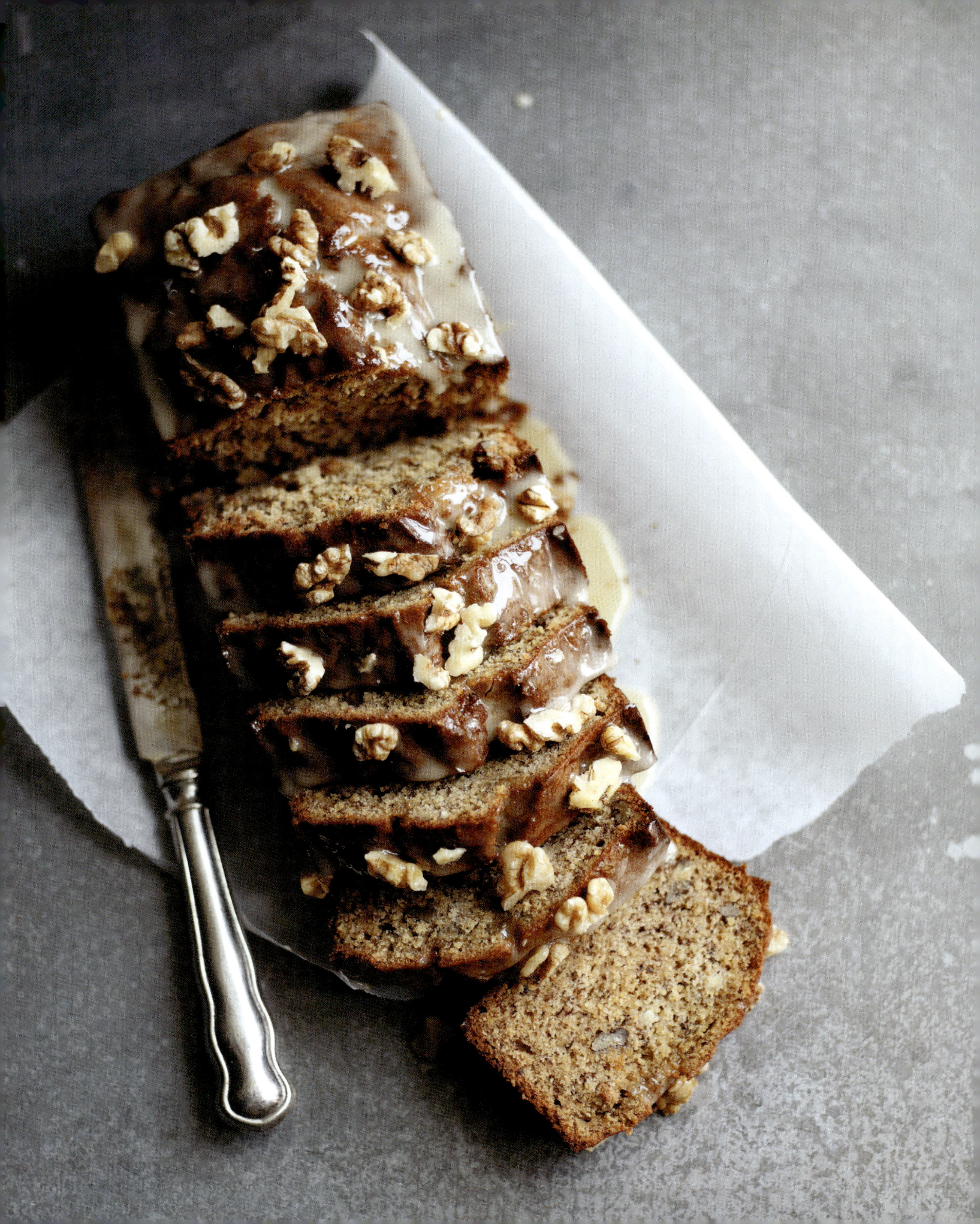

Gâteau aux noix et aux bananes rôties glacé à l'érable

Les bananes rôties ajoutent de la texture et le glaçage à l'érable est délicieux.

DONNE: UN GÂTEAU DE 23 X 13 CM (9 X 5 PO)
PRÉPARATION: 15 MINUTES
CUISSON: 40 À 50 MINUTES

Pour le gâteau:

- 450 g (1 lb) de bananes avec la peau
- 150 g (3/4 de tasse) de sucre muscovado blond ou de cassonade claire
- 125 ml (1/2 tasse) d'huile de tournesol
- 1 c. à thé (café) de glycérine
- 3 œufs moyens, à température ambiante
- 225 g (2 tasses) de mélange de farines B (voir page 22)
- 1/2 c. à thé (café) de gomme de xanthane
- 1/2 c. à thé (café) de bicarbonate de soude
- 1/2 c. à thé (café) de levure chimique (voir encadré, page 19)
- 2 c. à soupe de crème fraîche ou de fromage à la crème
- 50 g (1/2 tasse) de noix hachées

Pour le glaçage:

- 3 c. à soupe de sirop d'érable
- 75 g (3/4 de tasse) de sucre à glacer
- Noix broyées, pour décorer

Préchauffer le four à 200 °C/400 °F/gaz 6.

Pratiquer une entaille dans chacune des bananes et placer sur une plaque à pâtisserie. Faire rôtir dans leur peau environ 10 minutes, pour les attendrir. Laisser refroidir, écraser grossièrement la chair et réserver.

Diminuer la température à 180 °C/350 °F/gaz 4. Huiler un moule à pain de 23 x 13 cm (9 x 5 po) et tapisser de papier sulfurisé.

Mettre le muscovado dans un grand bol et, à l'aide d'un batteur électrique, incorporer l'huile, la glycérine et les œufs, un à la fois.

Tamiser la farine avec la gomme de xanthane, le bicarbonate de soude et la levure, puis ajouter au premier mélange. Incorporer la crème fraîche. Ajouter les bananes écrasées et les noix, en remuant bien. Mettre la préparation dans le moule et égaliser. Faire cuire environ 45 minutes, jusqu'à ce que le gâteau soit ferme et spongieux, et qu'un cure-dents inséré au centre en ressorte sec.

Refroidir dans le moule 10 minutes. Démouler, retirer le papier et laisser refroidir sur une grille.

Pour le glaçage, combiner le sirop d'érable avec le sucre à glacer, en ajoutant juste assez de gouttes d'eau pour que ce soit coulant. Déposer le gâteau sur une assiette de service, napper de glaçage et parsemer de noix broyées.

▢ **CONSERVATION:** Non glacé, se conserve jusqu'à 1 semaine dans un contenant hermétique.

✱ **CONGÉLATION:** Envelopper, non glacé, de papier sulfurisé et de papier aluminium, et congeler dans un contenant hermétique. Dégeler 1 à 2 heures avant de glacer.

Gâteau aux prunes et aux amandes

Les prunes peuvent être remplacées par des cerises, des pêches, des abricots ou des nectarines.

DONNE: UN GÂTEAU ROND DE 20 CM (8 PO)
PRÉPARATION: 20 MINUTES
CUISSON: 40 À 45 MINUTES

- Huile végétale
- 3 œufs moyens, à température ambiante
- 2 c. à thé (café) d'extrait de vanille
- 125 g (½ tasse comble) de sucre super fin (semoule)
- 200 g (1 ⅞ tasse) de mélange de farines B (voir page 22)
- 1 c. à soupe de levure chimique (voir encadré, page 19)
- 1 c. à thé (café) de gomme de xanthane
- 125 g (⅝ de tasse) de beurre non salé (doux), fondu
- 1 c. à thé (café) de glycérine
- 3 c. à soupe de lait 2 % M.G. (demi-écrémé)
- 350 à 400 g (environ ¾ de lb) de prunes rouges, dénoyautées et en quartiers
- 2 c. à soupe de sucre démérara ou de cassonade
- 125 g (1 tasse) d'amandes effilées

Préchauffer le four à 180 °C/350 °F/gaz 4. Huiler un moule à gâteau rond de 20 cm (8 po) à fond amovible et tapisser de papier sulfurisé.

Mettre les œufs dans un bol avec la vanille et le sucre. Au batteur électrique, fouetter jusqu'à ce que le mélange soit léger et qu'il forme un ruban.

Tamiser et combiner la farine avec la levure et la gomme de xanthane, et incorporer délicatement au premier mélange, en gardant le plus d'air possible dans la préparation. Ajouter le beurre, la glycérine et le lait, sans trop battre.

Verser une couche de préparation au fond du moule. Couvrir avec une partie des prunes, puis ajouter le reste de la pâte à la cuillère. Répandre le reste des prunes sur le dessus. Saupoudrer les fruits de démérara et parsemer d'amandes.

Mettre le moule sur une plaque à pâtisserie et faire cuire environ 45 minutes, jusqu'à ce que les prunes commencent à caraméliser et qu'un cure-dents inséré au centre en ressorte sec.

Sortir du four et laisser refroidir brièvement, puis décoller soigneusement les côtés. Déposer sur une grille pour refroidir complètement.

▢ **CONSERVATION:** Se conserve jusqu'à 1 semaine dans un contenant hermétique.

✱ **CONGÉLATION:** Envelopper de papier sulfurisé et de papier aluminium, et congeler dans un contenant hermétique.

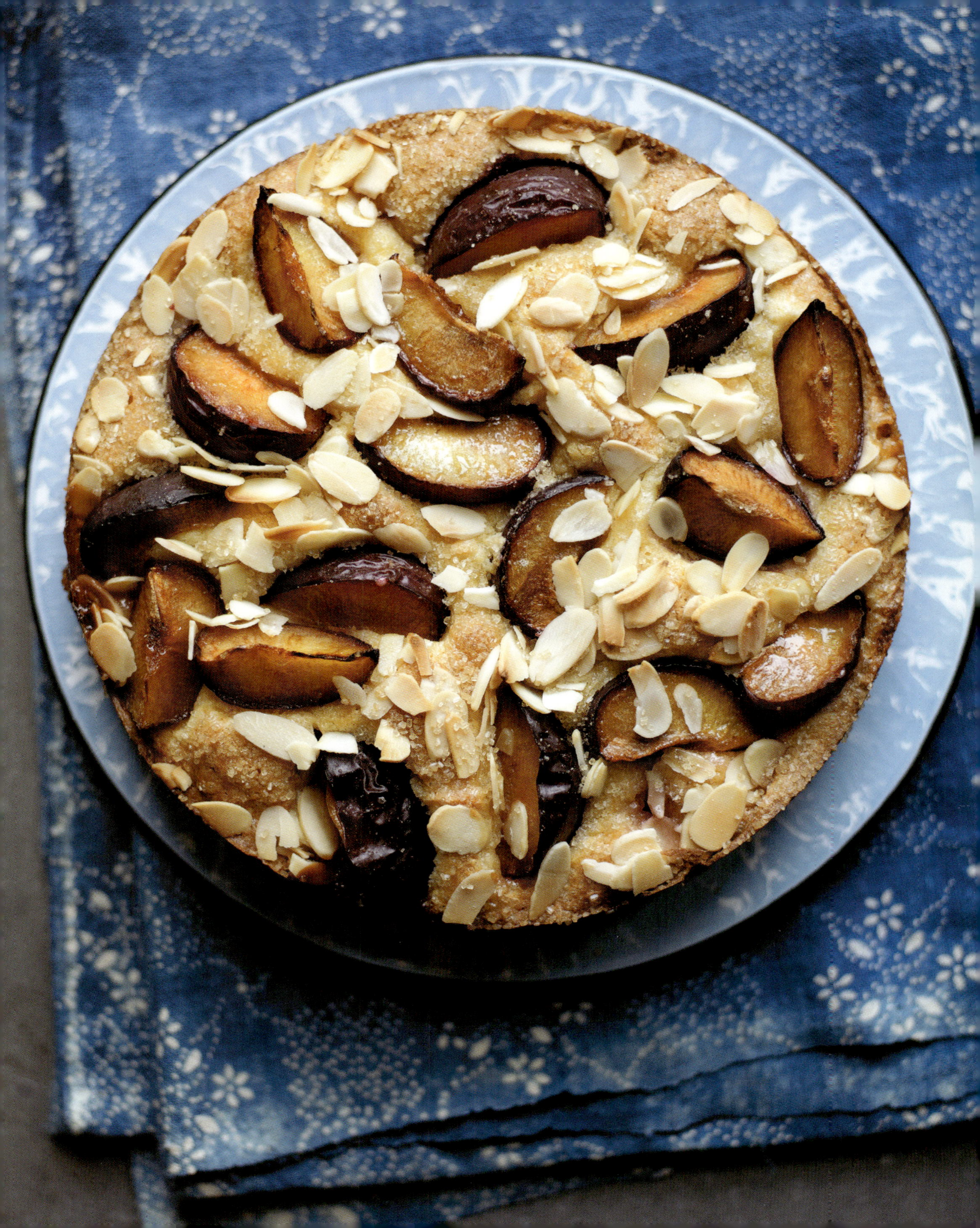

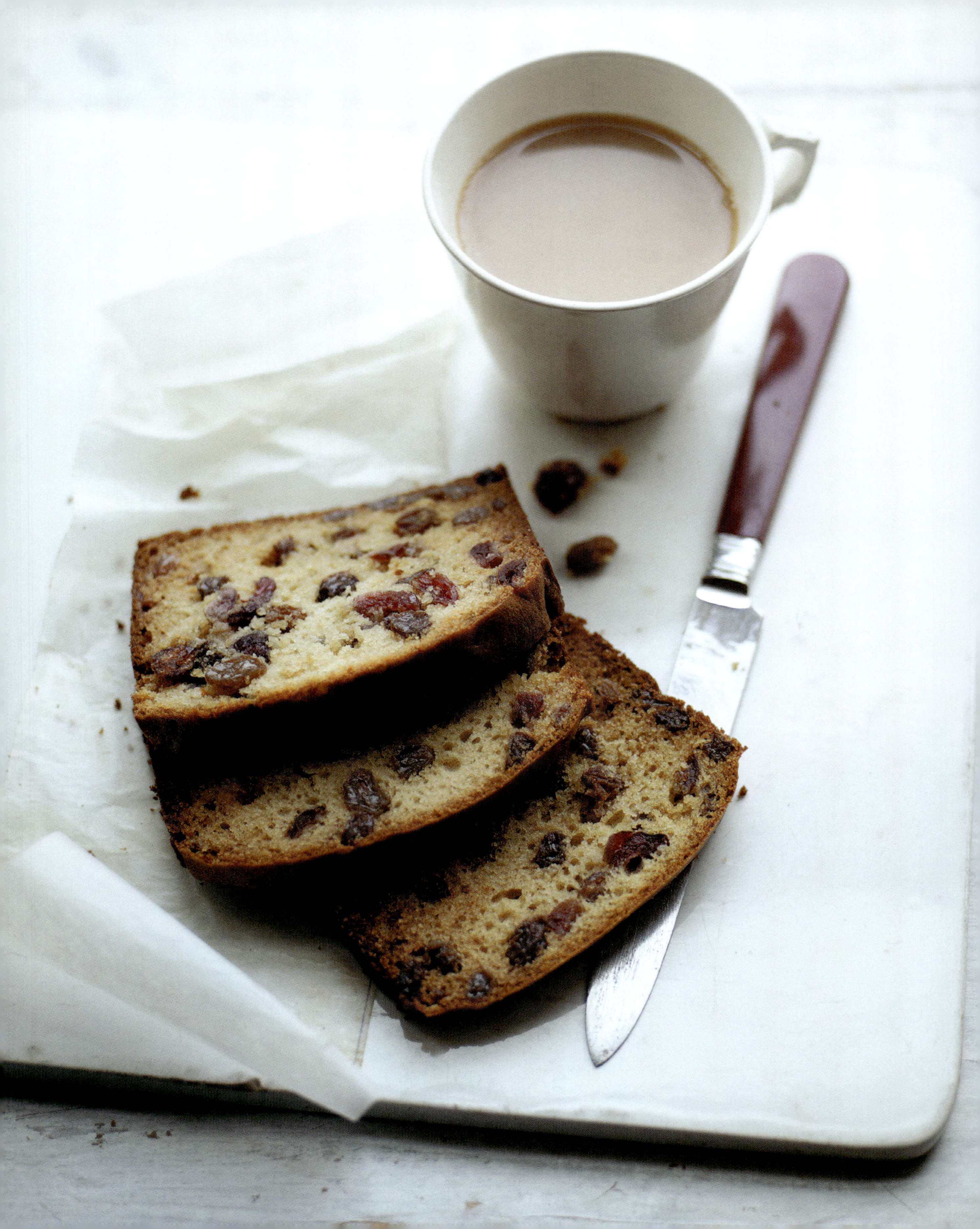

Gâteau rapide aux fruits

Faire tremper les fruits permet d'obtenir un gâteau délicieusement moelleux.

DONNE: UN GÂTEAU DE 23 X 13 CM (9 X 5 PO)
PRÉPARATION: 15 MINUTES, PLUS 2 HEURES DE TREMPAGE
CUISSON: 50 À 60 MINUTES

- 100 g (½ tasse) de raisins secs
- 100 g (½ tasse) de raisin de Smyrne
- 75 g (½ tasse) de canneberges séchées
- 125 ml (½ tasse) de lait 2 % M.G. (demi-écrémé), réchauffé
- Huile végétale
- 90 g (⅜ de tasse) de margarine pour la cuisson
- 125 g (½ tasse) de sucre super fin (semoule)
- 180 g (1 ¼ tasse) de mélange de farines B (voir page 22)
- 1 c. à thé (café) de bicarbonate de soude
- 1 ½ c. à thé (café) de levure chimique (voir encadré, page 19)
- 1 c. à thé (café) de gomme de xanthane
- 125 ml (½ tasse) de lait 2 % M.G. (demi-écrémé), réchauffé avec 2 c. à thé (café) de glycérine
- 2 œufs moyens, battus, à température ambiante

Bien mélanger les fruits et le lait dans un bol. Laisser tremper au moins 2 heures, ou jusqu'à ce que le lait soit absorbé.

Préchauffer le four à 160 °C/325 °F/gaz 3. Huiler un moule à pain de 23 x 13 cm (9 x 5 po) et tapisser de papier sulfurisé.

Battre la margarine et le sucre en crème. Dans un autre bol, mélanger la farine, le bicarbonate de soude, la levure et la gomme de xanthane. Incorporer au premier mélange, puis ajouter le lait avec la glycérine. Incorporer les œufs battus, puis les fruits et leur liquide. Mettre la préparation dans le moule et faire cuire 50 à 60 minutes. Le gâteau est prêt quand un cure-dents inséré au centre en ressort sec.

Sortir du four et laisser refroidir 5 minutes dans le moule, puis démouler sur une grille pour refroidir complètement.

☐ **CONSERVATION:** Se conserve jusqu'à 1 semaine dans un contenant hermétique.

✱ **CONGÉLATION:** Bien envelopper de pellicule plastique et congeler.

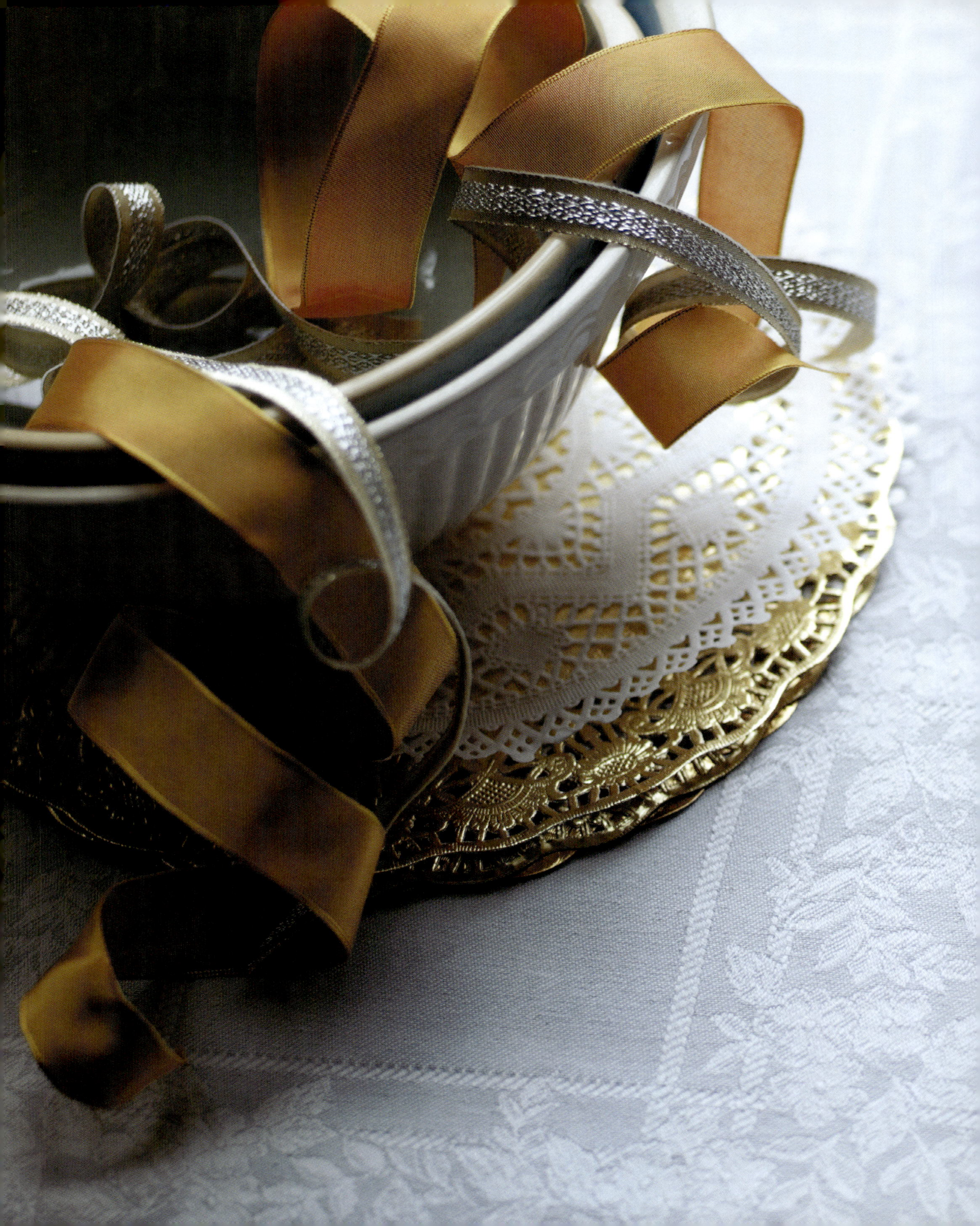

LES GÂTEAUX DE FÊTE

Gâteau à la vanille et aux framboises

Ce gâteau est parfait pour une fête d'enfants.

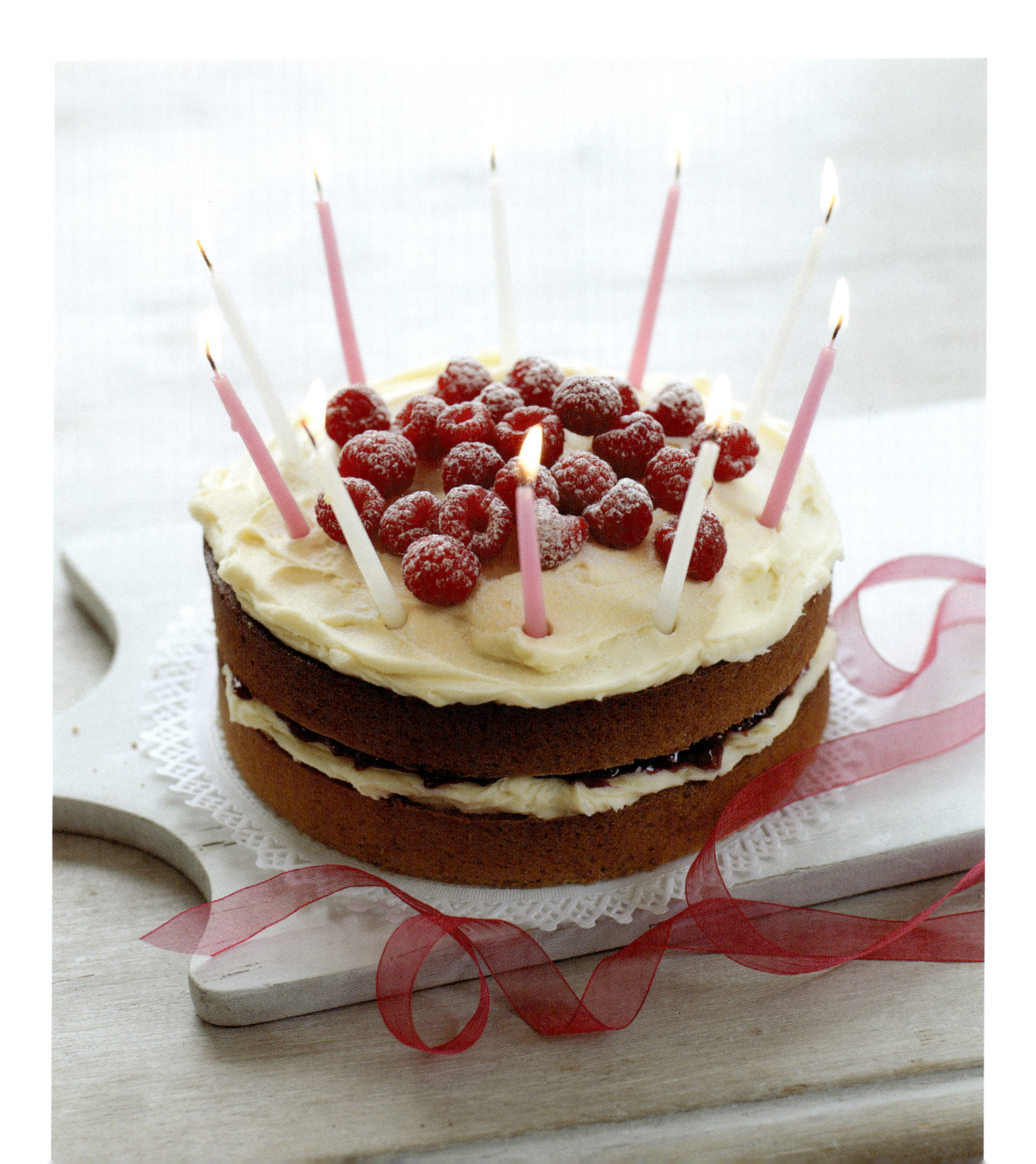

DONNE: UN GÂTEAU ROND DE 20 CM (8 PO)

PRÉPARATION: 15 MINUTES, PLUS REFROIDISSEMENT ET DÉCORATION
CUISSON: 30 MINUTES

Pour le gâteau:

- Huile végétale
- 350 g (1 ½ tasse) de sucre de canne doré (blond)
- 4 œufs moyens, à température ambiante
- 2 c. à thé (café) d'extrait de vanille
- 2 c. à thé (café) de glycérine
- 350 g (3 ½ tasses) de mélange de farines B (voir page 22)
- 1 c. à thé (café) de gomme de xanthane
- 3 c. à thé (café) de levure chimique (voir encadré, page 19)
- 250 ml (1 tasse) de lait 2 % M.G. (demi-écrémé)
- 250 ml (1 tasse) d'huile de tournesol

Pour la crème au beurre et la décoration:

- 225 g (1 ⅛ tasse) de beurre non salé (doux), ramolli
- 225 g (2 ½ tasses) de sucre à glacer tamisé
- 1 c. à thé (café) d'extrait de vanille
- Framboises fraîches
- 4 c. à soupe de confiture de framboises
- Paillettes comestibles (voir encadré, page 19)

Préchauffer le four à 180 °C/350 °F/gaz 4. Huiler deux moules ronds de 20 cm (8 po) et tapisser de papier sulfurisé.

Mettre le sucre, les œufs, la vanille et la glycérine dans le mélangeur et battre à haute vitesse 3 minutes. Tamiser la farine avec la gomme de xanthane et la levure. Mélanger le lait et l'huile dans un autre bol.

Lorsque le mélange d'œufs a épaissi, ajouter la farine. Puis, au mélangeur, incorporer lentement le lait et l'huile. Bien battre, mais pas trop. Répartir le mélange dans les moules en égalisant la surface. Faire cuire sur la même grille au centre du four 30 à 35 minutes, jusqu'à ce que les gâteaux soient dorés et fermes, et qu'un cure-dents inséré au centre en ressorte sec.

Refroidir dans les moules 15 minutes, puis démouler sur une grille pour refroidir complètement. Retirer le papier et décorer les gâteaux, ou les congeler jusqu'à utilisation (voir ci-dessous).

Pour le glaçage, battre le beurre avec le sucre à glacer et la vanille jusqu'à consistance légère.

Choisir le gâteau ayant la plus belle surface et réserver. Retourner l'autre (en taillant la base pour qu'il soit plat si nécessaire) sur une assiette de service. Le couvrir d'une couche de crème au beurre, en en gardant une bonne quantité pour le gâteau du dessus. Étaler de la confiture sur la base du gâteau réservé et le déposer sur le premier.

Étendre le reste de la crème au beurre sur le dessus, puis parsemer de paillettes et de framboises.

Ce gâteau est meilleur le jour même où il a été glacé et décoré.

Variantes

On peut utiliser de la crème fouettée et des petits fruits frais écrasés, ou encore de la marmelade ou de la tartinade au citron avec de la liqueur.

▢ **CONSERVATION:** Non glacés, se conservent 2 jours dans un contenant hermétique.

✱ **CONGÉLATION:** Refroidis, enveloppés de pellicule plastique, se congèlent jusqu'à 3 mois. Garnir et décorer une fois dégelés.

Gâteau au chocolat spongieux

On ne devinerait jamais qu'il ne contient pas de gluten!

DONNE: UN GÂTEAU ROND DE 20 CM (8 PO)
PRÉPARATION: 20 MINUTES, PLUS TEMPS DE GLAÇAGE
CUISSON: 20 À 25 MINUTES

Pour le gâteau:

Huile végétale

225 g (2 tasses) de mélange de farines B (voir page 22)

1 c. à thé (café) de gomme de xanthane

1 c. à thé (café) de levure chimique (voir encadré, page 19)

½ c. à thé (café) de bicarbonate de soude

50 g (½ tasse) de cacao

100 g (½ tasse) de beurre non salé (doux), ramolli

250 g (1 ⅛ tasse) de sucre muscovado foncé ou de cassonade foncée

3 œufs moyens, battus, à température ambiante

1 c. à thé (café) d'extrait de vanille

1 c. à thé (café) de glycérine

200 ml (⅞ de tasse) de lait 2 % M.G. (demi-écrémé)

Pour le glaçage:

225 g (1 ¼ tasse) de chocolat noir (voir encadré, page 19), haché

145 ml (⅔ de tasse) de crème à fouetter (double-crème)

100 g (½ tasse) de beurre non salé (doux), ramolli

120 g (1 ¼ tasse) de sucre à glacer

Pétales de rose (facultatif)

Préchauffer le four à 180 °C/350 °F/gaz 4. Huiler deux moules ronds de 20 cm (8 po) et tapisser de papier sulfurisé.

Tamiser la farine avec la gomme de xanthane, la levure, le bicarbonate de soude et le cacao.

Dans un grand bol, travailler le beurre et le muscovado en crème jusqu'à consistance légère. Incorporer graduellement les œufs, la vanille et la glycérine en battant. Incorporer le mélange de farine par cuillerées, en alternant avec le lait, jusqu'à l'obtention d'une pâte homogène.

Répartir la préparation dans les moules en égalisant la surface. Faire cuire sur la même grille au centre du four 25 minutes, jusqu'à ce qu'un cure-dents inséré au centre en ressorte sec. Laisser refroidir dans les moules 10 minutes, puis démouler sur une grille pour refroidir complètement.

Pour le glaçage, faire fondre le chocolat avec la crème dans un bol à l'épreuve de la chaleur, au micro-ondes ou au-dessus d'une casserole d'eau frémissante. Remuer délicatement jusqu'à l'obtention d'une texture lisse.

Faire refroidir à la température ambiante. Travailler le beurre et le sucre à glacer en crème, puis incorporer au mélange de chocolat en battant jusqu'à consistance de beurre mou.

Renverser un gâteau sur une assiette de service et couvrir de glaçage, en en gardant une bonne quantité pour le gâteau du dessus. Déposer le deuxième gâteau par-dessus et couvrir entièrement avec le reste du glaçage. Mettre au réfrigérateur.

Sortir 15 minutes avant de manger. Décorer de pétales de rose, si désiré.

☐ **CONSERVATION:** Glacé, se conserve jusqu'à 3 jours dans un contenant hermétique au réfrigérateur.

✱ **CONGÉLATION:** Le glacer sans l'envelopper. Une fois le glaçage solidifié, envelopper et remettre au congélateur.

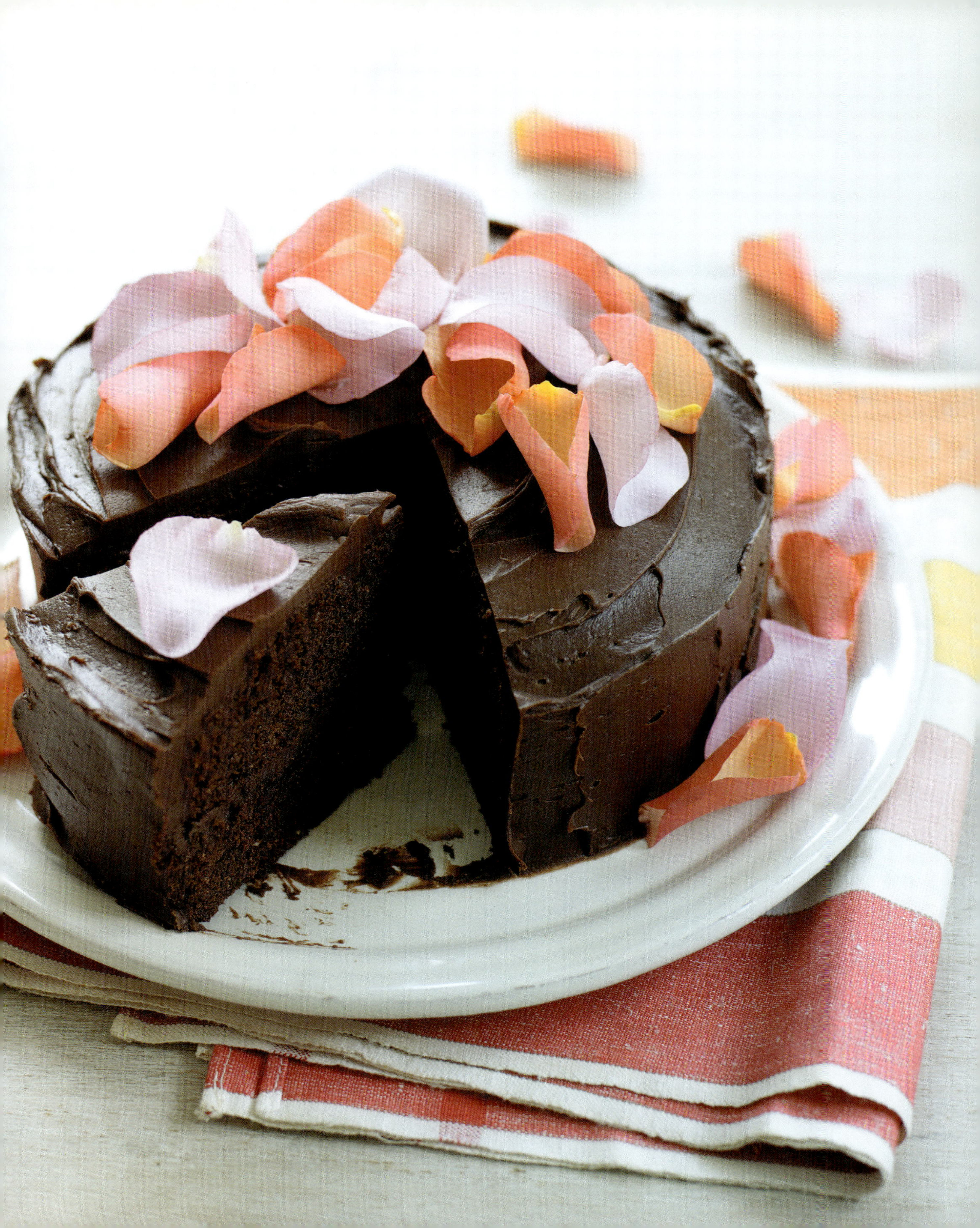

Gâteau de Pâques

Ce riche gâteau aux fruits doré se sert traditionnellement à Pâques.

DONNE: UN GÂTEAU ROND DE 20 CM (8 PO)
PRÉPARATION: 30 MINUTES
CUISSON: 1 ½ À 1 ¾ HEURE

- Huile végétale
- 500 g (1 lb 2 oz) de pâte d'amandes non colorée (voir encadré, page 19)
- 225 g (2 tasses) de mélange de farines B (voir page 22)
- 1 c. à thé (café) de levure chimique (voir encadré, page 19)
- 1 c. à thé (café) de gomme de xanthane
- ½ c. à thé (café) de cannelle
- ½ c. à thé (café) de piment de la Jamaïque
- ½ c. à thé (café) de muscade
- 225 g (1 ⅛ tasse) de beurre non salé (doux), ramolli
- 225 g (1 tasse) de sucre de canne doré (blond)
- 4 œufs moyens, à température ambiante
- 25 g (¼ de tasse) d'amandes moulues
- 2 c. à soupe de brandy
- 225 g (1 ¼ tasse) de raisins de Smyrne
- 125 g (⅔ de tasse) de raisins Corinthe
- 100 g (½ tasse) de cerises confites sans colorant, rincées et en moitiés
- Zeste râpé d'un gros citron

Pour la garniture:

- 2 c. à soupe de confiture d'abricots, réchauffée
- 4 c. à soupe de sucre à glacer doré
- 2 c. à thé (café) de jus de citron

Préchauffer le four à 160 °C/325 °F/gaz 3. Huiler un moule à gâteau rond de 20 cm (8 po) ayant 6 cm (2 1/2 po) de profondeur et un fond amovible. Le tapisser d'une double couche de papier sulfurisé.

Couper un morceau de 85 g (3 oz) de pâte d'amandes et réserver. Couper le reste en deux. Tamiser la farine avec la levure, la gomme de xanthane et les épices.

Dans un autre bol, battre le beurre et le sucre au batteur électrique jusqu'à consistance légère. Incorporer graduellement les œufs et le mélange de farine, en alternant. Ajouter les amandes, puis le brandy, les raisins, les cerises et le zeste. Bien mélanger. Mettre la moitié de la préparation dans le moule et égaliser. Abaisser l'un des gros morceaux de pâte d'amandes et découper un cercle de la taille du moule (utiliser la base du moule comme guide). Étendre soigneusement sur la préparation. Ajouter le reste de la préparation, égaliser et faire cuire 1 1/2 à 1 3/4 heure, jusqu'à ce qu'un cure-dents inséré au centre en ressorte sec.

Refroidir dans le moule. Une fois complètement refroidi, démouler, retirer le papier et renverser sur une assiette de service (pour avoir un dessus plat).

Étaler un peu de confiture d'abricots sur le dessus. Abaisser l'autre gros morceau de pâte d'amandes pour former un cercle de la taille du gâteau. Le déposer sur le dessus en pressant. Façonner la bordure en pinçant la pâte. Répartir le reste de la pâte d'amandes en 11 boulettes. Utiliser le reste de la confiture pour les coller sur le dessus du gâteau en suivant le contour. Ajouter un peu de jus de citron au sucre à glacer pour lui donner une texture coulante et le verser au centre du gâteau.

Entourer le gâteau d'un large ruban.

▢ **CONSERVATION:** Se conserve jusqu'à 1 semaine dans un contenant hermétique.

✱ **CONGÉLATION:** Non glacé, enveloppé de pellicule plastique et de papier aluminium, et placé dans un contenant hermétique. Décorer de pâte d'amandes une fois dégelé.

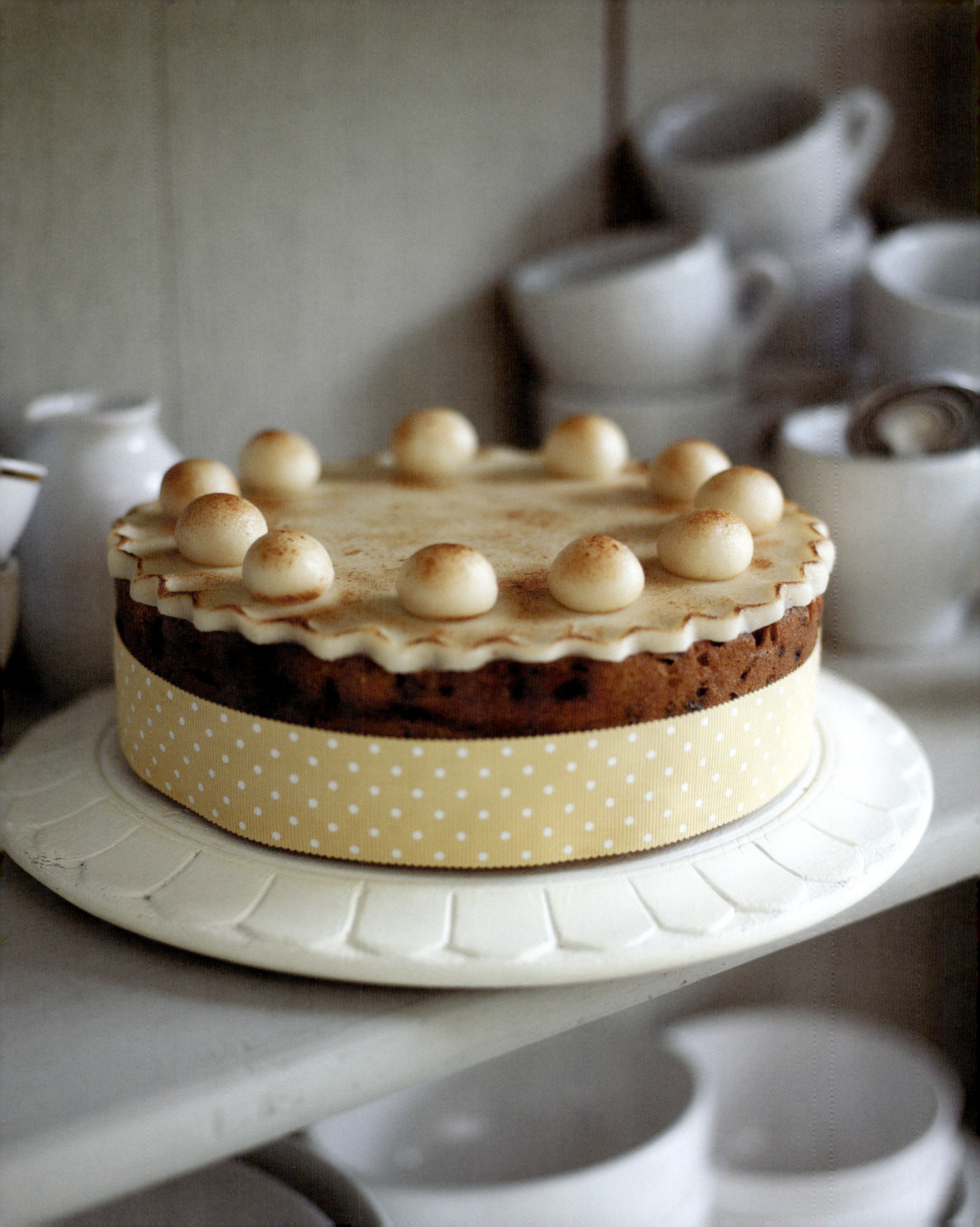

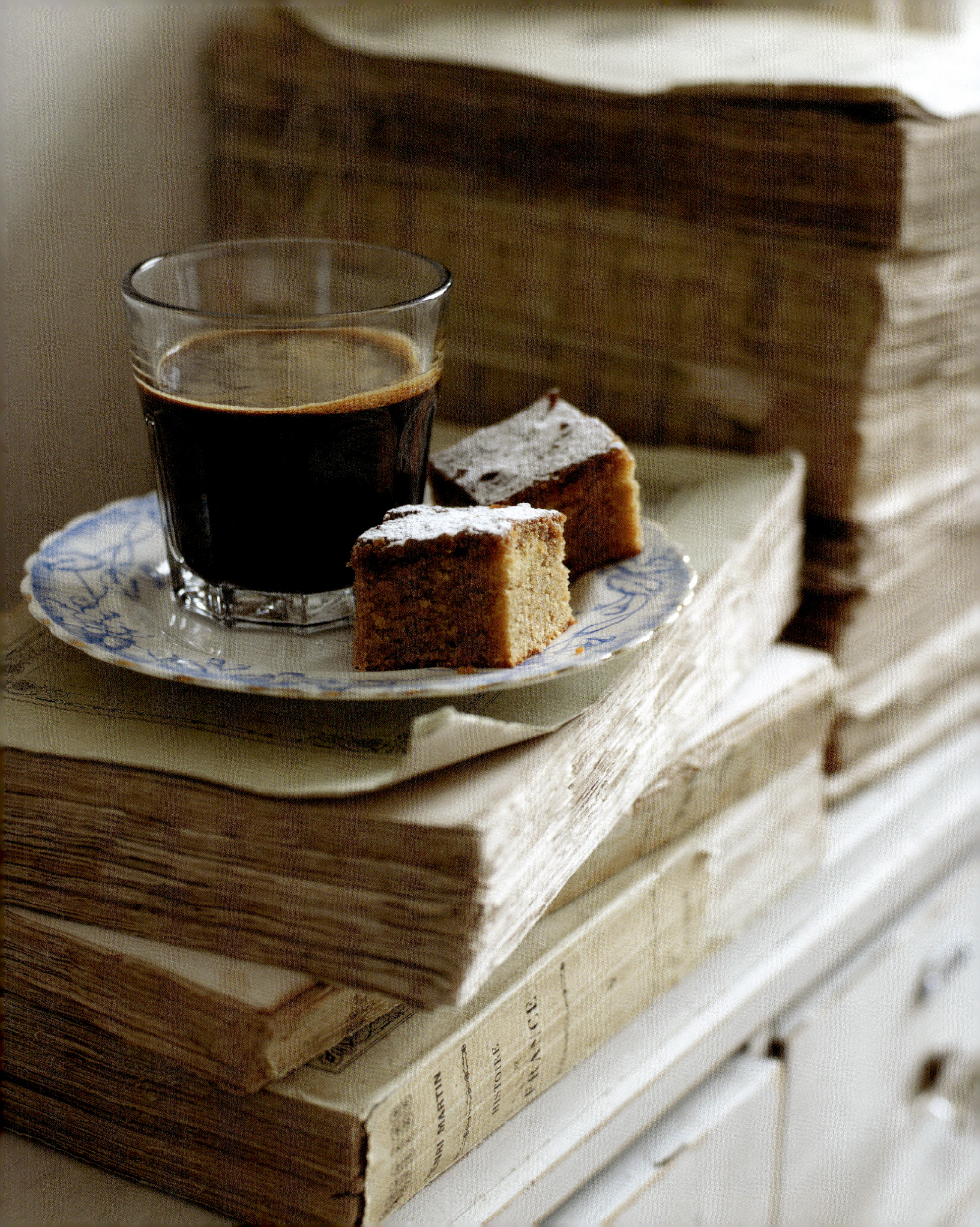
MARTIN
HISTOIRE
FRANCE

Gâteau à la ricotta et au sirop de café

La ricotta donne de la texture et de la saveur au gâteau imprégné de sirop de café.

DONNE: UN GÂTEAU CARRÉ DE 22 CM (8 ½ PO)
PRÉPARATION: 15 MINUTES
CUISSON: 35 À 40 MINUTES

Pour le gâteau:

- Huile végétale
- 125 g (⅝ de tasse) de beurre, ramolli
- 185 g (¾ de tasse) de sucre super fin (semoule)
- 150 g (⅔ de tasse) de ricotta
- 2 œufs moyens, battus, à température ambiante
- 200 g (1 ¾ tasse) de mélange de farines B (voir page 22)
- 2 c. à thé (café) de levure chimique (voir encadré, page 19)
- 1 c. à thé (café) de gomme de xanthane
- 2 c. à thé (café) de café instantané, dissous dans 2 c. à soupe d'eau bouillante

Pour le sirop:

- 100 ml (½ tasse) de brandy
- 100 g (½ tasse) de sucre
- 4 c. à thé (café) de café instantané
- Sucre à glacer tamisé, pour saupoudrer

Préchauffer le four à 180 °C/350 °F/gaz 4. Huiler un moule carré de 22 cm (8 ½ po) et tapisser de papier sulfurisé.

Battre le beurre et le sucre en crème au batteur électrique. Ajouter la ricotta et les œufs, et bien mélanger.

Tamiser la farine avec la levure et la gomme de xanthane. Incorporer au premier mélange, ajouter le café et bien mélanger. Étendre dans le moule et faire cuire 35 minutes. Le gâteau est prêt lorsqu'un cure-dents inséré au centre en ressort sec.

Pour le sirop, mettre le brandy, le sucre et le café dans une casserole et amener à faible ébullition pour dissoudre le sucre. Baisser le feu et poursuivre la cuisson 2 minutes pour faire épaissir le sirop. Réserver.

Une fois le gâteau cuit, retirer du four et laisser refroidir brièvement dans le moule. Piquer avec une brochette en plusieurs endroits et verser le sirop chaud.

Une fois le gâteau refroidi, le démouler et retirer le papier. Couper en carrés et saupoudrer de sucre à glacer pour servir.

▢ **CONSERVATION:** Se conserve jusqu'à 1 semaine dans un contenant hermétique.

✱ **CONGÉLATION:** Congeler, sans sucre à glacer, dans un contenant hermétique. Dégeler 1 à 2 heures, puis saupoudrer de sucre à glacer.

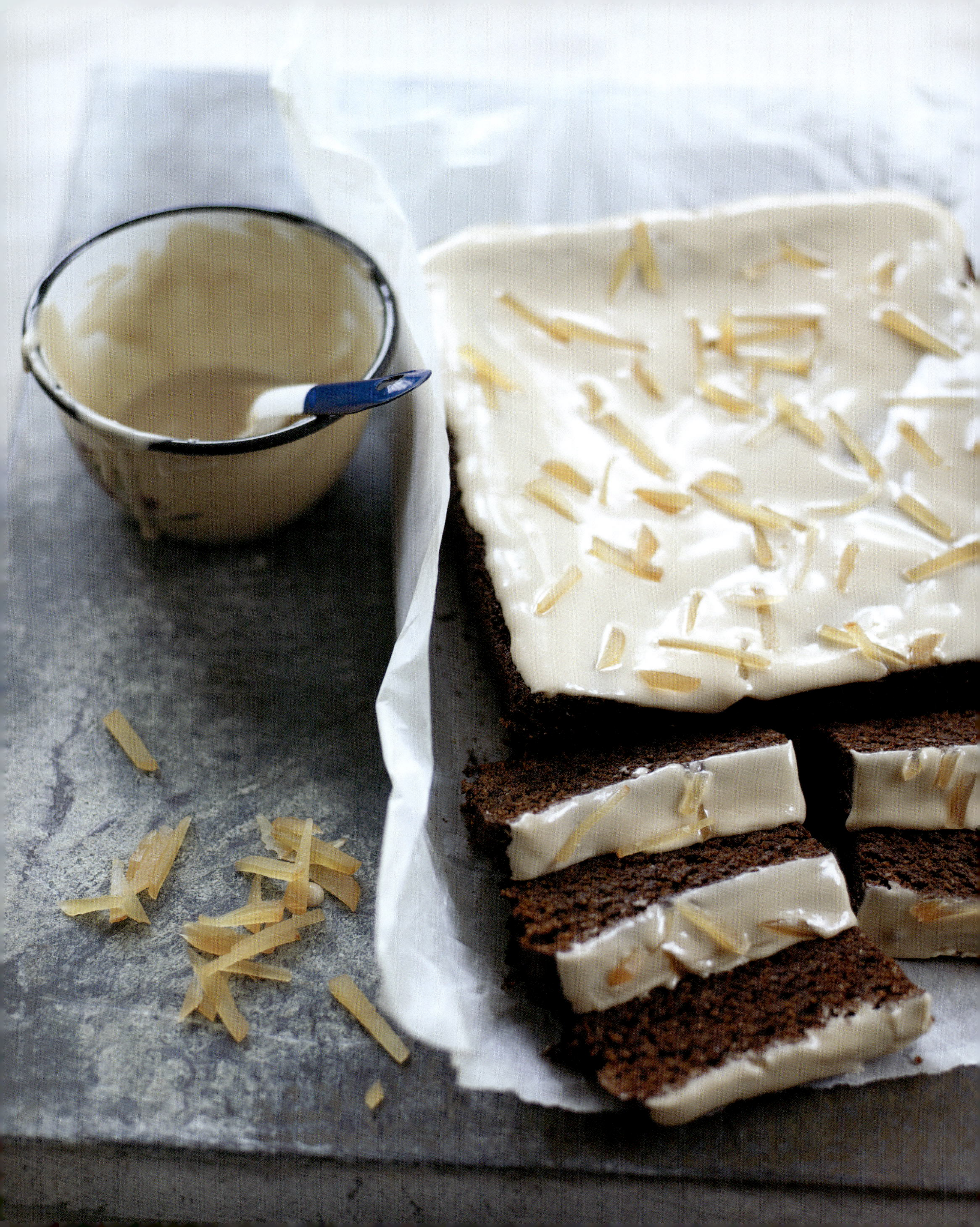

Gâteau au gingembre

Un gâteau parfait pour les soirées fraîches.

DONNE: UN GÂTEAU DE 28 X 18 CM (11 X 7 PO)
PRÉPARATION: 15 MINUTES
CUISSON: 45 MINUTES

Pour le gâteau:

- Huile végétale
- 225 g (2 tasses) de mélange de farines B (voir page 22)
- 1 c. à thé (café) de gingembre moulu
- 1 c. à thé (café) d'un mélange de piment de la Jamaïque, cannelle, carvi et coriandre (au goût)
- 1 c. à thé (café) de gomme de xanthane
- 225 g (2 tasses) de farine d'avoine (voir encadré, page 19)
- 275 g (1 ⅓ tasse) de mélasse
- 225 g (1 tasse) de sucre de canne doré (blond)
- 175 g (⅞ de tasse) de beurre non salé (doux), ramolli
- 1 c. à thé (café) de bicarbonate de soude
- 125 ml (½ tasse) de lait 2 % M.G. (demi-écrémé)

Pour le glaçage au gingembre:

- 150 g (1 ½ tasse) de sucre à glacer, tamisé
- 2 c. à soupe de sirop de gingembre (d'un pot de gingembre mariné)
- Quelques fines lamelles de gingembre confit

Préchauffer le four à 180 °C/350 °F/gaz 4. Huiler un moule de 28 x 18 cm x 3 cm (11 x 7 x 1 1/2 po), et tapisser de papier sulfurisé.

Tamiser la farine avec les épices et la gomme de xanthane. Ajouter la farine d'avoine et bien mélanger.

Réchauffer à feu doux la mélasse, le sucre et le beurre dans une casserole, jusqu'à l'obtention d'une texture coulante.

Dissoudre le bicarbonate de soude dans le lait. Verser le contenu de la casserole dans les ingrédients secs, puis ajouter le lait. Bien mélanger et verser dans le moule.

Faire cuire environ 45 minutes, jusqu'à ce que le gâteau soit ferme et bien gonflé. Laisser refroidir dans le moule.

Pour le glaçage, combiner le sucre à glacer avec le sirop de gingembre, et ajouter juste assez d'eau froide pour obtenir une consistance lisse et épaisse. Étaler sur le gâteau refroidi et décorer de lamelles de gingembre.

▢ **CONSERVATION:** Se conserve jusqu'à 2 jours dans un contenant hermétique.

✱ **CONGÉLATION:** Envelopper, non glacé, de papier sulfurisé et de papier aluminium, et congeler dans un contenant hermétique. Dégeler 1 à 2 heures, puis glacer et décorer.

Gâteau de Noël aux fruits

Pour une texture parfaite, faire tremper les fruits dans du whisky et du jus de citron toute une nuit.

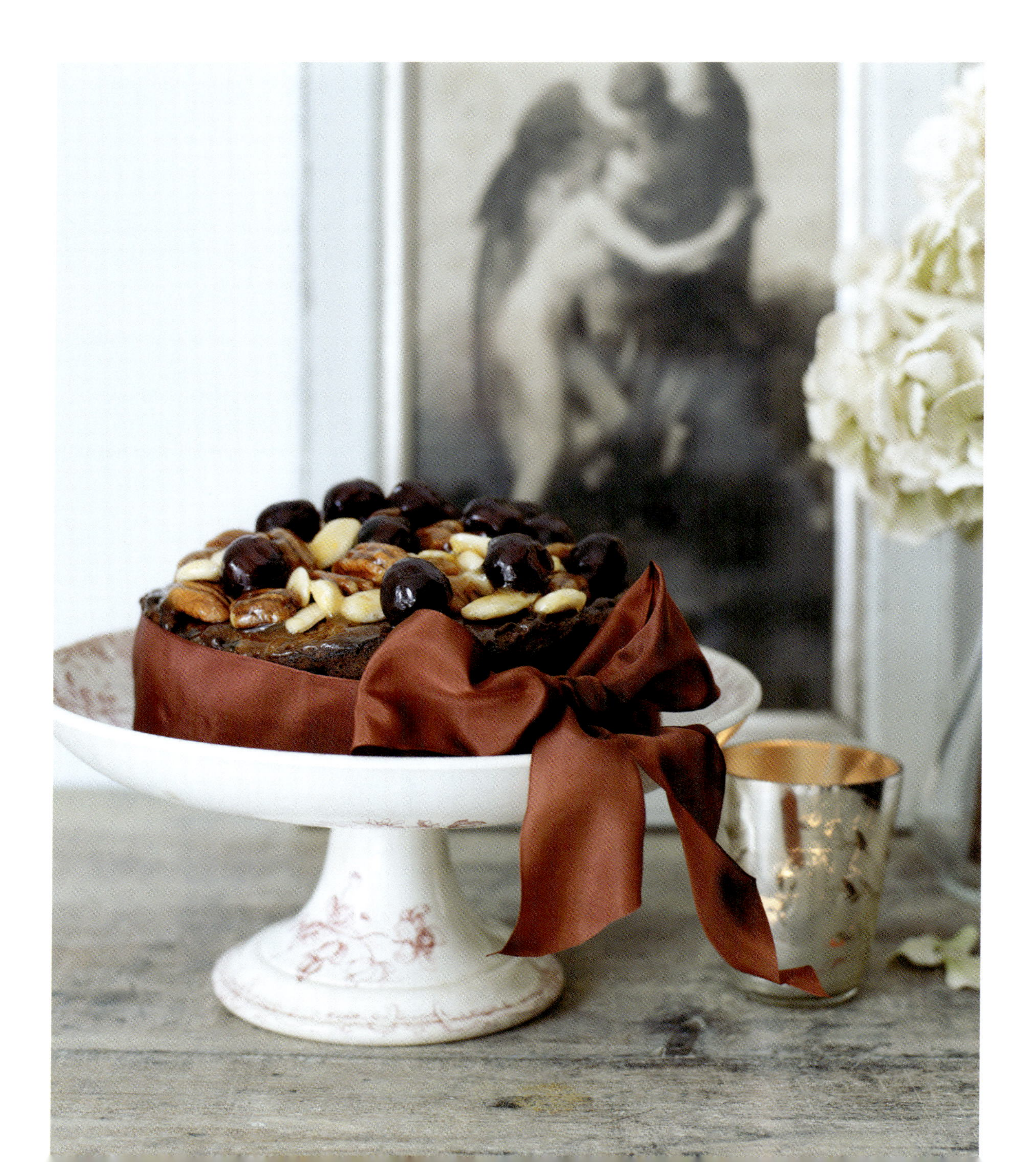

Pour le gâteau:

75 g (1/2 tasse) de raisins de Corinthe

75 g (1/2 tasse) de raisin de Smyrne

350 g (2 tasses) de raisins secs

50 g (1/2 tasse) d'écorces d'agrumes confites

150 ml (5/8 de tasse) de whisky

Zeste râpé et jus d'un citron

Huile végétale

150 g (1 1/4 tasse) de mélange de farines B (voir page 22)

1 c. à thé (café) de levure chimique (voir encadré, page 19)

1 c. à thé (café) de gomme de xanthane

1 c. à thé (café) d'un mélange de gingembre, cannelle, carvi et coriandre (au goût)

1 c. à thé (café) de piment de la Jamaïque

150 g (3/4 de tasse) de beurre non salé (doux), ramolli

150 g (2/3 de tasse) de cassonade foncée

3 œufs moyens, à température ambiante

50 g (1/2 tasse) d'amandes moulues

2 c. à soupe de lait 2 % M.G. (demi-écrémé)

50 g (1/2 tasse) d'amandes

100 g (1/4 de lb) de cerises confites sans colorant, rincées et en moitiés

1 c. à soupe de mélasse

1 c. à soupe de miel clair

Pour la garniture:

2 c. à soupe de confiture d'abricots, réchauffée

100 g (1/2 tasse) d'un mélange de fruits confits

50 g (1/2 tasse) de noix mélangées

DONNE: UN GÂTEAU ROND OU CARRÉ DE 18 CM (7 CM)
PRÉPARATION: 20 MINUTES, PLUS 1 NUIT DE TREMPAGE
CUISSON: 1 1/2 À 2 HEURES

Mettre les raisins et les écorces confites dans une casserole, ajouter le whisky ainsi que le jus et le zeste de citron. Porter à ébullition.

Préchauffer le four à 150 °C/300 °F/gaz 2. Huiler un moule rond ou carré de 18 cm (7 po), ayant 6 à 8 cm (2 1/4 à 3 1/4 po) de profondeur. Tapisser de deux couches de papier sulfurisé et d'un col remontant haut sur les côtés.

Tamiser la farine avec la levure, la gomme de xanthane et les épices.

Travailler le beurre et la cassonade en crème jusqu'à consistance légère. Incorporer graduellement les œufs et la farine, en alternant, puis ajouter les amandes moulues. Ajouter le lait, les fruits et le liquide de trempage, les amandes et les cerises. Incorporer la mélasse et le miel, en remuant bien.

Mettre la préparation dans le moule, égaliser et faire cuire 1 1/2 à 2 heures, jusqu'à ce qu'un cure-dents inséré au centre en ressorte sec. Refroidir dans le moule.

Pour décorer, badigeonner la surface avec la moitié de la confiture d'abricots. Disposer les fruits confits et les noix sur le dessus, puis badigeonner avec le reste de la confiture. Entourer le gâteau d'un large ruban.

Pour un glaçage traditionnel

Décorer le gâteau avec une couche de pâte d'amandes surmontée d'un glaçage blanc.

▢ **CONSERVATION:** Non décoré, se conserve jusqu'à 1 mois, bien enveloppé de papier aluminium et rangé dans un contenant hermétique.

* **CONGÉLATION:** Démouler le gâteau froid, l'envelopper de papier sulfurisé et de deux couches de papier aluminium, puis congeler dans un contenant hermétique. Dégeler 3 à 4 heures, puis décorer comme ci-dessus.

Gâteau étagé chocolat et cerises

DONNE: UN GÂTEAU ROND DE 20 CM (8 PO)
PRÉPARATION: 20 MINUTES
CUISSON: 12 À 15 MINUTES

Huile végétale
2 œufs à température ambiante
225 g (1 tasse) de sucre super fin (semoule)
175 g (1 ¼ tasse) de mélange de farines A (voir page 22)
1 pincée de sel
1 ½ c. à thé (café) de levure chimique (voir encadré, page 19)
1 c. à thé (café) de gomme de xanthane
20 g (3 c. à soupe) de cacao
125 ml (½ tasse) d'huile de tournesol
125 ml (½ tasse) de lait 2 % M.G. (demi-écrémé)
2 c. à thé (café) d'extrait de vanille
1 c. à thé (café) de glycérine (facultatif)

Pour la garniture:

75 g (⅓ de tasse) de crème anglaise en poudre (voir page 19)
300 ml (1 ¼ tasse) d'eau bouillante
150 g (⅞ de tasse) de chocolat noir (voir encadré, page 19), haché fin
150 g (⅞ de tasse) de chocolat blanc (voir page 19), haché fin
568 ml (2 ½ tasses) de crème à fouetter (double-crème)
20 g (3 c. à soupe) de sucre à glacer
400 g (14 oz) de cerises dans le sirop, bien égouttées

Pour la décoration:

3 à 4 c. à soupe de vermicelles de chocolat (voir page 19)
Cerises fraîches (facultatif)

Préchauffer le four à 180 °C/350 °F/gaz 4. Huiler 2 moules ronds de 20 cm (8 po).

Dans un bol, battre les œufs et le sucre à la main, environ 1 minute. Dans un autre bol, bien mélanger la farine, le sel, la levure, la gomme de xanthane et le cacao.

Fouetter l'huile, le lait, la vanille et la glycérine, à part. Ajouter les ingrédients secs aux œufs, puis incorporer les ingrédients liquides.

Répartir la préparation dans les moules et faire cuire 12 à 15 minutes, jusqu'à ce que les gâteaux soient bien gonflés et spongieux lorsqu'on presse légèrement au centre. Laisser refroidir.

Diviser également la poudre pour crème anglaise entre deux bols propres. Verser 150 ml (⅔ de tasse) d'eau bouillante dans chacun, en battant bien au fouet. Ajouter le chocolat blanc dans l'un des bols, et le chocolat noir dans l'autre. Battre pour les faire fondre complètement. Laisser refroidir et épaissir.

Fouetter légèrement la crème avec le sucre à glacer.

Couper les gâteaux en deux, horizontalement. Déposer l'une des moitiés sur une assiette. Couvrir de crème au chocolat noir, parsemer de cerises et remplir les espaces avec un peu de crème au chocolat blanc et de crème fouettée. Continuer à ajouter des couches de cette manière jusqu'à l'étage du dessus (garder assez de crème fouettée pour décorer). Placer le dernier gâteau en pressant légèrement. Recouvrir de crème fouettée et décorer de cerises fraîches. Parsemer de vermicelles de chocolat.

▢ **CONSERVATION:** Se conserve 1 journée dans un contenant hermétique.

✱ **CONGÉLATION:** Les gâteaux non garnis peuvent être congelés, enveloppés de papier aluminium et placés dans un contenant hermétique. Dégeler 1 à 2 heures.

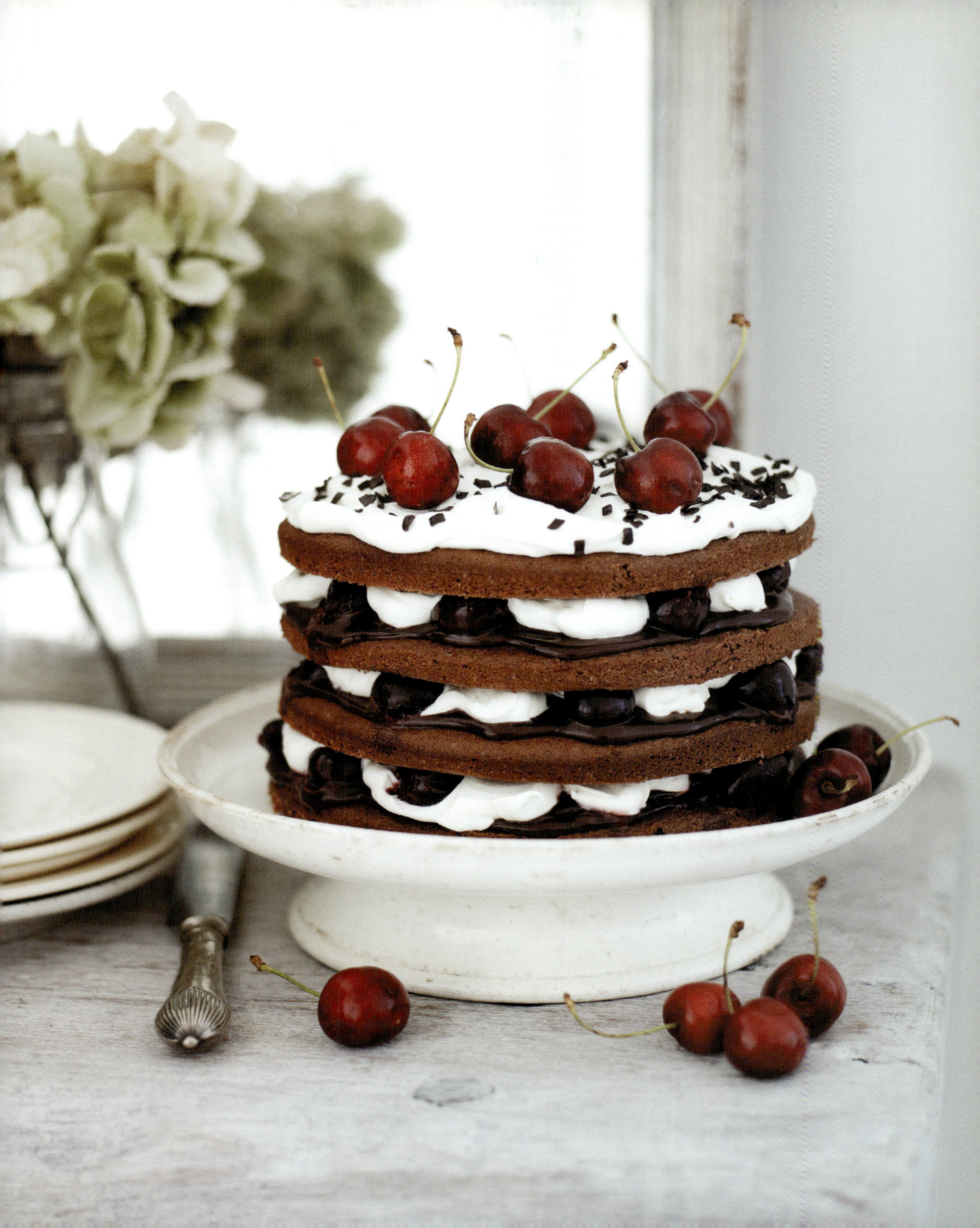

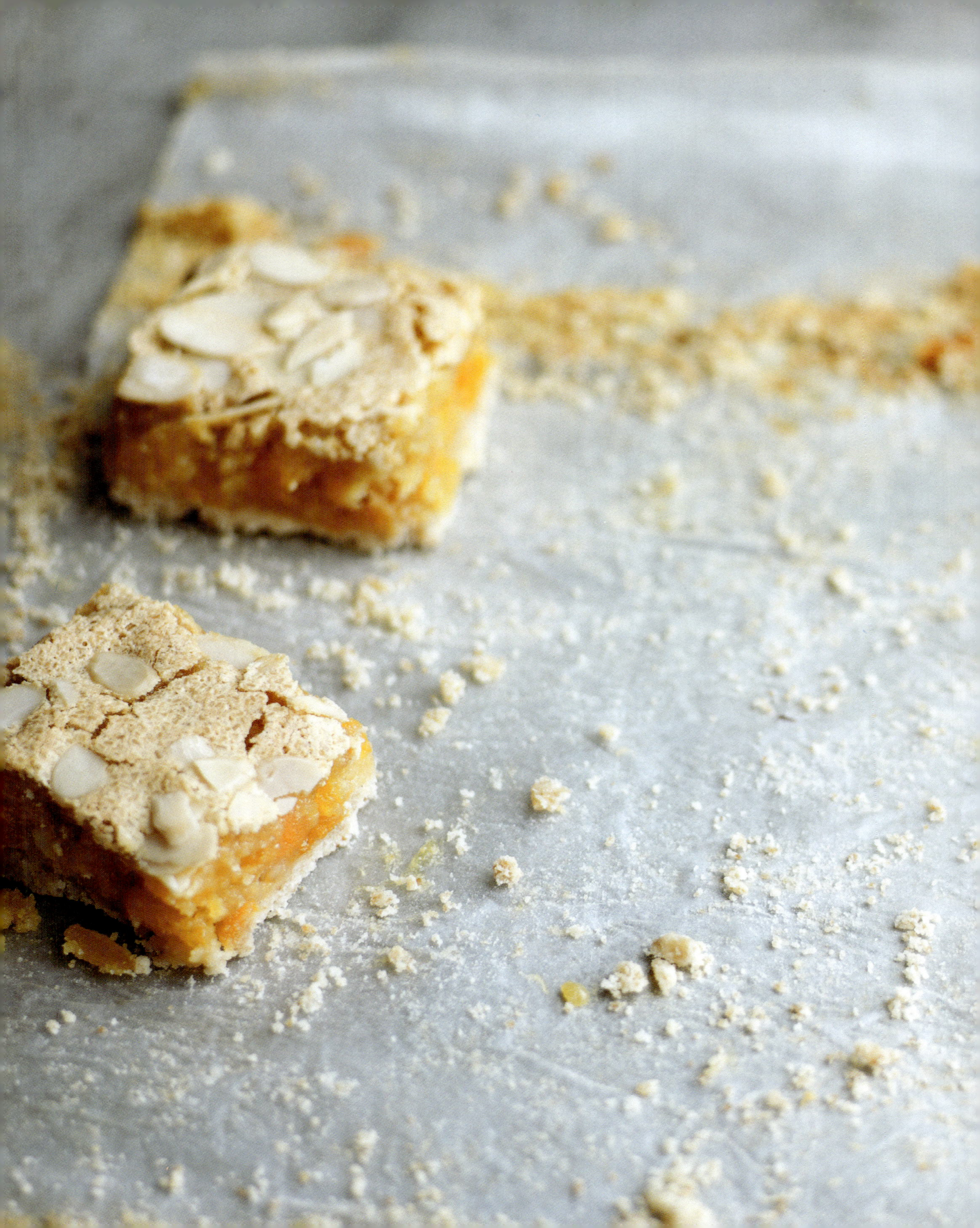

LES BARRES ET CARRÉS

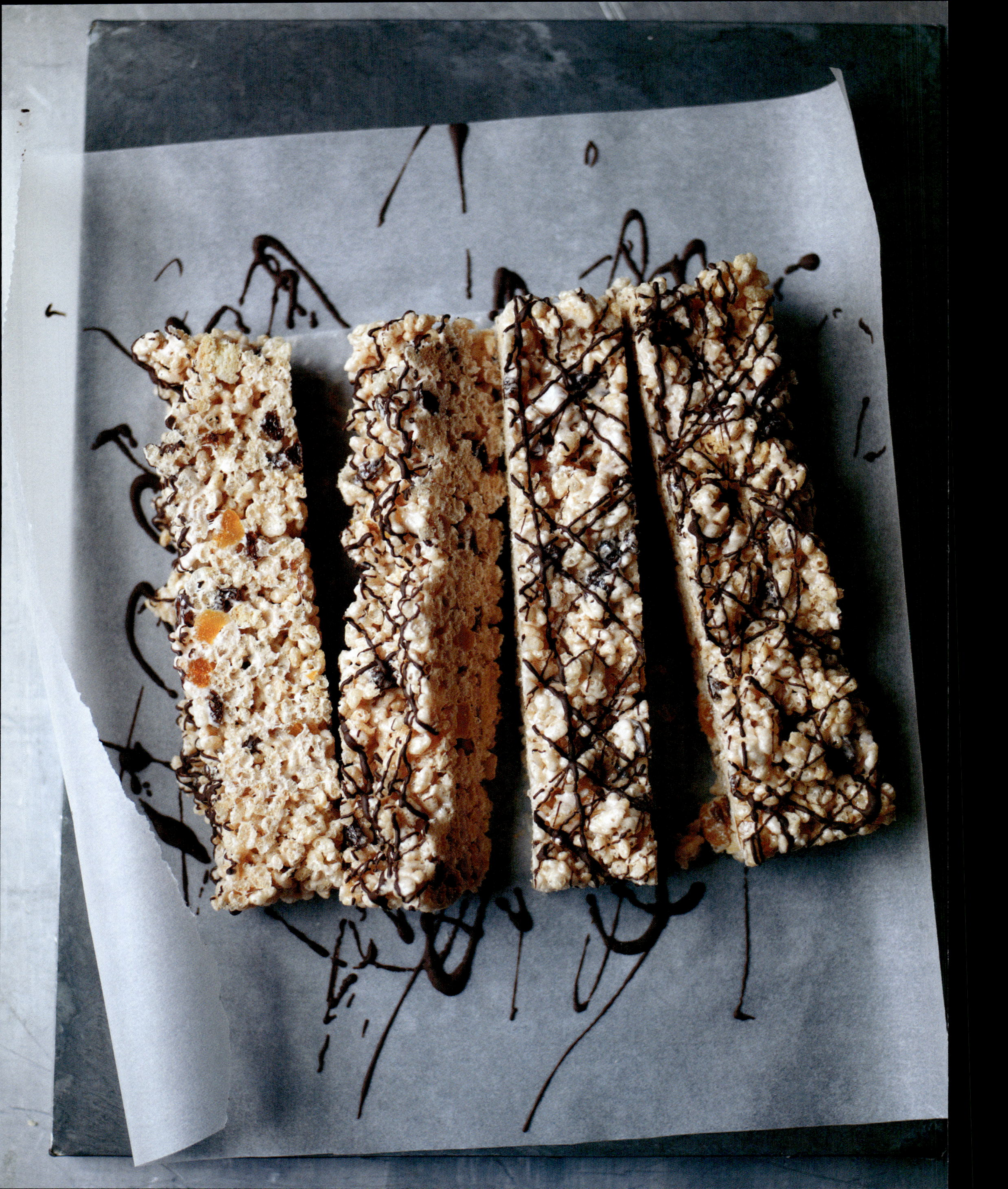

Carrés croustillants à la guimauve

Je vous préviens, on en redemande!

DONNE: 16 CARRÉS
PRÉPARATION: 10 MINUTES
CUISSON: 10 MINUTES

Huile végétale

50 g (1/4 de tasse) de beurre non salé (doux)

200 g (7 oz ou une trentaine) de grosses guimauves (voir encadré, page 19)

150 g (7/8 de tasse) de fruits séchés mélangés (abricots hachés et raisins, par exemple)

50 g (2 oz) de biscuits ou sablés sans gluten (voir recette, p. 23), émiettés

150 g (4 1/2 tasses) de riz soufflé sans gluten

75 g (1/2 tasse) de chocolat noir (voir encadré, page 19)

Huiler un moule carré de 24 cm (9 1/2 po) et tapisser de papier sulfurisé.

Faire fondre le beurre dans une casserole moyenne non adhésive. Ajouter les guimauves et remuer sur feu doux pour les faire fondre, sans laisser brûler ni bouillir.

Retirer du feu, incorporer les fruits et les biscuits, puis ajouter le riz soufflé. Bien mélanger. Mettre la préparation dans le moule en pressant légèrement.

Faire fondre le chocolat dans un bol à l'épreuve de la chaleur, au micro-ondes ou au-dessus d'une casserole d'eau frémissante (ne pas laisser le bol toucher à l'eau).

Décorer le gâteau d'un filet de chocolat et laisser refroidir au réfrigérateur jusqu'à consistance ferme.

Couper en 16 barres ou carrés.

▢ **CONSERVATION:** Se conservent jusqu'à 1 semaine dans un contenant hermétique.

✱ **CONGÉLATION:** Bien envelopper et faire congeler dans un sac de plastique.

Carrés à l'avoine, aux pacanes et au miel

Les pacanes rôties ajoutent beaucoup de saveur et de texture.

DONNE: 10 À 12 CARRÉS
PRÉPARATION: 10 MINUTES
CUISSON: 15 À 20 MINUTES

Huile végétale

100 g (⅞ de tasse) de pacanes, hachées grossièrement

200 g (1 tasse) de beurre

200 g (⅞ de tasse) de sucre muscovado foncé (ou de cassonade foncée)

200 g (⅔ de tasse) de miel clair

400 g (4 ⅔ tasses) de flocons d'avoine (voir encadré, page 19)

100 g (⅓ de tasse) de graines de sésame

170 g (1 ⅓ tasse) de canneberges (airelles) séchées

2 c. à thé (café) de piment de la Jamaïque

Préchauffer le four à 180 °C/350 °F/gaz 4. Tapisser une plaque à pâtisserie de papier sulfurisé. Huiler un moule de 33 x 24 cm (13 x 9 1/2 po), de 3 cm (1 1/4 po) de profondeur, et le tapisser de papier sulfurisé.

Mettre les pacanes sur la plaque et faire rôtir au four 8 à 10 minutes. Retirer du four et laisser refroidir.

Augmenter la température à 200 °C/400 °F/gaz 6.

Faire fondre le beurre dans une casserole moyenne non adhésive. Ajouter le muscavado et le miel, et remuer jusqu'à dissolution. Incorporer les pacanes, les flocons d'avoine, les graines de sésame, les canneberges et le piment de la Jamaïque. Bien remuer.

Mettre la préparation dans le moule, en pressant légèrement pour égaliser. Faire cuire 15 à 20 minutes, jusqu'à ce que ce soit doré.

Retirer du four et laisser refroidir dans le moule.

Couper en 10 ou 12 carrés.

▢ **CONSERVATION:** Se conservent jusqu'à 1 semaine dans un contenant hermétique.

* **CONGÉLATION:** Bien envelopper et faire congeler dans un sac de plastique.

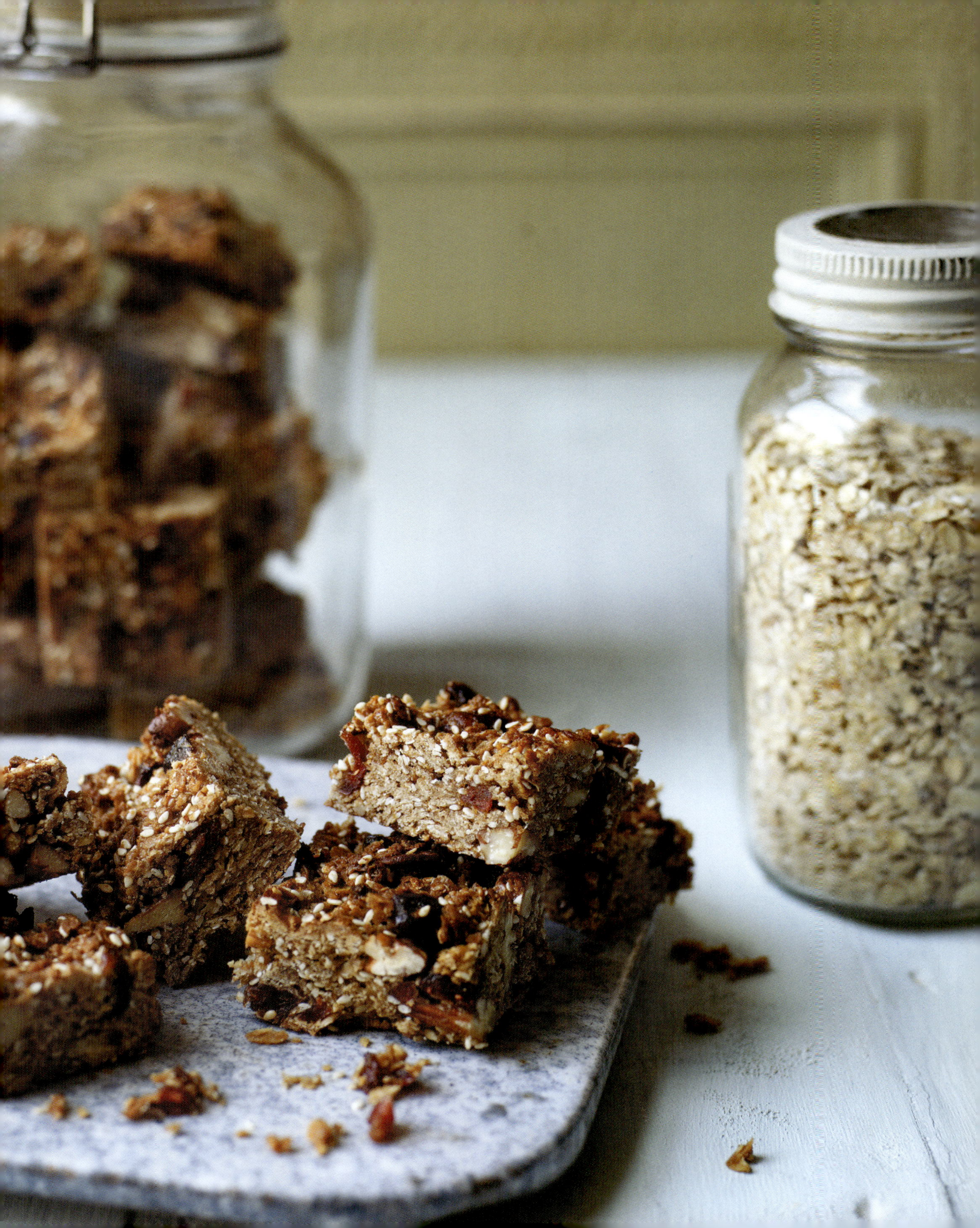

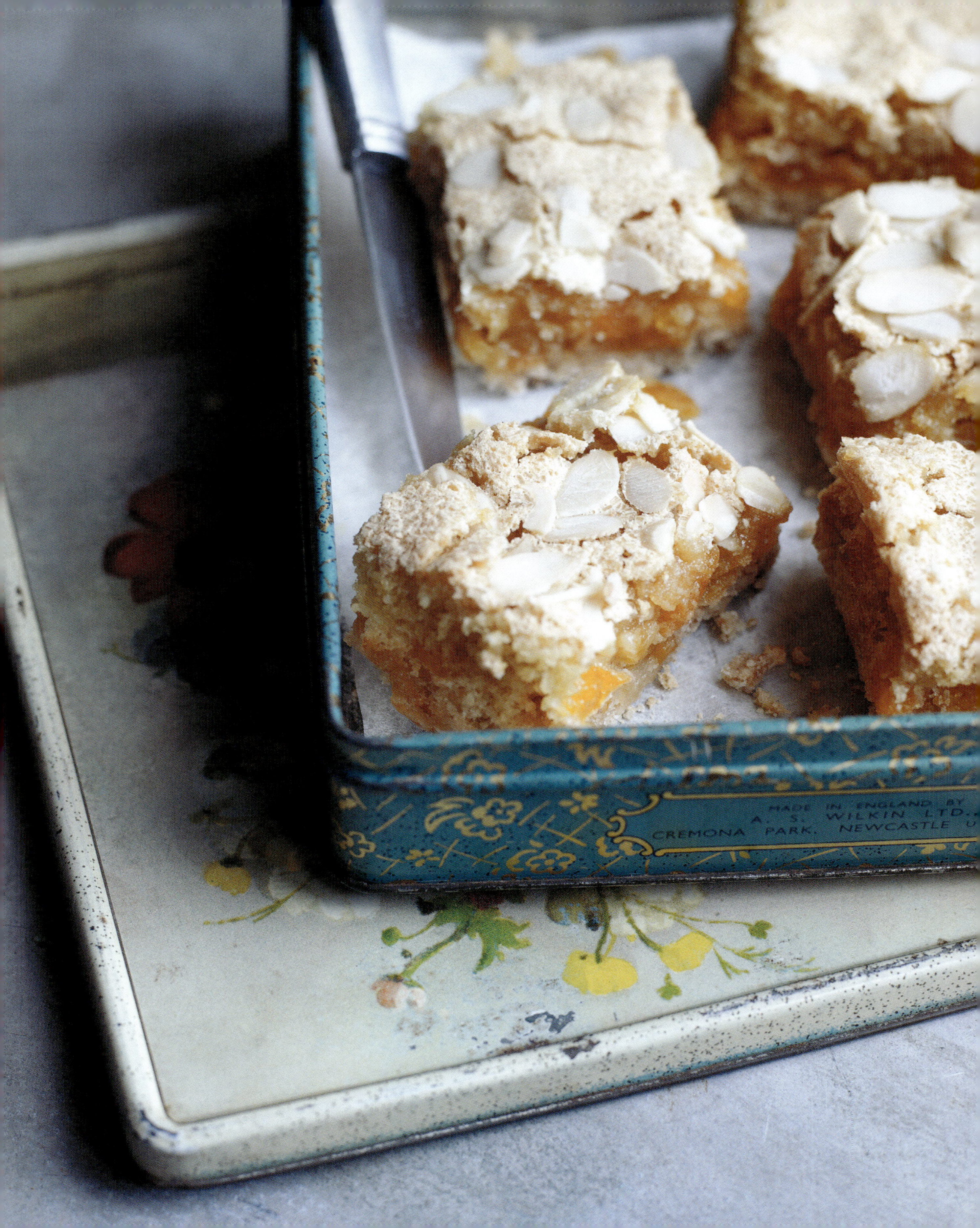
MADE IN ENGLAND BY
A. S. WILKIN LTD.
CREMONA PARK, NEWCASTLE

Barres-macarons aux abricots et aux amandes

Ces barres tendres sont tout indiquées pour un pique-nique ou une boîte-repas.

DONNE: 16 BARRES
PRÉPARATION: 20 MINUTES
CUISSON: 40 À 45 MINUTES

Pour la base:

- Huile végétale
- 150 g (1 ⅛ tasse) de farine de riz
- 50 g (¼ de tasse) de sucre de canne doré (blond)
- 25 g (2 c. à soupe) de sucre muscovado pâle (ou de cassonade claire)
- 75 g (⅜ de tasse) de beurre non salé (doux), en dés
- 4 c. à soupe de confiture d'abricots

Pour la garniture:

- 225 g (1 ¼ tasse) d'abricots séchés, hachés grossièrement
- 1 c. à soupe de jus de citron
- 2 œufs moyens, à température ambiante
- 1 c. à thé (café) d'extrait de vanille
- 125 g (½ tasse) de sucre démérara (ou de cassonade)
- 25 g (3 c. à soupe) de farine de riz
- ½ c. à thé (café) de levure chimique (voir encadré, page 19)
- 50 g (½ tasse) d'amandes moulues
- Sucre démérara (ou cassonade) et amandes effilées, pour parsemer

Préchauffer le four à 180 °C/350 °F/gaz 4. Huiler un moule carré de 22 cm (8 1/2 po) et de 4 cm (1 1/2 po) de profondeur, et le tapisser de papier sulfurisé.

Bien mélanger la farine, le sucre et le muscovado au robot. Ajouter le beurre et mélanger jusqu'à obtenir une consistance de chapelure et que la préparation commence à s'agglutiner.

Couvrir le fond du moule avec la préparation en pressant légèrement pour égaliser. Faire cuire 10 à 15 minutes jusqu'à ce que ce soit doré.

Lorsque la base a refroidi, la badigeonner de confiture.

Entre-temps, mettre les abricots séchés dans une petite casserole avec le jus de citron et 5 c. à soupe d'eau froide. Remuer sur feu doux jusqu'à consistance lisse et épaisse. Faire refroidir brièvement, puis étendre sur la base et réserver.

Battre les œufs et la vanille, puis y battre le démérara jusqu'à obtenir une texture épaisse et mousseuse. Combiner la farine avec la levure, puis plier dans le mélange d'œufs. Incorporer les amandes moulues.

Déposer la garniture sur les abricots et parsemer de démérara et d'amandes effilées. Remettre le moule au four 30 minutes, jusqu'à ce que la préparation soit gonflée et bien dorée.

Retirer du four et laisser refroidir dans le moule. Couper en 16 barres.

▢ **CONSERVATION:** Se conservent jusqu'à 1 semaine dans un contenant hermétique.

✱ **CONGÉLATION:** Bien envelopper et faire congeler dans un contenant hermétique.

Carrés au café et aux noix de macadamia

J'alterne les cuillerées des deux mélanges pour obtenir un joli effet marbré.

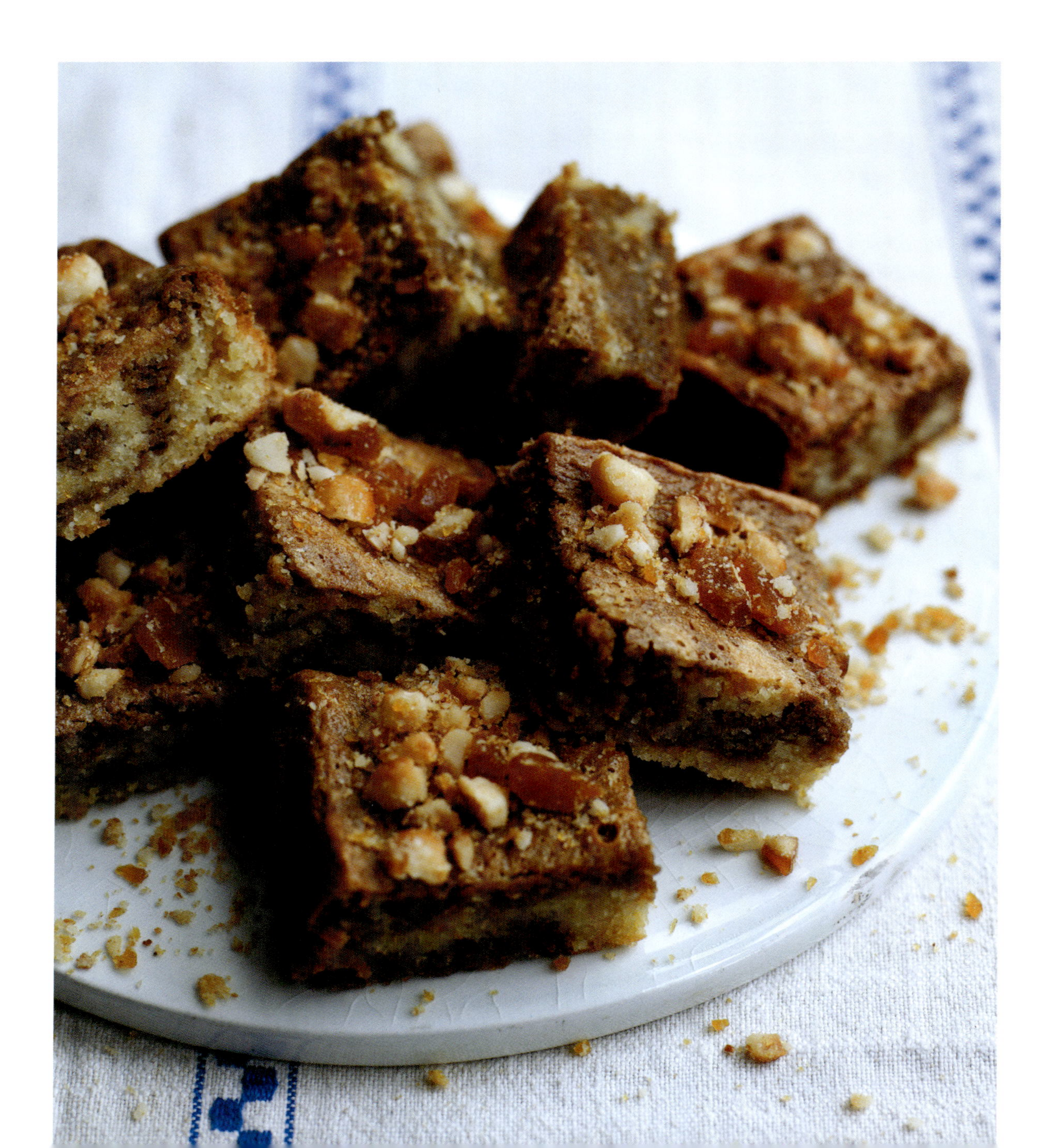

DONNE: 9 CARRÉS
PRÉPARATION: 25 MINUTES
CUISSON: 30 MINUTES

Pour la base:

- Huile végétale
- 175 g (7/8 de tasse) de beurre non salé (doux)
- 5 gros œufs, séparés, à température ambiante
- 200 g (7/8 de tasse) de cassonade claire
- 200 g (1 3/4 tasse) d'amandes moulues (voir Remarque du chef, ci-dessous)
- 1 c. à thé (café) de gomme de xanthane
- 2 c. à soupe de café instantané dissous dans 1 c. à soupe d'eau bouillante

Pour la garniture:

- 100 g (1/2 tasse) de sucre super fin (semoule)
- 100 g (3/4 de tasse) de noix de macadamia

Préchauffer le four à 180 °C/350 °F/gaz 4. Huiler un moule carré de 22 cm (8 1/2 po) et de 4 cm (1 1/2 po) de profondeur, et le tapisser de papier sulfurisé. Huiler une plaque à pâtisserie ou la tapisser de papier sulfurisé.

Faire fondre le beurre. Combiner les jaunes d'œufs avec la cassonade dans un grand bol, et incorporer graduellement le beurre fondu.

Fouetter les blancs d'œufs jusqu'à ce qu'ils forment des pics mous. Incorporer en pliant dans le premier mélange. Ajouter délicatement les amandes moulues et la gomme de xanthane. Mettre la moitié de la préparation dans un autre bol et y incorporer le café.

Déposer des cuillerées de chaque mélange dans le moule en alternant pour créer des couches. Y faire des va-et-vient avec une cuillère pour créer un effet marbré.

Faire cuire au centre du four environ 30 minutes. Le dessus sera ferme et le centre moelleux. Déposer le moule sur une grille et laisser refroidir complètement.

Pour la garniture pralinée, mettre le sucre et les noix dans une grande poêle sur feu doux. Surveiller et incliner la poêle de temps à autre, jusqu'à ce que le sucre soit entièrement dissous et que le liquide soit brun foncé (environ 10 minutes). Remuer au besoin pour incorporer les derniers cristaux de sucre.

Verser sur la plaque, étaler les noix en une seule couche, et laisser refroidir jusqu'à consistance cassante. Mettre dans un sac de congélation à double épaisseur. Briser en frappant avec un rouleau à pâtisserie, puis écraser finement avec le rouleau.

Démouler le gâteau et retirer le papier. Mettre à l'endroit sur une planche, garnir de pralin, puis couper en carrés.

Remarque du chef

Pour la base, j'utilise des amandes mondées entières que je mouds moi-même, soit au robot ou en les écrasant dans un sac hermétique avec un rouleau à pâtisserie.

☐ **CONSERVATION:** Se conservent jusqu'à 1 semaine dans un contenant hermétique.

✱ **CONGÉLATION:** Refroidir, puis bien envelopper et congeler. Ajouter la garniture une fois dégelés.

Carrés-rochers au chocolat et au caramel

Cette collation gourmande est en train de devenir un véritable classique.

DONNE: 12 CARRÉS
PRÉPARATION: 15 MINUTES, PLUS TEMPS DE REFROIDISSEMENT
CUISSON: 15 À 20 MINUTES

Pour la base:

- Huile végétale
- 100 g (3/4 de tasse) de fécule de maïs
- 100 g (3/4 de tasse) de farine de riz
- 50 g (1/4 de tasse) de sucre de canne doré (blond)
- 30 g (2 c. à soupe) de sucre muscovado pâle (ou de cassonade claire)
- 120 g (5/8 de tasse) de beurre non salé (doux), en dés

Pour le caramel:

- 150 g (3/4 de tasse) de beurre
- 150 g (2/3 de tasse) de cassonade
- 400 g (14 oz) de lait concentré sucré

Pour la garniture:

- 150 g (1 tasse) de chocolat noir (voir encadré, page 19)
- 25 g (1/4 de tasse) de pacanes ou de noix du Brésil, hachées
- 50 g (1/3 de tasse) de pastilles de chocolat blanc hachées
- 25 g (2 c. à soupe) de canneberges séchées
- 20 g (2 c. à soupe) de guimauves miniatures (voir encadré, page 19)

Préchauffer le four à 190 °C/375 °F/gaz 5. Huiler légèrement un moule carré de 20 cm (8 po) et de 6 cm (2 1/2 po) de profondeur, et tapisser le fond et les côtés de papier sulfurisé.

Bien mélanger la fécule, la farine, le sucre et le muscovado au robot. Ajouter le beurre et mélanger jusqu'à ce que la préparation commence à s'agglutiner.

Mettre dans le moule en pressant légèrement pour égaliser. Faire cuire environ 15 minutes, jusqu'à ce que ce soit doré.

Pour le caramel, mettre le beurre et la cassonade dans une grande casserole non adhésive sur feu doux, en remuant pour faire dissoudre le sucre et fondre le beurre. Ajouter le lait concentré et amener doucement à ébullition, en remuant sans arrêt. Laisser bouillonner doucement 2 minutes, puis retirer du feu.

Étaler le caramel sur la base, jusqu'aux bords, puis laisser refroidir 30 minutes.

Faire fondre le chocolat dans un bol à l'épreuve de la chaleur, au micro-ondes ou au-dessus d'une casserole d'eau frémissante (ne pas laisser le bol toucher à l'eau). Incorporer le reste des ingrédients au chocolat fondu en remuant bien. Étaler sur le caramel.

Laisser prendre au réfrigérateur, puis couper en carrés.

▢ **CONSERVATION:** Se conservent jusqu'à 1 semaine dans un contenant hermétique.

✱ **CONGÉLATION:** Bien envelopper et congeler dans un contenant hermétique.

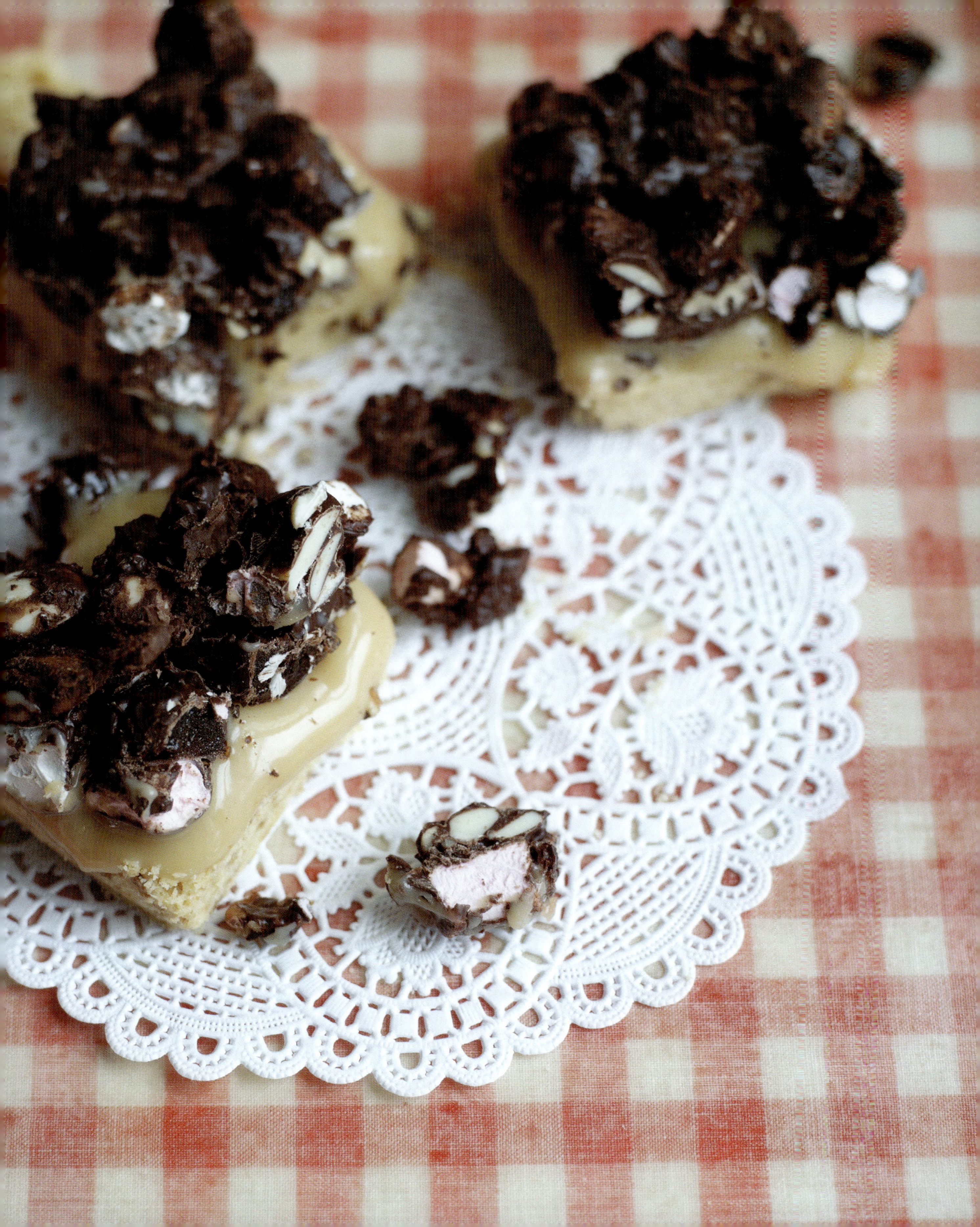

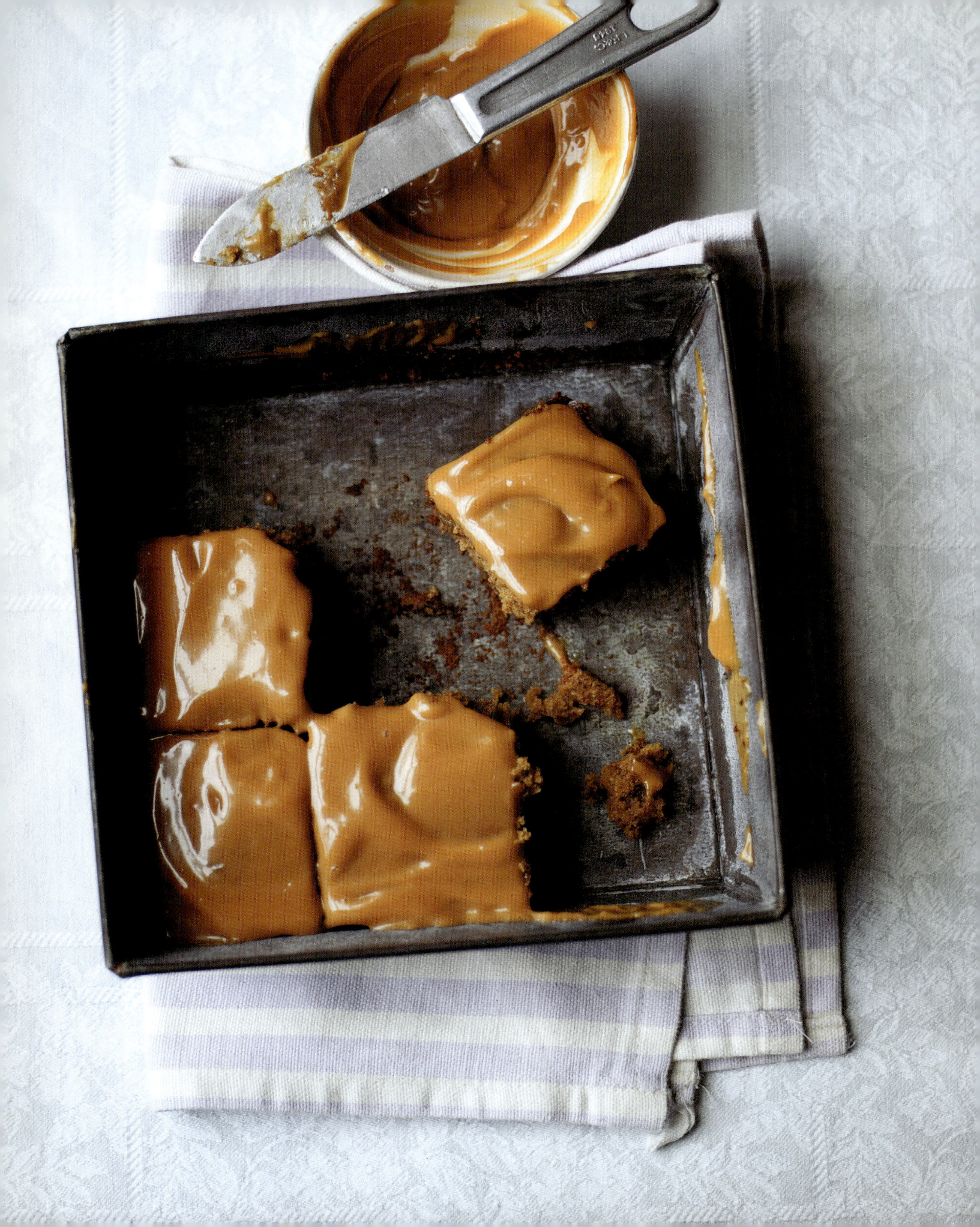

Gâteau aux dattes, au rhum et au caramel

Un gâteau moelleux, élaboré à partir d'un pouding au caramel.

DONNE: 6 À 8 CARRÉS
PRÉPARATION: 10 MINUTES
CUISSON: 20 MINUTES

Huile végétale

175 g (1 1/8 tasse) de dattes, dénoyautées et hachées grossièrement

1 c. à thé (café) de bicarbonate de soude

5 c. à soupe de rhum foncé ou de brandy

100 ml (3/8 de tasse) d'eau bouillante

175 g (1 1/2 tasse) de mélange de farines B (voir page 22)

1 c. à thé (café) de gomme de xanthane

1 c. à thé (café) de levure chimique (voir encadré, page 19)

75 g (3/8 de tasse) de beurre non salé (doux), ramolli

150 g (2/3 de tasse) de sucre muscovado foncé (ou de cassonade foncée)

2 œufs moyens, battus, à température ambiante

Pour la sauce:

400 g (14 oz) de dulce de leche

Préchauffer le four à 180 °C/350 °F/gaz 4. Huiler un moule carré de 18 cm (7 po) et le tapisser de papier sulfurisé.

Mettre les dattes, le bicarbonate de soude, le rhum et l'eau bouillante dans un petit bol à l'épreuve de la chaleur. Réchauffer au micro-ondes à puissance maximale 1 minute, puis laisser refroidir.

Tamiser la farine avec la gomme de xanthane et la levure.

Battre le beurre en crème avec le muscovado au batteur électrique jusqu'à consistance légère, puis ajouter les œufs en battant. Incorporer des cuillerées de farine à ce mélange, en alternant avec les dattes et leur liquide, jusqu'à ce que le tout soit homogène.

Verser le mélange dans le moule et égaliser. Faire cuire au centre du four environ 20 minutes, jusqu'à ce que le gâteau soit ferme et moelleux, et qu'un cure-dents inséré au centre en ressorte sec.

Pour servir, couvrir le gâteau chaud de dulce de leche et couper en carrés.

▢ **CONSERVATION:** Sans garniture, se conserve jusqu'à 1 semaine dans un contenant hermétique. Ajouter le dulce de leche juste avant de servir.

✱ **CONGÉLATION:** Bien envelopper et congeler dans un contenant hermétique. Dégeler, puis réchauffer 10 à 15 secondes au micro-ondes et napper de dulce de leche avant de servir.

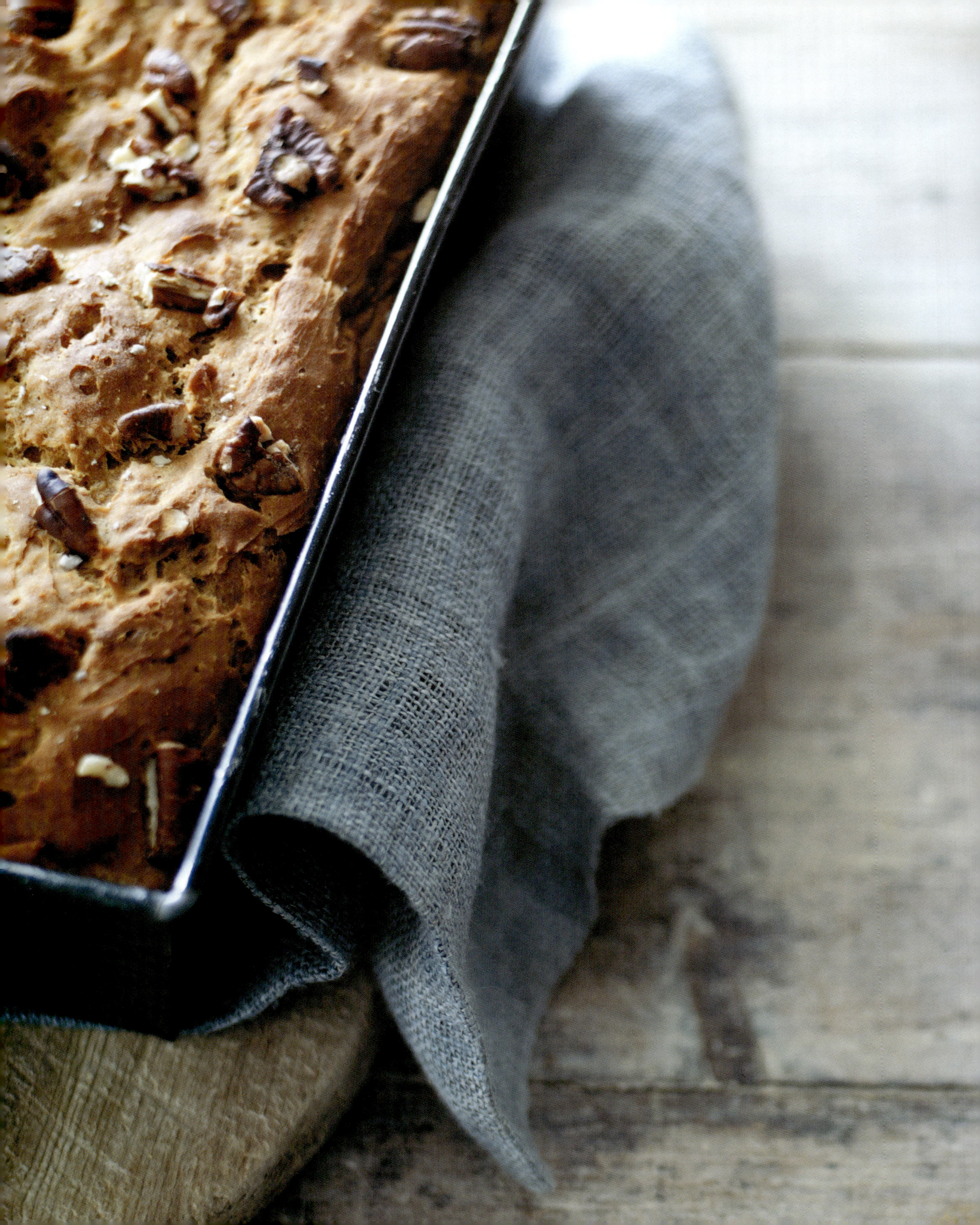

LES PAINS

Croustilles de tortillas

DONNE: ENVIRON 20 CROUSTILLES
PRÉPARATION: 10 MINUTES
CUISSON: 10 MINUTES

- 100 g (3/4 de tasse) de mélange de farines A (voir page 22)
- 50 g (6 c. à soupe) de semoule de maïs (voir encadré, page 19)
- 3/4 de c. à thé (café) de gomme de xanthane
- 1/2 c. à thé (café) de levure chimique (voir encadré, page 19)
- 2 pincées de sel
- Environ 125 ml (1/2 tasse) d'eau chaude
- Fécule de maïs, pour saupoudrer
- Huile végétale, pour frire
- Sel et assaisonnement au chili, pour saupoudrer

Mettre la farine, la semoule, la gomme de xanthane, la levure et le sel dans un bol. Ajouter assez d'eau chaude pour former une pâte souple.

Sortir du bol et pétrir 2 à 3 minutes, en saupoudrant un peu de fécule de maïs pour empêcher que la pâte ne colle à la surface de travail.

Diviser la pâte en 6 à 8 boulettes – plus elles sont petites, plus la pâte sera facile à abaisser.

Saupoudrer un rouleau à pâtisserie de fécule de maïs et abaisser une boule de pâte le plus mince possible. Couper en petits triangles.

Réchauffer l'huile autour de 180 °C/350 °F/gaz 4 (vérifier avec un thermomètre ou y laisser tomber un morceau de pain; l'huile est prête s'il dore en 30 secondes). Faire frire les tortillas par petites quantités jusqu'à ce qu'elles soient croquantes des deux côtés. Égoutter sur des essuie-tout, et saupoudrer de sel et d'assaisonnement au chili avant de servir.

▢ **CONSERVATION:** Se conservent jusqu'à 2 jours dans un contenant hermétique.

✱ **CONGÉLATION:** Non recommandée.

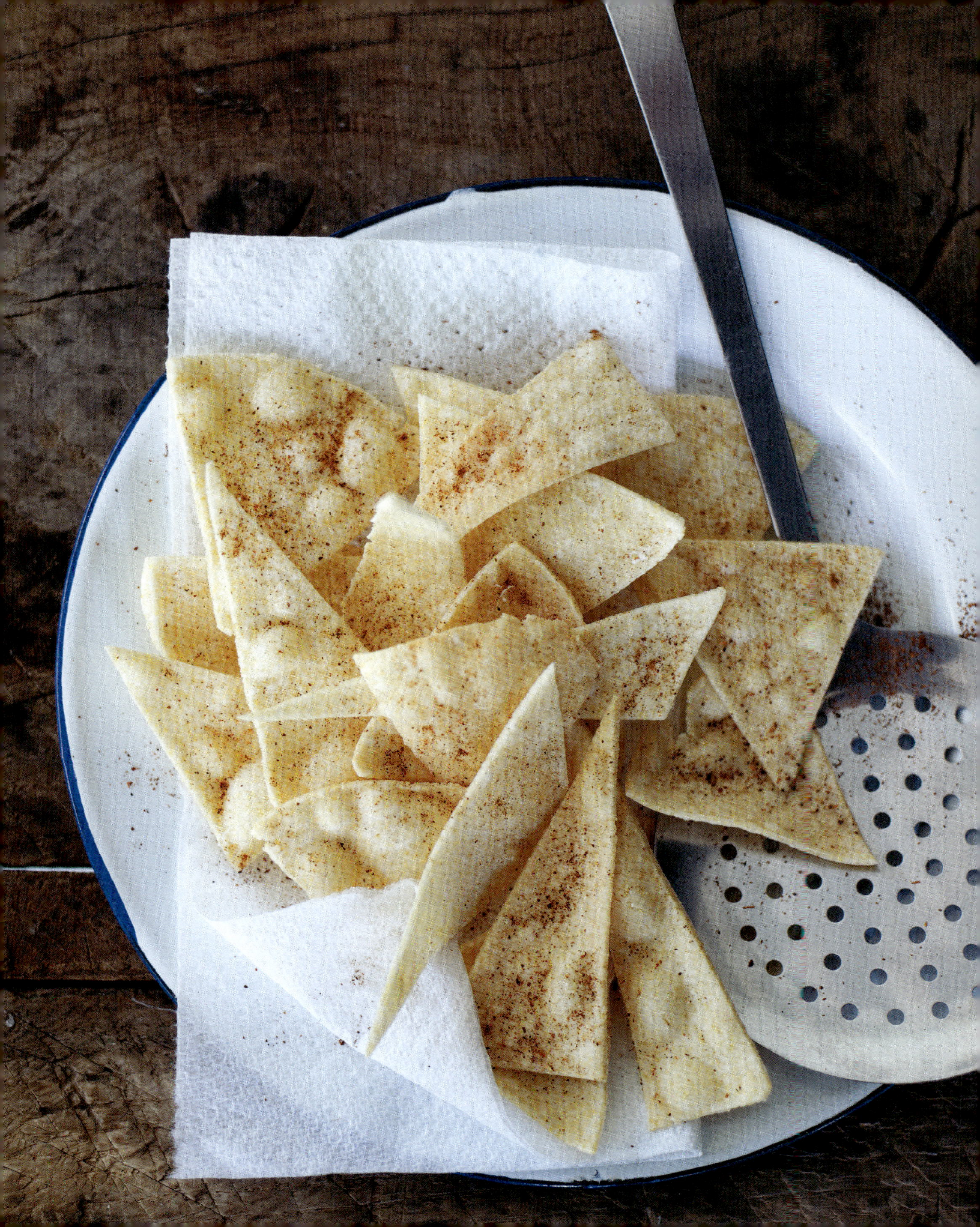

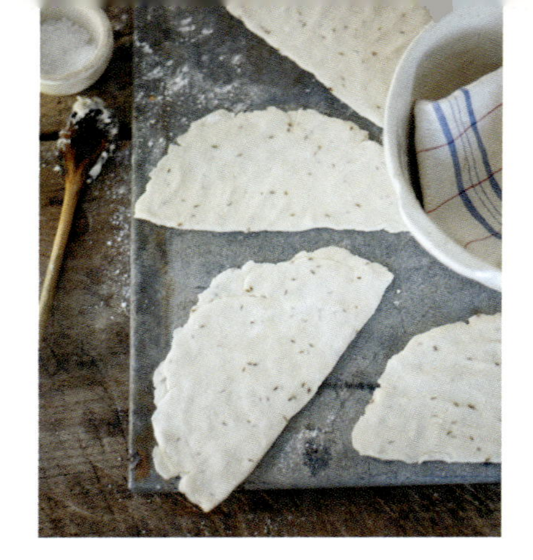

Galettes de pain indien

Cette version de pain naan est idéale pour les trempettes.

DONNE: 6 GALETTES
PRÉPARATION: 10 MINUTES
CUISSON: 3 À 4 MINUTES PAR GALETTE

- 150 g (1 ⅛ tasse) de mélange de farines A (voir page 22)
- ½ c. à thé (café) de gomme de xanthane
- 3 ou 4 pincées de sel (facultatif)
- ½ c. à thé (café) de graines de cumin entières
- ¼ de c. à thé (café) de poivre noir fraîchement moulu
- ½ c. à thé (café) de levure chimique (voir encadré, page 19)
- 4 c. à soupe d'huile d'olive
- Environ 125 ml (½ tasse) d'eau chaude
- Fécule de maïs, pour saupoudrer
- Huile d'olive, pour badigeonner

Bien mélanger la farine, la gomme de xanthane, le sel, le cumin, le poivre et la levure dans un bol. Ajouter l'huile et les trois quarts de l'eau, en remuant pour obtenir une pâte humide. Il faudra peut-être ajouter un peu d'eau – le mélange doit être plutôt souple.

Bien pétrir sur une planche, en saupoudrant un peu de fécule de maïs pour empêcher la pâte de coller.

Couper la pâte en 6 parts égales. Abaisser chacune en un cercle d'environ 15 cm (6 po) de diamètre, le plus mince possible. Badigeonner la moitié de chaque cercle d'huile d'olive, puis plier délicatement en demi-cercle.

Réchauffer une plaque chauffante ou une poêle de 23 cm (9 po) non adhésive sur feu moyen. Y déposer une galette directement, sans huile, et faire cuire 2 à 3 minutes de chaque côté, jusqu'à ce qu'elle commence à brûler légèrement.

Retirer du feu, mettre sur une grille et badigeonner avec un peu d'huile d'olive. Faire de même avec chaque galette, puis servir aussitôt.

▢ **CONSERVATION:** Non recommandée. Meilleures consommées sans délai.

✱ **CONGÉLATION:** Non recommandée.

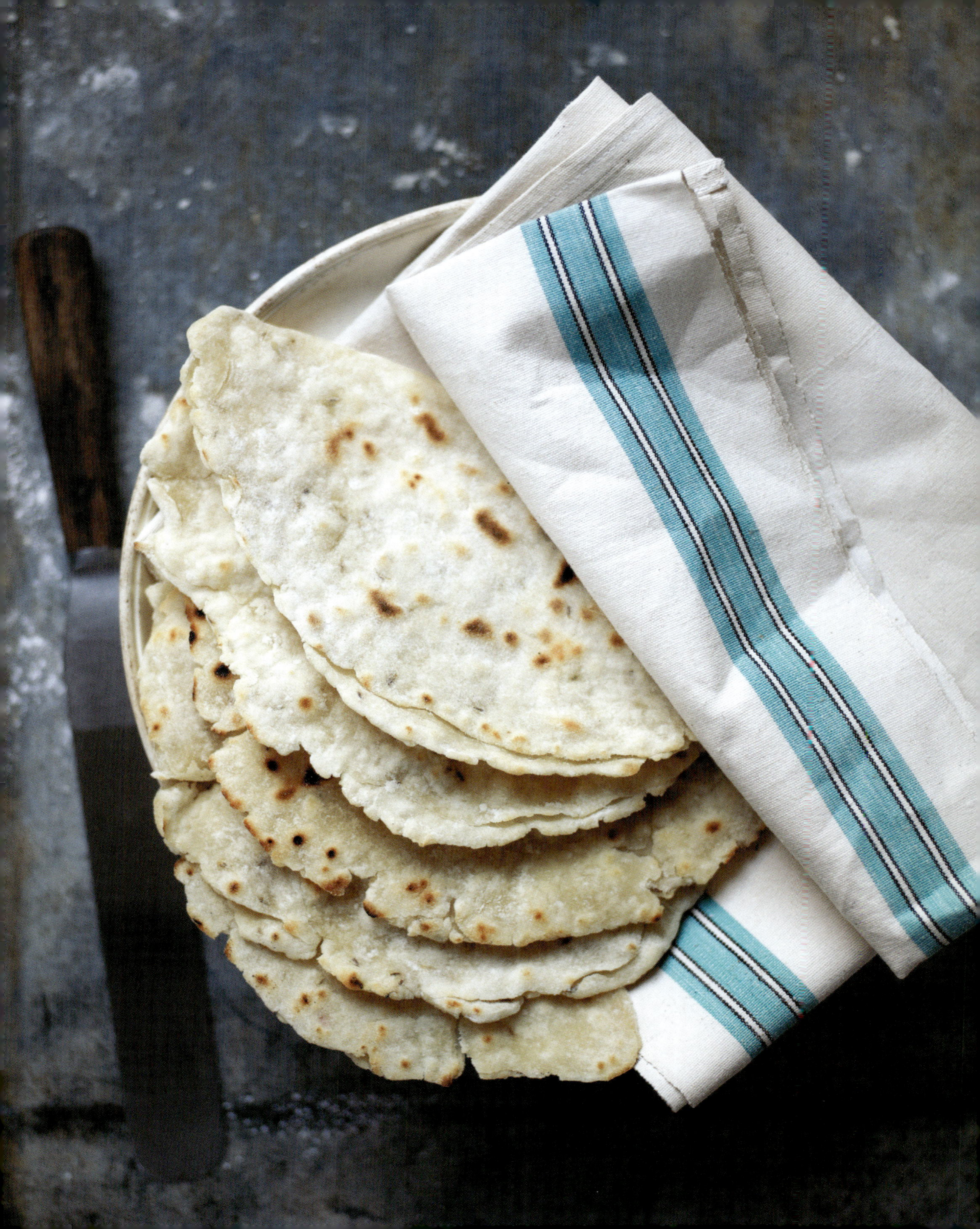

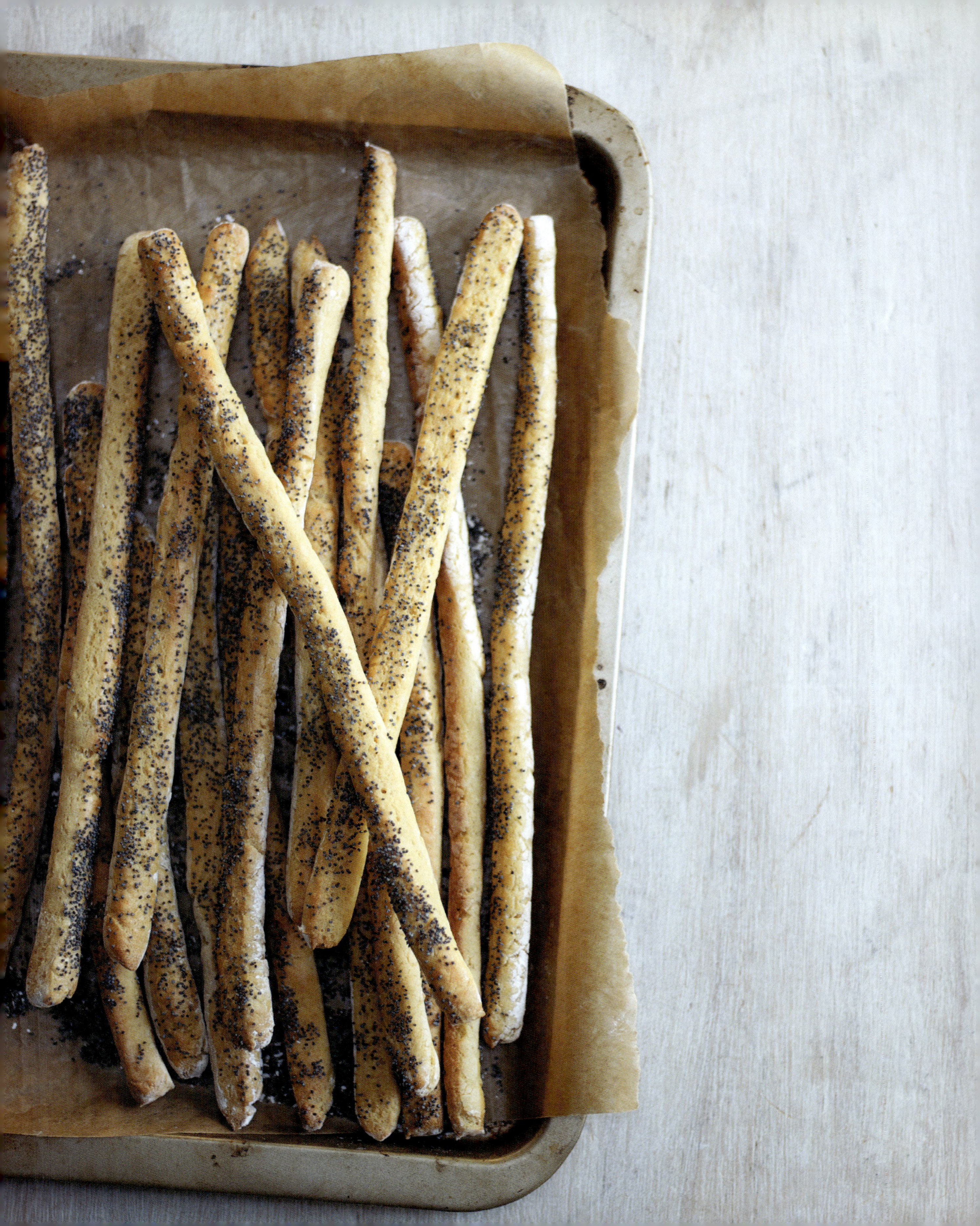

Bâtonnets aux graines de pavot

On peut les préparer à la main ou dans la machine à pain.

DONNE: 20 BÂTONNETS
PRÉPARATION: 30 MINUTES,
TEMPS DE REPOS: 1 HEURE
CUISSON: 10 À 15 MINUTES

- 325 g (3 ⅓ tasses) de mélange de farines pour le pain (voir page 22)
- 2 c. à thé (café) de gomme de xanthane
- 1 c. à thé (café) de sel
- 2 c. à thé (café) de sucre super fin (semoule)
- 8 g (¼ d'oz) de levure sèche instantanée (en sachet)
- 1 petit œuf, à température ambiante
- 225 ml (⅞ de tasse) d'eau chaude
- 2 c. à soupe d'huile d'olive
- Fécule de maïs, pour saupoudrer
- Huile végétale
- 1 œuf battu, pour badigeonner
- 1 c. à soupe de graines de pavot

Si on prépare la pâte à la main, mettre la farine, la gomme de xanthane, le sel, le sucre et la levure dans un grand bol, bien mélanger et creuser un puits au centre. Combiner l'œuf avec l'eau et l'huile et verser dans la farine.

Mélanger avec une cuillère de bois. Quand la pâte épaissit la retourner sur une planche saupoudrée de fécule de maïs. S'enduire les mains de fécule de maïs et pétrir la pâte 5 à 10 minutes, jusqu'à l'obtention d'une texture lisse.

Mettre la pâte dans un bol propre, couvrir de pellicule plastique huilée et laisser reposer dans un endroit chaud environ 1 heure (selon la chaleur ambiante), jusqu'à ce qu'elle double de volume.

À la machine à pain, il est plus facile de contrôler les variables et d'obtenir des résultats constants. Verser le mélange d'eau, d'œuf et d'huile dans la cuve. Ajouter le mélange de farine, sauf la levure. Saupoudrer de la levure. Régler l'appareil à «pâte», puis laisser pétrir et reposer.

Préchauffer le four à 220 °C/425 °F/gaz 7. Huiler deux plaques à pâtisserie. Étendre une feuille de papier sulfurisé sur la surface de travail et la saupoudrer de fécule de maïs.

Retourner la pâte et la tapoter pour former un rectangle grossier d'environ 25 x 15 x 1 cm (10 x 6 x ¼ de po). Couper en deux, puis découper des lanières égales de l'épaisseur d'un doigt. Rouler délicatement chaque lanière avec la paume pour former un long bâtonnet (plus il est mince, plus il sera sec).

Mettre les bâtonnets sur une assiette, les badigeonner d'œuf battu et saupoudrer de graines de pavot. Puis les déposer sur les plaques à pâtisserie. Couvrir à mesure de pellicule plastique huilée afin qu'ils lèvent légèrement à la température ambiante.

Faire cuire 10 à 15 minutes jusqu'à ce qu'ils soient gonflés et croustillants. Laisser refroidir sur les plaques.

Ils sont meilleurs à la sortie du four, mais on peut les réchauffer au micro-ondes quelques secondes avant de servir.

☐ **CONSERVATION:** Une fois bien séchés, se conservent jusqu'à 1 semaine dans un contenant hermétique.

✱ **CONGÉLATION:** Congeler une fois refroidis, bien enveloppés et placés dans un contenant hermétique.

Scones au parmesan, à la sauge et à l'ail rôti

Délicieux avec de la guacamole, de l'houmous et même un cocktail de crevettes ou de crabe.

DONNE: 10 À 12 SCONES
PRÉPARATION: 10 MINUTES
CUISSON: 30 À 35 MINUTES

---

6 gousses d'ail, non pelées

Huile végétale

300 g (2 ¼ tasses) de mélange de farines A (voir page 22)

75 g (⅜ de tasse) de margarine pour la cuisson

1 pincée de sel

2 c. à thé (café) de gomme de xanthane

3 c. à thé (café) de levure chimique (voir encadré, page 19)

2 œufs moyens, battus, à température ambiante

2 c. à thé (café) de sauge séchée

50 g (½ tasse) de parmesan, râpé finement

125 ml (½ tasse) de lait 2 % M.G. (demi-écrémé), réchauffé

Fécule de maïs, pour saupoudrer

Lait 2 % M.G. (demi-écrémé), pour badigeonner

Préchauffer le four à 200 °C/400 °F/gaz 6.

Faire d'abord rôtir l'ail: l'envelopper de papier aluminium et le mettre au four 20 minutes. Peler et écraser.

Diminuer la température du four à 180 °C/350 °F/gaz 4. Huiler deux plaques à pâtisserie.

Mettre la farine, la margarine, le sel et la gomme de xanthane dans un bol, et travailler pour obtenir une consistance de fine chapelure.

Ajouter la levure, les œufs, la sauge, le fromage, le lait et l'ail écrasé, et bien mélanger pour former une pâte. Saupoudrer la surface de travail de fécule de maïs et abaisser soigneusement la pâte à 2 à 3 cm (¾ à 1 ¼ po) d'épaisseur. À l'aide d'un emporte-pièce rond de 5 cm (2 po), découper 10 à 12 scones.

Déposer sur les plaques, badigeonner de lait et faire cuire 10 à 15 minutes.

Retirer du four et faire refroidir sur une grille.

Couper en deux horizontalement et tartiner de beurre salé pour servir.

▢ **CONSERVATION:** Se conservent 2 à 3 jours dans un contenant hermétique. Comme ils s'assécheront, les arroser légèrement d'eau et les mettre au four préchauffé à 200 °C/400 °F/gaz 6 durant 5 minutes avant de servir.

✱ **CONGÉLATION:** Bien envelopper et congeler dans un contenant hermétique.
Comme ils s'assécheront, les arroser légèrement d'eau une fois dégelés, et les mettre au four préchauffé à 200 °C/400 °F/gaz 6 durant 5 minutes avant de servir.

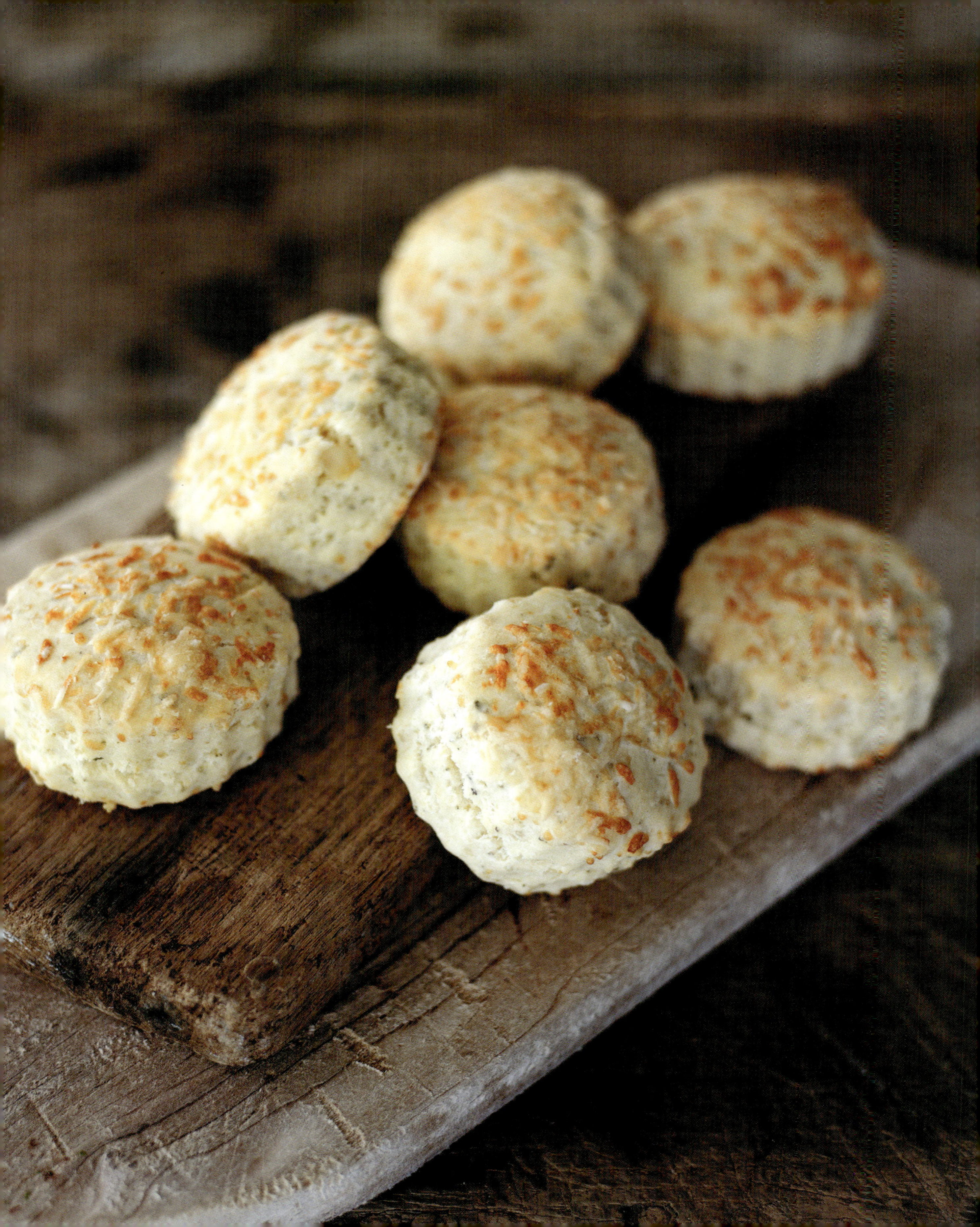

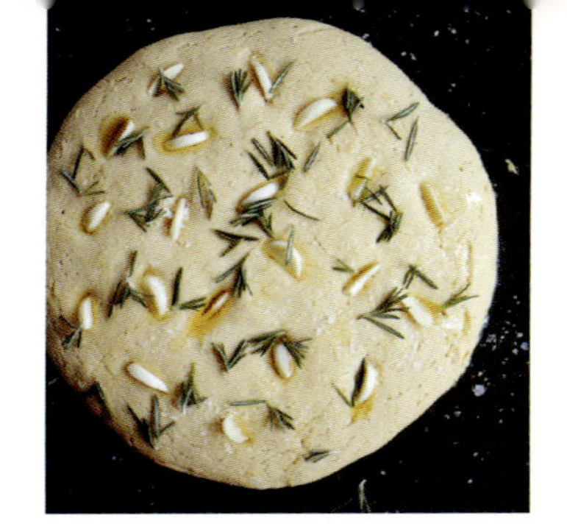

Foccacia

Il n'y a pas de sel dans la recette, car il affaiblit la structure protéique et fait moins lever le pain. L'acide ascorbique (vitamine C en poudre) contribue à améliorer la structure du pain. On peut s'en procurer facilement en pharmacie.

DONNE: UNE FOCACCIA RONDE DE 30 CM (12 PO)
PRÉPARATION: 20 MINUTES
CUISSON: 15 À 20 MINUTES

- Huile végétale
- 2 sachets de 8 g (1/4 d'oz) de levure sèche instantanée
- 500 ml (2 tasses) d'eau chaude
- 2 c. à thé (café) de sucre super fin (semoule)
- 500 g (5 1/4 tasses) de mélange de farines pour le pain (voir page 22)
- 1 c. à thé (café) de gomme de xanthane
- 2 c. à thé (café) de levure chimique (voir encadré, page 19)
- 1 c. à thé (café) d'acide ascorbique
- 2 blancs d'œufs
- 10 gousses d'ail, en moitiés
- 4 c. à soupe d'huile d'olive
- 1 c. à soupe de sel de mer
- 4 à 6 brins de romarin

Huiler une plaque à pizza non adhésive de 30 cm (12 po) et de 3,5 cm (1 1/2 po) d'épaisseur.

Mélanger la levure, l'eau et le sucre, puis couvrir et laisser reposer dans un endroit chaud 15 minutes.

Bien mélanger la farine, la gomme de xanthane, la levure et l'acide ascorbique dans un bol.

Quand la levure est prête, battre les blancs d'œufs jusqu'à consistance mousseuse. Verser le mélange de levure dans la farine, puis ajouter les blancs d'œufs. Bien mélanger, mais pas trop.

Étendre sur la plaque, couvrir de pellicule plastique et presser légèrement avec les mains. Retirer la pellicule plastique. Enfoncer les demi-gousses d'ail dans la pâte, puis couvrir avec une nouvelle pellicule plastique.

Laisser lever dans un endroit chaud 15 à 20 minutes, jusqu'à ce que la pâte ait doublé de volume.

Entre-temps, préchauffer le four à 220 °C/425 °F/gaz 7. Lorsque la pâte a levé, retirer soigneusement la pellicule plastique, arroser de cuillerées d'huile et parsemer de sel et de romarin.

Faire cuire 15 minutes ou jusqu'à ce que la focaccia soit bien dorée. Retirer du four et faire refroidir sur une grille.

▢ **CONSERVATION:** Se conserve 1 journée dans un contenant hermétique.

✱ **CONGÉLATION:** Bien envelopper et congeler la focaccia une fois refroidie.

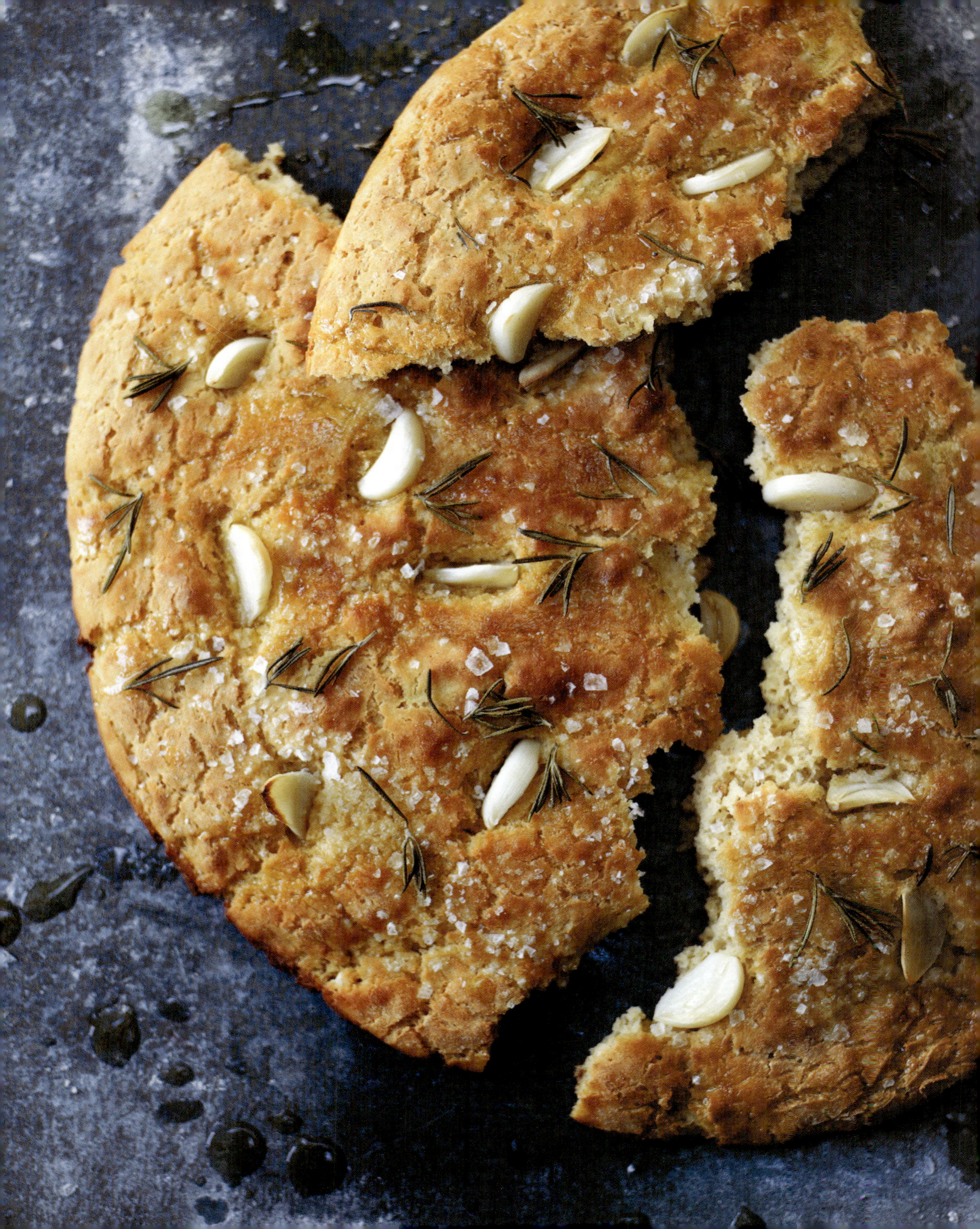

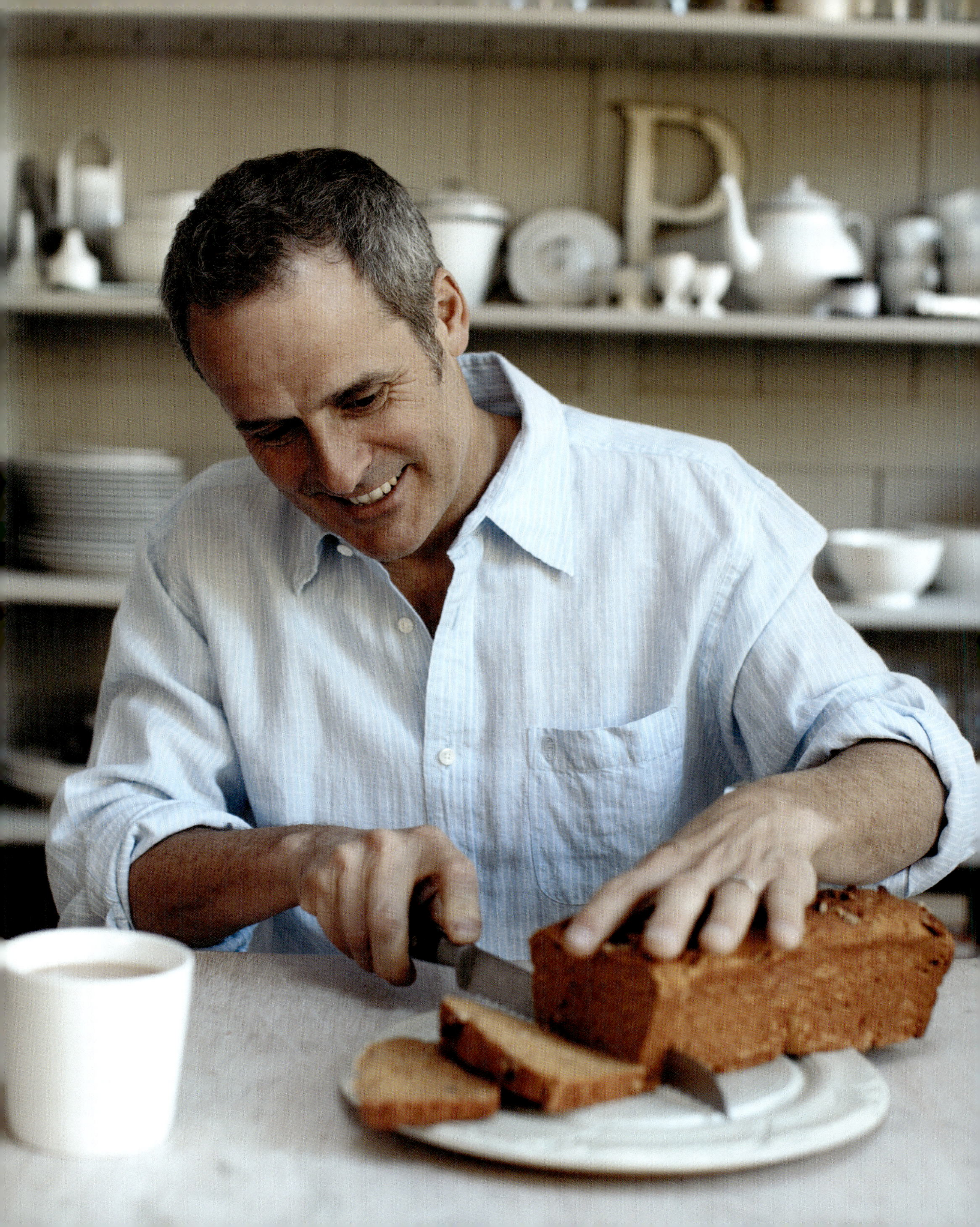

Pain aux pacanes et à la mélasse

Un pain à la texture légère, auquel la mélasse procure un léger goût de malt.

DONNE: UN PAIN DE 25 X 12,5 CM (10 X 5 PO)
PRÉPARATION: 20 MINUTES
CUISSON: 20 À 25 MINUTES

- Huile végétale
- 2 sachets de 8 g (¼ d'oz) de levure sèche instantanée
- 450 à 500 ml (environ 2 tasses) d'eau chaude
- 2 c. à thé (café) de sucre
- 400 g (4 ¼ tasses) de mélange de farines pour le pain (voir page 22)
- 1 c. à thé (café) de sel
- 50 g (½ tasse) de pacanes, hachées grossièrement
- 2 c. à thé (café) de levure chimique (voir encadré, page 19)
- 2 c. à thé (café) de gomme de xanthane
- 1 c. à soupe de mélasse
- 50 g (¼ de tasse) de margarine pour la cuisson
- 1 œuf moyen, battu

Huiler un moule à pain de 25 x 12,5 cm (10 x 5 po).

Battre la levure, l'eau et le sucre, puis couvrir et laisser reposer dans un endroit chaud 15 minutes.

Mélanger la farine, le sel, les pacanes, la levure et la gomme de xanthane dans un grand bol.

Réchauffer doucement la mélasse et la margarine dans une petite casserole non adhésive, jusqu'à ce que la margarine ait fondu. Retirer du feu et incorporer l'œuf.

Lorsque la levure est prête, la verser dans le mélange de farine, puis ajouter la mélasse. Bien mélanger avec une cuillère de bois, mais pas trop.

Mettre dans le moule, couvrir de pellicule plastique et presser légèrement. Retirer la pellicule. Couvrir délicatement d'une nouvelle pellicule plastique et laisser reposer dans un endroit chaud 20 minutes.

Entre-temps, préchauffer le four à 220 °C/425 °F/gaz 7.

Lorsque la pâte a levé, retirer la pellicule plastique et faire cuire 20 minutes, jusqu'à ce que le pain soit gonflé et doré. Démouler et faire refroidir sur une grille.

▢ **CONSERVATION:** Envelopper le pain refroidi de pellicule plastique et conserver jusqu'à 3 jours dans un contenant hermétique.

✱ **CONGÉLATION:** Bien envelopper et congeler dans un contenant hermétique. Dégeler à la température ambiante.

Babas au rhum glacés aux abricots

Servez-les avec de la crème glacée à la vanille.

DONNE: 12 BABAS
PRÉPARATION: 30 MINUTES
TEMPS DE REPOS: 45 MINUTES
CUISSON: 15 À 20 MINUTES

Pour les babas:

Huile végétale
150 ml (⅔ de tasse) d'eau chaude
2 sachets de 8 g (¼ d'oz) de levure sèche instantanée
75 g (6 c. à soupe) de sucre super fin (semoule)
200 g (1 ¾ tasse) de mélange de farines B (voir page 22)
1 c. à thé (café) de gomme de xanthane
2 c. à thé (café) de levure chimique
100 g (½ tasse) de raisins de Smyrne
50 g (¼ de tasse) de raisins de Corinthe
50 g (¼ de tasse) de margarine
1 c. à thé (café) de glycérine
2 c. à thé (café) d'extrait de vanille
3 blancs d'œufs moyens, à température ambiante
Fécule de maïs, pour saupoudrer

Pour le sirop:

225 g (1 tasse) de sucre super fin (semoule)
4 à 6 c. à soupe de rhum

Pour la garniture:

6 c. à soupe de confiture d'abricots

Huiler généreusement un moule à muffins non adhésif.

Mélanger la levure, l'eau et 2 c. à thé (café) de sucre. Bien battre, couvrir de pellicule plastique et réserver.

Bien mélanger la farine, la gomme de xanthane, la levure, le reste du sucre et les raisins. Faire fondre la margarine dans une petite casserole non adhésive, puis ajouter la glycérine et la vanille. Battre les blancs d'œufs jusqu'à consistance mousseuse, mais pas trop ferme.

Verser la levure dans le mélange de farine, puis ajouter la margarine et enfin, les blancs d'œufs. Incorporer délicatement.

Mettre la préparation dans le moule, presser légèrement du bout des doigts enduits de fécule de maïs, puis couvrir d'une pellicule plastique.Laisser reposer dans un endroit chaud jusqu'à ce que la pâte ait levé jusqu'au bord des cavités (environ 45 minutes).

Préchauffer le four à 200 °C/400 °F/gaz 6. Faire cuire les babas 10 à 15 minutes, jusqu'à ce qu'ils soient gonflés et dorés. Sortir du four et laisser refroidir dans le moule.

Pour le sirop, mettre le sucre, le rhum et 225 ml (1 tasse) d'eau froide dans une petite casserole et laisser mijoter jusqu'à ce que le sucre soit dissous.

Y mettre les babas un à un et les retourner plusieurs fois pour qu'ils absorbent le sirop. Lorsqu'ils sont bien imbibés, les soulever délicatement avec une spatule et les déposer sur une grille pour les faire égoutter et refroidir.

Réchauffer la confiture et 1 c. à soupe d'eau en mélangeant bien, puis en badigeonner les babas à l'aide d'un pinceau. Laisser refroidir.

▢ **CONSERVATION:** Non imbibés, se conservent jusqu'à 2 jours dans un contenant hermétique. Les tremper dans le rhum et les glacer avant de servir.

✱ **CONGÉLATION:** Une fois refroidis, bien envelopper et congeler sans les imbiber. Dégeler 1 heure, puis tremper et glacer comme ci-dessus.

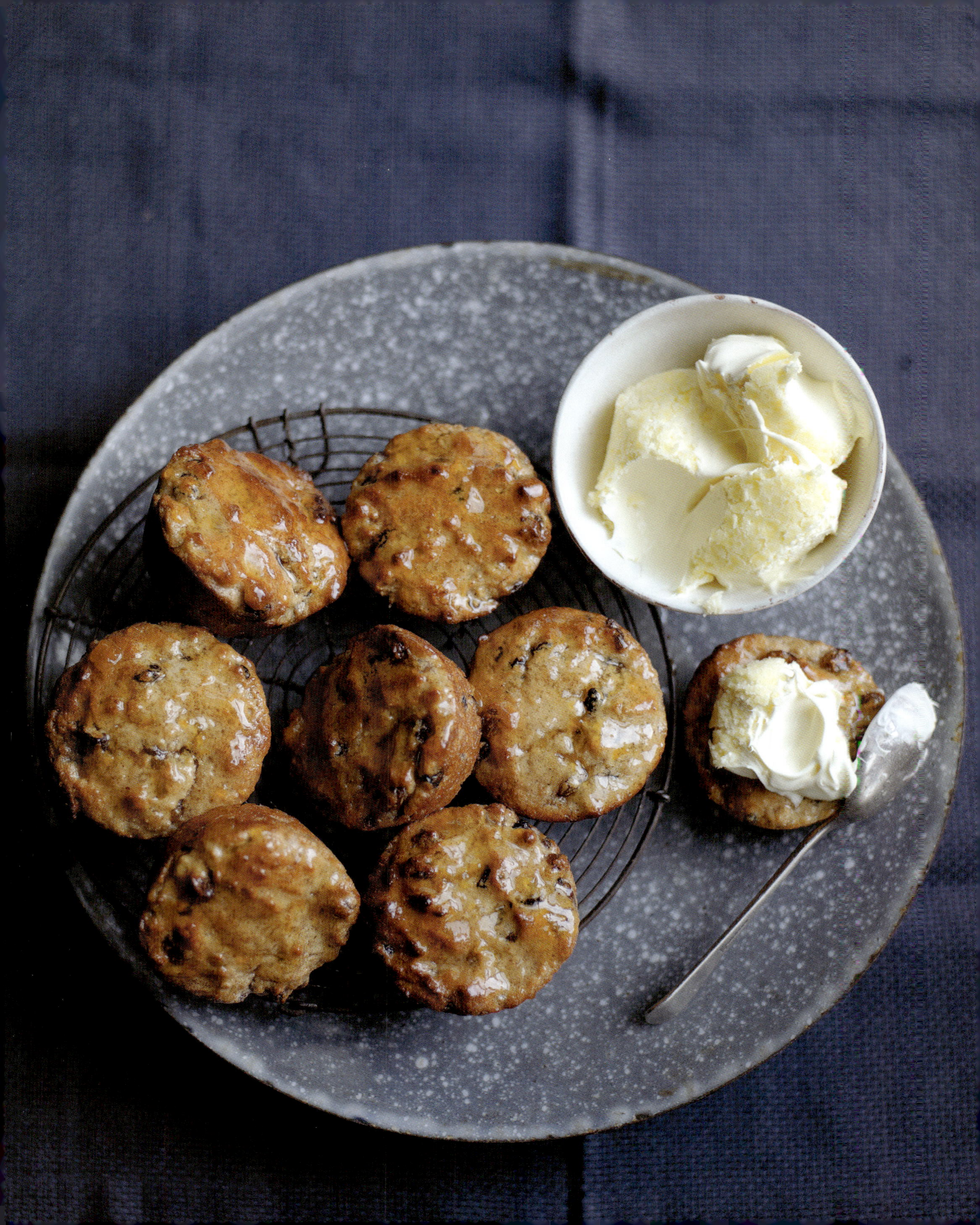

Pain brioché aux raisins

Un des meilleurs pains à déguster au petit déjeuner.

DONNE: UN PAIN DE 23 X 13 CM (9 X 5 PO)
PRÉPARATION: 15 MINUTES
TEMPS DE REPOS: ENVIRON 1 HEURE DANS UN ENDROIT CHAUD
CUISSON: 25 À 30 MINUTES

Huile végétale

125 ml (½ tasse) de lait 2 % M.G. (demi-écrémé)

1 gros œuf, à température ambiante

325 g (2 ½ tasses) de mélange de farines A (voir page 22)

1 c. à thé (café) de gomme de xanthane

1 c. à thé (café) de sel

25 g (2 c. à soupe) de sucre super fin (semoule)

1 sachet de 8 g (¼ d'oz) de levure sèche instantanée

200 g (1 tasse) de beurre non salé (doux) froid, en dés

75 g (½ tasse) de raisins de Smyrne

Huiler légèrement un moule à pain de 23 x 13 cm (9 x 5 po).

Réchauffer le lait et 75 ml (3/8 de tasse) d'eau dans une petite casserole, puis ajouter l'œuf et battre légèrement.

Mélanger la farine, la gomme de xanthane, le sel, le sucre et la levure au robot en donnant de brèves impulsions. Y couper le beurre en petits morceaux – le mélange ne doit pas avoir une consistance de chapelure.

Vider le contenu du robot dans un grand bol. Creuser un puits au centre et y mettre les raisins et le mélange de lait. Incorporer brièvement; le mélange sera un peu grumeleux.

Mettre la pâte dans le moule. Couvrir de pellicule plastique et tapoter pour aplatir. Enlever la pellicule. Couvrir avec une nouvelle pellicule plastique et laisser reposer 1 heure dans un endroit chaud.

Préchauffer le four à 200 °C/400 °F/gaz 6. Faire cuire 25 à 30 minutes, jusqu'à ce que le pain soit gonflé et bien doré. Sortir du four et servir encore chaud.

▢ **CONSERVATION:** Se conserve jusqu'à 2 jours dans un contenant hermétique.

✱ **CONGÉLATION:** Une fois refroidi, le trancher et l'envelopper dans une double couche de pellicule plastique. Congeler dans un contenant hermétique. Sortir des tranches individuelles du congélateur et les faire rôtir sans les dégeler.

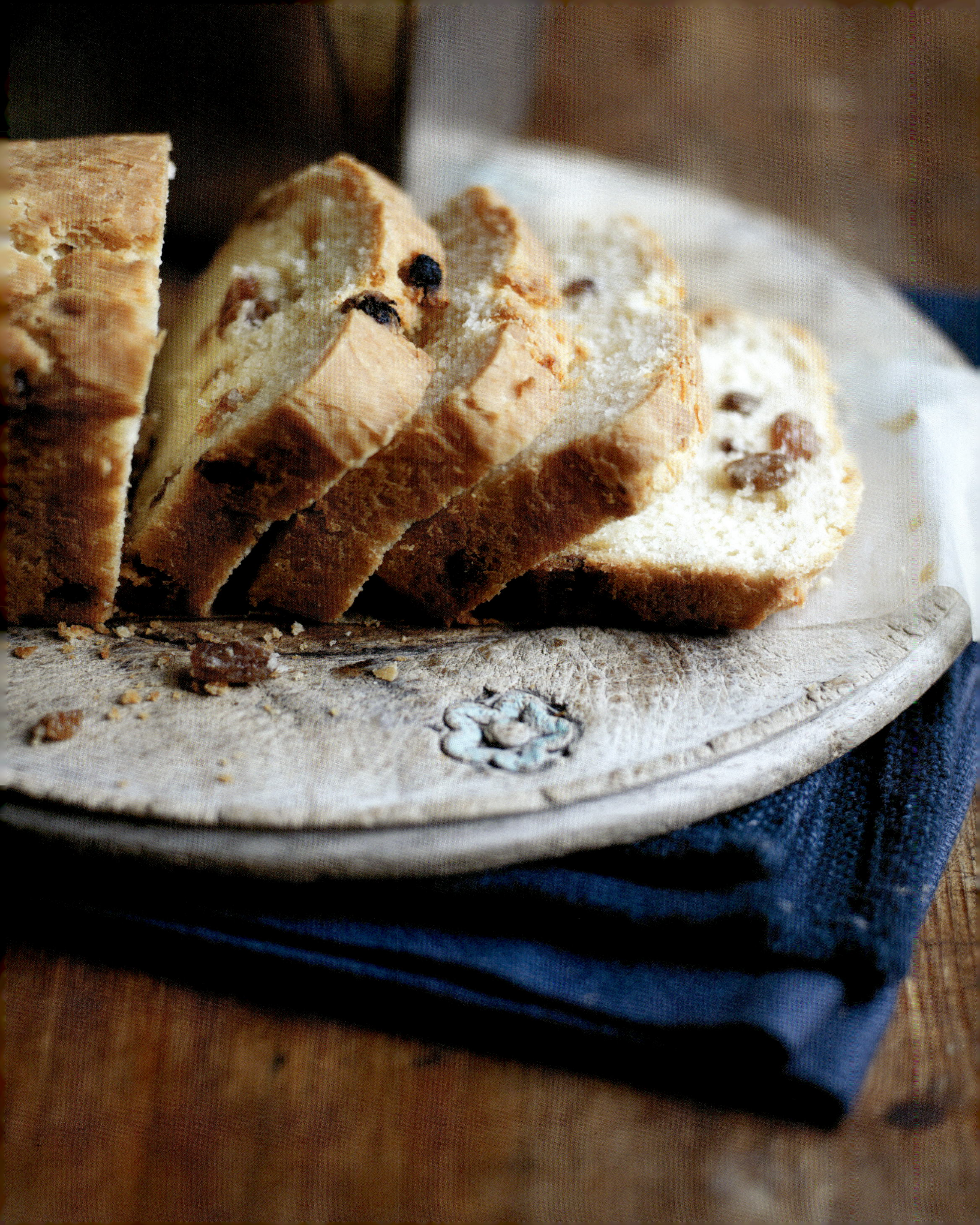

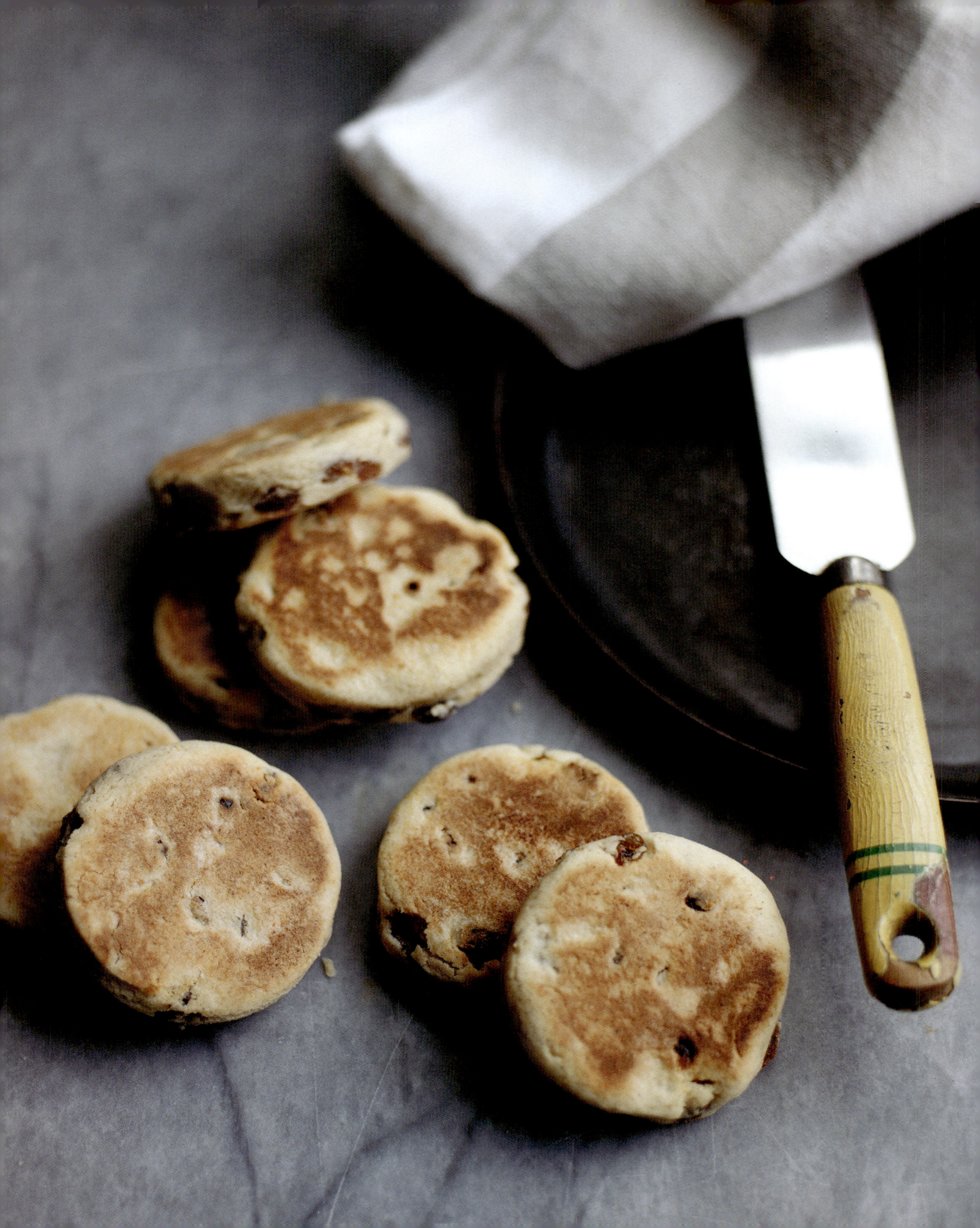

Galettes épicées au raisin

Pour plus de saveur et une texture plus croustillante, remplacer la moitié de la margarine par du saindoux.

DONNE: 10 À 12 GALETTES
PRÉPARATION: 10 MINUTES
CUISSON: 15 À 20 MINUTES

- **225 g (1 3/4 tasse) de mélange de farines A (voir page 22)**
- **1 c. à thé (café) d'un mélange de piment de la Jamaïque, gingembre, cannelle, carvi et coriandre (au goût)**
- **100 g (1/2 tasse) de margarine pour la cuisson**
- **1/2 c. à thé (café) de gomme de xanthane**
- **1/2 c. à thé (café) de bicarbonate de soude**
- **1 c. à thé (café) de glycérine**
- **80 g (6 c. à soupe) de sucre super fin (semoule)**
- **80 g (1/2 tasse) de raisins de Smyrne**
- **1 œuf moyen, battu**
- **Fécule de maïs, pour saupoudrer**
- **Sucre super fin (semoule), pour saupoudrer**

Mettre la farine, les épices, la margarine, la gomme de xanthane et le bicarbonate de soude dans un bol et travailler avec les doigts pour obtenir une texture de fine chapelure.

Ajouter la glycérine, le sucre, les raisins et l'œuf, et mélanger jusqu'à obtenir une pâte souple.

Abaisser à une épaisseur de 5 mm (1/4 de po) sur une surface de travail saupoudrée de fécule de maïs. Découper 10 à 12 galettes à l'aide d'un emporte-pièce rond de 7 cm (2 3/4 po).

Réchauffer une plaque chauffante ou une poêle non adhésive de 23 cm (9 po) sur feu moyen. Faire cuire les galettes 4 à la fois, 2 à 3 minutes de chaque côté, jusqu'à ce qu'elles soient gonflées et dorées. Retirer de la poêle et saupoudrer de sucre. Servir chaudes, avec du beurre.

▢ **CONSERVATION:** Se conservent jusqu'à 2 jours dans un contenant hermétique. Réchauffer 10 secondes au micro-ondes avant de servir.

✱ **CONGÉLATION:** Une fois refroidies, les congeler dans un contenant hermétique. Dégeler pendant 1 heure, puis réchauffer 10 secondes au micro-ondes.

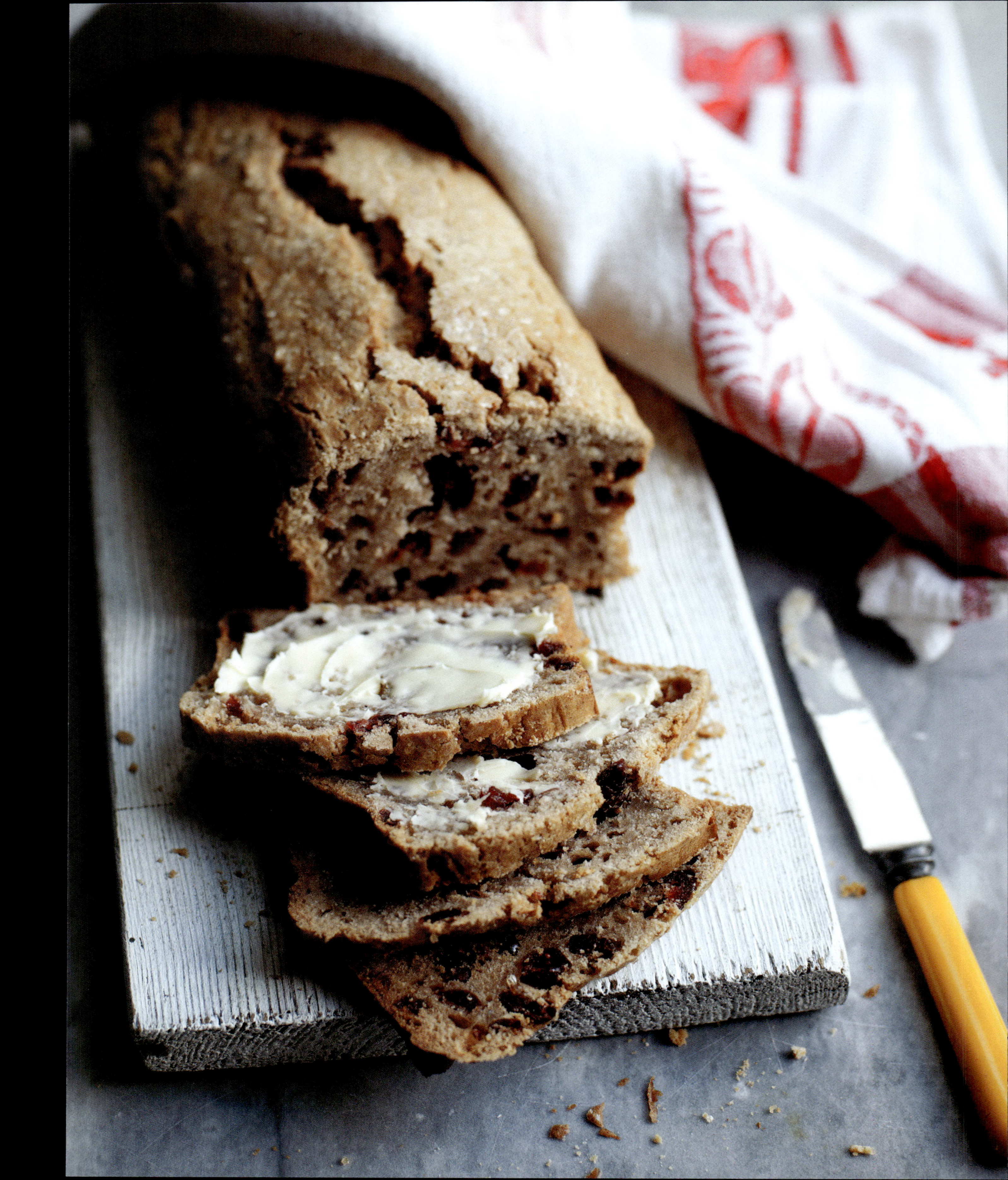

Pain aux châtaignes et aux canneberges

La purée de châtaignes donne beaucoup de texture à ce pain.

DONNE: UN PAIN DE 23 X 13 CM (9 X 5 PO)
PRÉPARATION: 15 MINUTES
CUISSON: 50 À 60 MINUTES

- Huile végétale
- 125 g (2/3 de tasse) de farine de pomme de terre
- 100 g (1 tasse) de farine de tapioca
- 1/2 c. à thé (café) de muscade
- 1/2 c. à thé (café) de cannelle
- 2 c. à thé (café) de levure chimique (voir encadré, page 19)
- 1 c. à thé (café) de gomme de xanthane
- 225 g (1 tasse) de purée de châtaignes non sucrée
- 3 œufs moyens, à température ambiante
- 100 g (1/2 tasse) de margarine pour la cuisson
- 150 g (2/3 de tasse) de sucre de canne doré (blond)
- 100 g (2/3 de tasse) de canneberges séchées
- 1 c. à soupe de sucre démémara (ou de cassonade)

Préchauffer le four à 160 °C/325 °F/gaz 3. Huiler un moule à pain de 23 x 13 cm (9 x 5) et le tapisser de papier sulfurisé.

Tamiser les farines dans un bol moyen avec les épices, la levure et la gomme de xanthane.

Battre la purée de châtaignes au robot, et ajouter les œufs un à la fois jusqu'à consistance lisse.

Travailler la margarine et le sucre en crème dans un grand bol avec un batteur électrique, puis incorporer le mélange de châtaignes. Ne pas s'inquiéter si le mélange caille. Incorporer la farine avec une grande cuillère de métal, puis ajouter les canneberges en remuant.

Mettre la préparation dans le moule et saupoudrer de démérara. Faire cuire au centre du four environ 50 minutes, jusqu'à ce que le dessus soit bien doré et qu'un cure-dents inséré au milieu en ressorte sec. Laisser refroidir 10 minutes, puis démouler sur une grille. Couper en tranches, tartiner de beurre et servir.

▢ **CONSERVATION:** Se conserve jusqu'à 2 jours dans un contenant hermétique.

✱ **CONGÉLATION:** Une fois refroidi, le trancher et l'envelopper de pellicule plastique avant de congeler. Sortir des tranches individuelles du congélateur, dégeler 1 heure et tartiner de beurre.

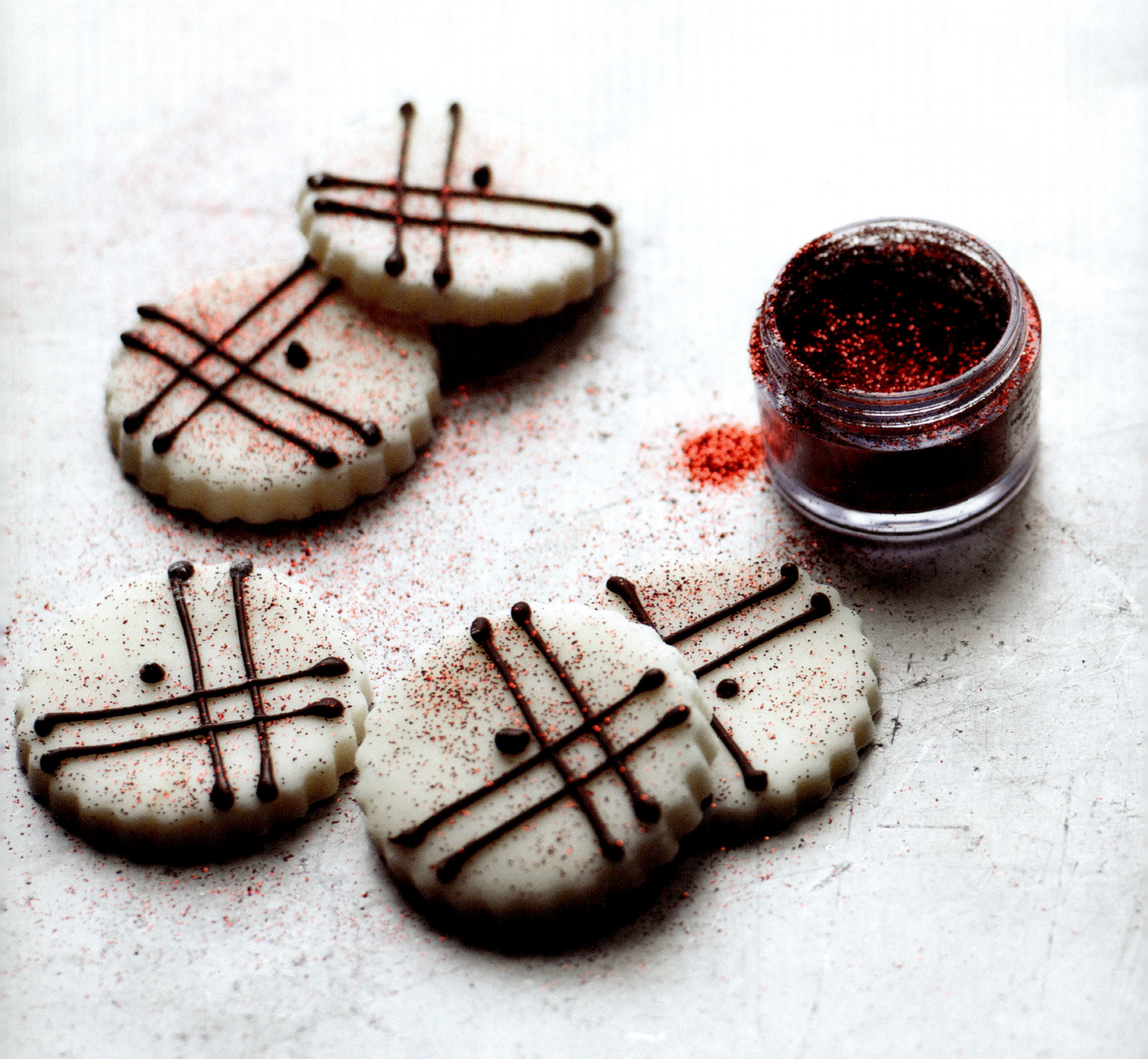

AUTRES GOURMANDISES

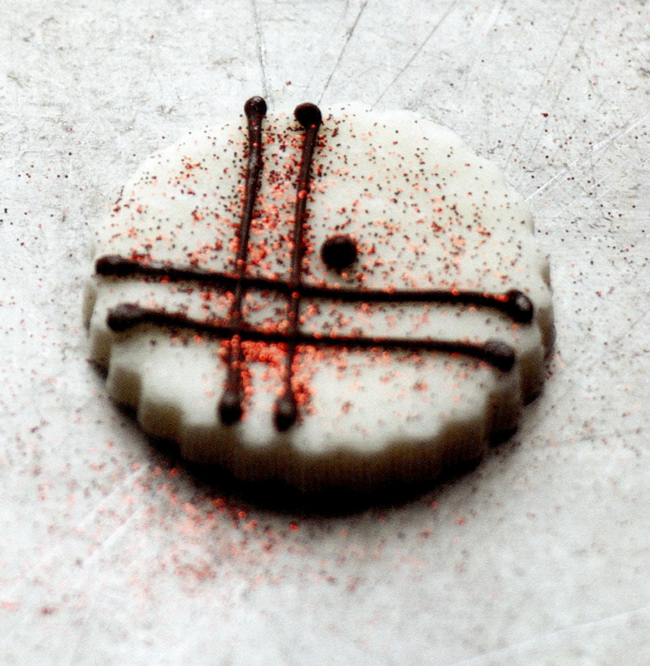

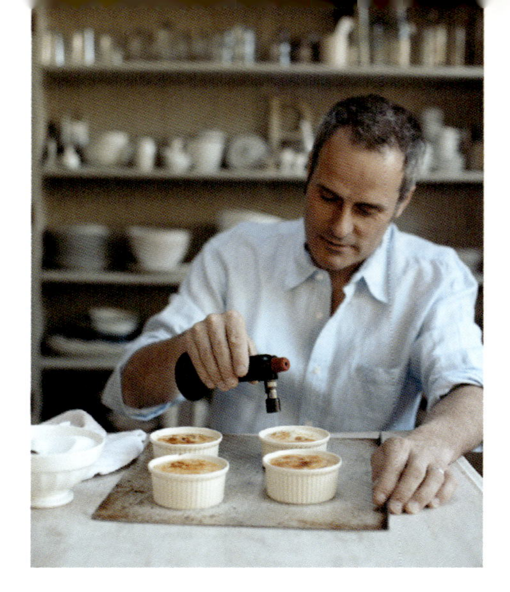

Crème brûlée facile aux framboises

Les ramequins transparents sont préférables, car ils permettent de voir les framboises à l'intérieur.

DONNE: 6 RAMEQUINS
PRÉPARATION: 15 MINUTES

- 200 g (7/8 de tasse) de crème anglaise en conserve (voir encadré, page 19)
- 125 g (1/2 tasse) de mascarpone
- 125 g (1/2 tasse) de crème fraîche
- 25 g (2 c. à soupe) de sucre super fin (semoule)
- 300 g (2 1/2 tasses) de framboises fraîches ou surgelées
- 3 c. à soupe de sucre super fin (semoule)

Mettre la crème anglaise, le mascarpone, la crème fraîche et le sucre dans un grand bol. Fouetter délicatement pour faire épaissir la préparation.

Répartir les framboises dans 6 petits ramequins d'environ 125 ml (1/2 tasse), puis déposer des cuillerées de mélange sur les fruits. Tapoter les ramequins sur le comptoir pour que le mélange recouvre les fruits, puis réfrigérer environ 2 heures.

Au moment de servir, si on n'a pas de chalumeau ou de fer à caraméliser, préchauffer le gril du four. Saupoudrer 1/2 c. à soupe de sucre super fin sur chaque ramequin et caraméliser brièvement sous le gril ou à l'aide d'un chalumeau. Servir aussitôt.

▢ **CONSERVATION:** Se conserve 2 à 3 heures au réfrigérateur.

✱ **CONGÉLATION:** Non recommandée.

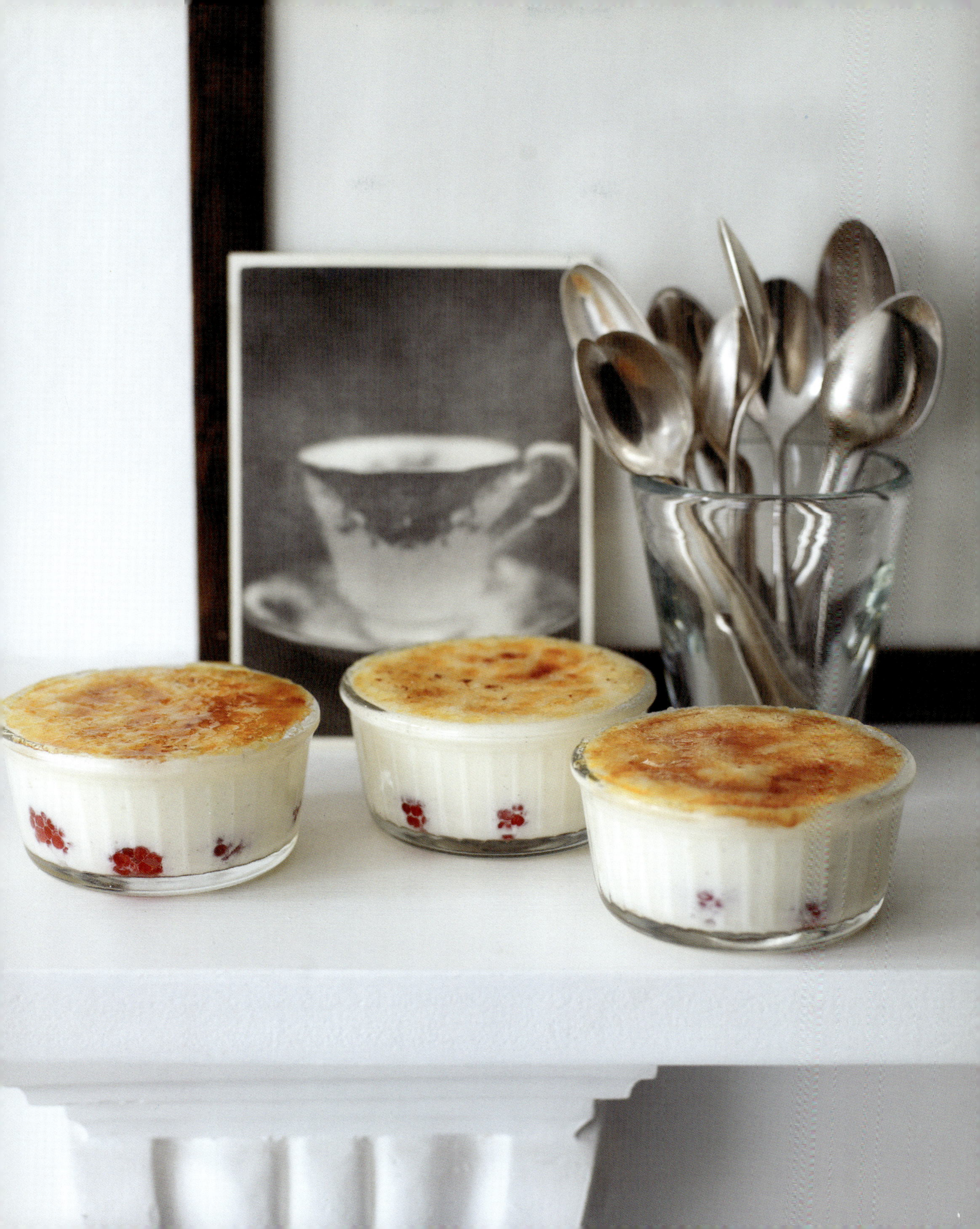

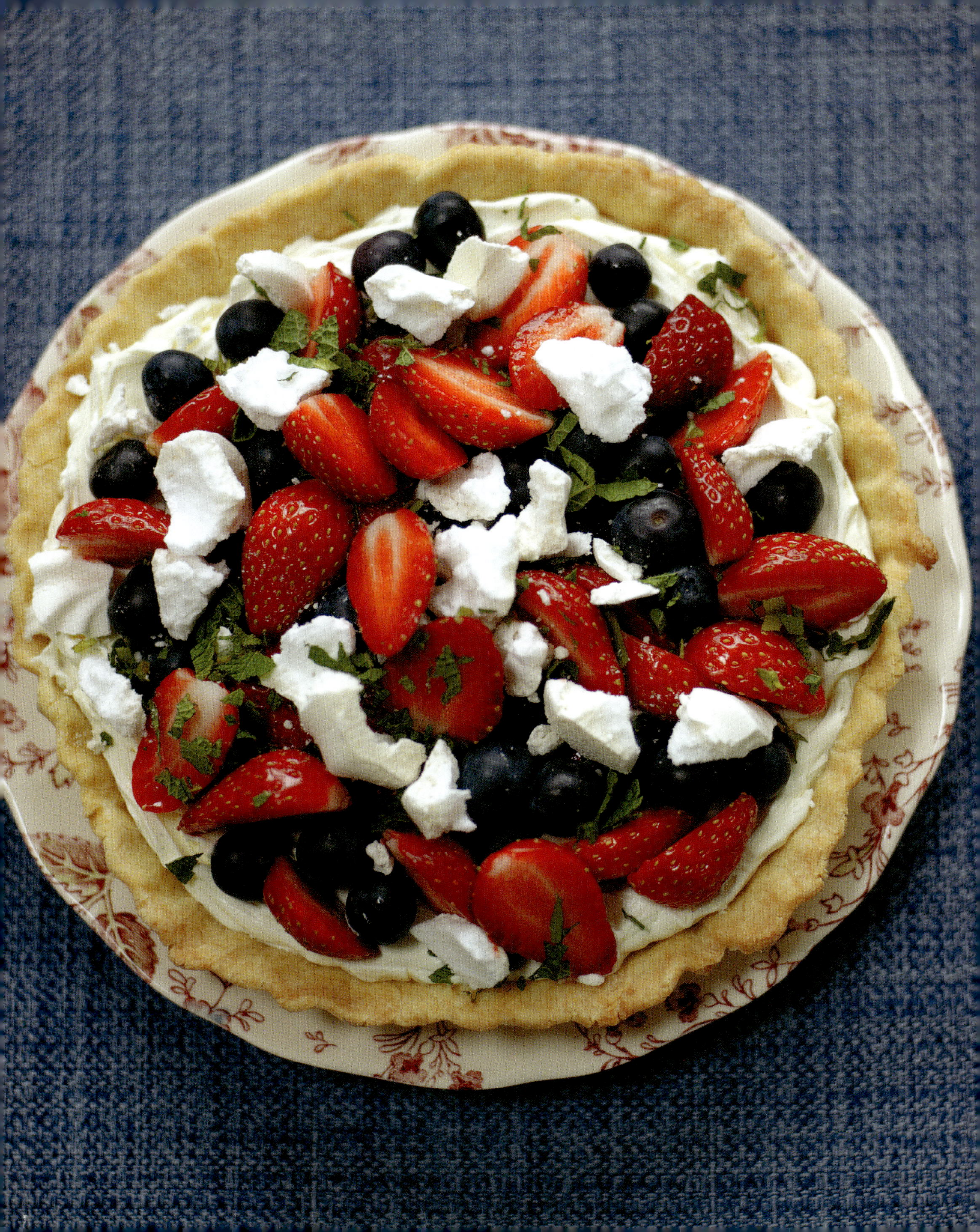

Tarte aux fraises et à la meringue

Un régal estival qu'on peut préparer avec n'importe quels fruits de saison

DONNE: UNE TARTE DE 20 CM (8 PO)
PRÉPARATION: 10 MINUTES, PLUS TEMPS DE REFROIDISSEMENT
CUISSON: 25 MINUTES POUR LE FOND DE TARTE

Pour le fond de tarte:

Huile végétale

225 g (1 3/4 tasse) de mélange de farines A (voir page 22)

1 c. à thé (café) de gomme de xanthane

1 c. à soupe de sucre super fin (semoule)

100 g (1/2 tasse) de margarine

1 gros œuf, à température ambiante

Fécule de maïs, pour saupoudrer

Pour la garniture:

250 g (1 1/4 tasse) de crème anglaise en conserve (voir encadré, page 19)

200 g (1 tasse) de mascarpone

150 g (1 tasse) de fraises, en moitiés

100 g (3/4 de tasse) de bleuets (myrtilles)

1 c. à soupe de menthe hachée

50 g (1/2 tasse) de meringue (voir encadré, page 19), en morceaux

Pour le nappage:

200 g (7/8 de tasse) de yogourt nature

4 c. à soupe de sirop d'érable ambré

2 c. à soupe de menthe fraîche, hachée

Préchauffer le four à 180 °C/350 °F/gaz 4. Huiler un moule de 20 cm (8 po) et de 6 cm (2 1/2 po) de profondeur, à fond amovible, et le tapisser de papier sulfurisé.

Mélanger la farine avec la gomme de xanthane et le sucre, puis ajouter la margarine, en travaillant la préparation pour obtenir une texture de fine chapelure.

Battre l'œuf, en réserver une partie pour badigeonner, et ajouter le reste au mélange avec 1 c. à soupe d'eau. Bien mélanger pour former une pâte. Vérifier s'il faut ajouter une autre cuillerée d'eau; la pâte doit être lisse et souple.

Abaisser la pâte en un cercle de 22 cm (8 1/2 po), sur une surface saupoudrée de fécule de maïs. Déposer dans le moule en pressant bien sur le fond et les côtés. Façonner les bords avec le pouce, sans trop amincir la pâte. Recouvrir de papier sulfurisé et de billes pour cuisson, et faire cuire 15 minutes.

Retirer délicatement le papier et les billes, badigeonner le fond et les bords avec l'œuf réservé, et remettre au four 10 minutes. Sortir du four et laisser refroidir.

Pour la garniture, battre la crème anglaise avec le mascarpone dans un bol de taille moyenne, au batteur électrique. Étaler dans le fond de tarte refroidi. Couvrir de fraises et de bleuets.

Mélanger la menthe et les morceaux de meringue, et répartir sur le dessus.

Réfrigérer 30 minutes.

Combiner le yogourt avec le sirop d'érable et la menthe dans une saucière et réfrigérer. Consommer la tarte moins de 2 heures après l'avoir garnie, sinon elle sera détrempée. Servir des pointes de tarte nappées de yogourt.

☐ **CONSERVATION:** Le fond de tarte se conserve jusqu'à 24 heures dans un contenant hermétique.

✱ **CONGÉLATION:** Non recommandée.

Gâteau au fromage aux pêches

DONNE: UN GÂTEAU DE 18 CM (7 PO)
PRÉPARATION: 20 MINUTES, PLUS TEMPS DE REFROIDISSEMENT

Pour le gâteau:

- Huile végétale
- 225 g (½ lb ou environ 8) de biscuits ou sablés sans gluten (voir recette, p. 23)
- 50 g (⅓ de tasse) de chocolat blanc (voir encadré, page 19)
- 135 g (¼ de lb) de gelée à l'orange, préparée
- 3 c. à soupe d'eau bouillante
- 410 g (14 oz) de pêches en conserve, égouttées
- 225 g (1 tasse) de fromage cottage (fromage blanc)
- 300 ml (1 ¼ tasse) de crème à fouetter (double-crème)

Pour la garniture:

- 2 pêches fraîches, en tranches
- 50 g (½ tasse) de chocolat blanc (voir encadré, page 19), râpé

Huiler un moule rond non adhésif de 18 cm (7 po) et de 6 cm (2 1/2 po) de profondeur, à fond amovible, et le tapisser de papier sulfurisé.

Réduire les biscuits en chapelure au robot. Faire fondre le chocolat dans un bol à l'épreuve de la chaleur, au micro-ondes ou au-dessus d'une casserole d'eau frémissante (ne pas laisser le bol toucher à l'eau).

Ajouter le chocolat fondu à la chapelure et mélanger jusqu'à ce que la préparation commence à s'agglutiner. Étaler ce mélange dans le moule sans trop presser, puis réfrigérer.

Défaire la gelée en morceaux et la combiner avec l'eau bouillante, puis faire fondre complètement au micro-ondes ou dans une petite casserole. Laisser refroidir. Réduire les pêches en purée au robot, puis ajouter le fromage, la crème et la gelée refroidie. Mélanger, 15 secondes au plus, jusqu'à consistance lisse.

Verser sur la base et réfrigérer au moins 1 heure pour faire prendre.

Retirer du réfrigérateur. Garnir de pêches fraîches et parsemer de chocolat blanc. Servir au plus 2 à 3 heures après avoir ajouté la garniture.

▢ **CONSERVATION:** La base se conserve jusqu'à 24 heures au réfrigérateur, dans un contenant hermétique.

✱ **CONGÉLATION:** Non recommandée.

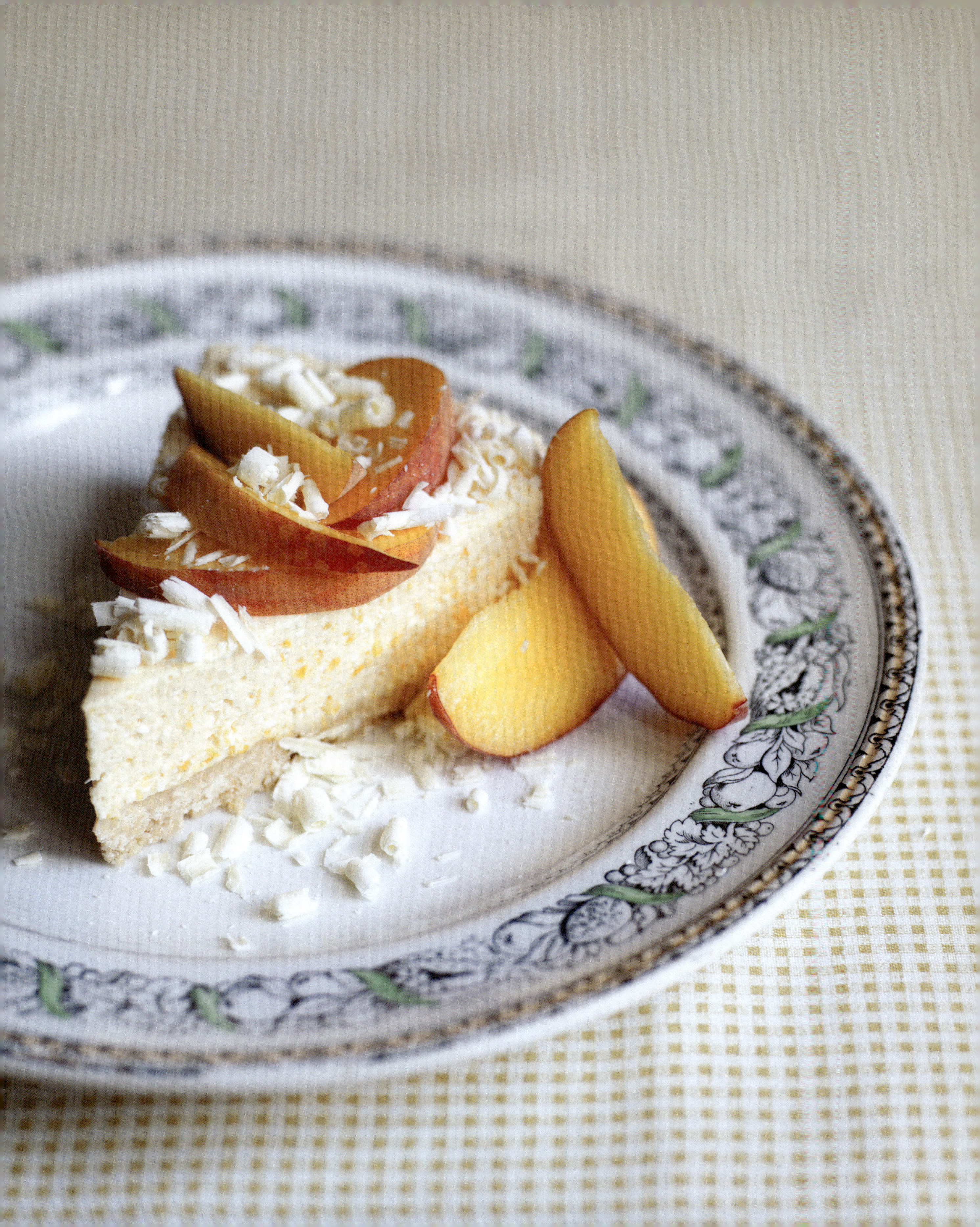

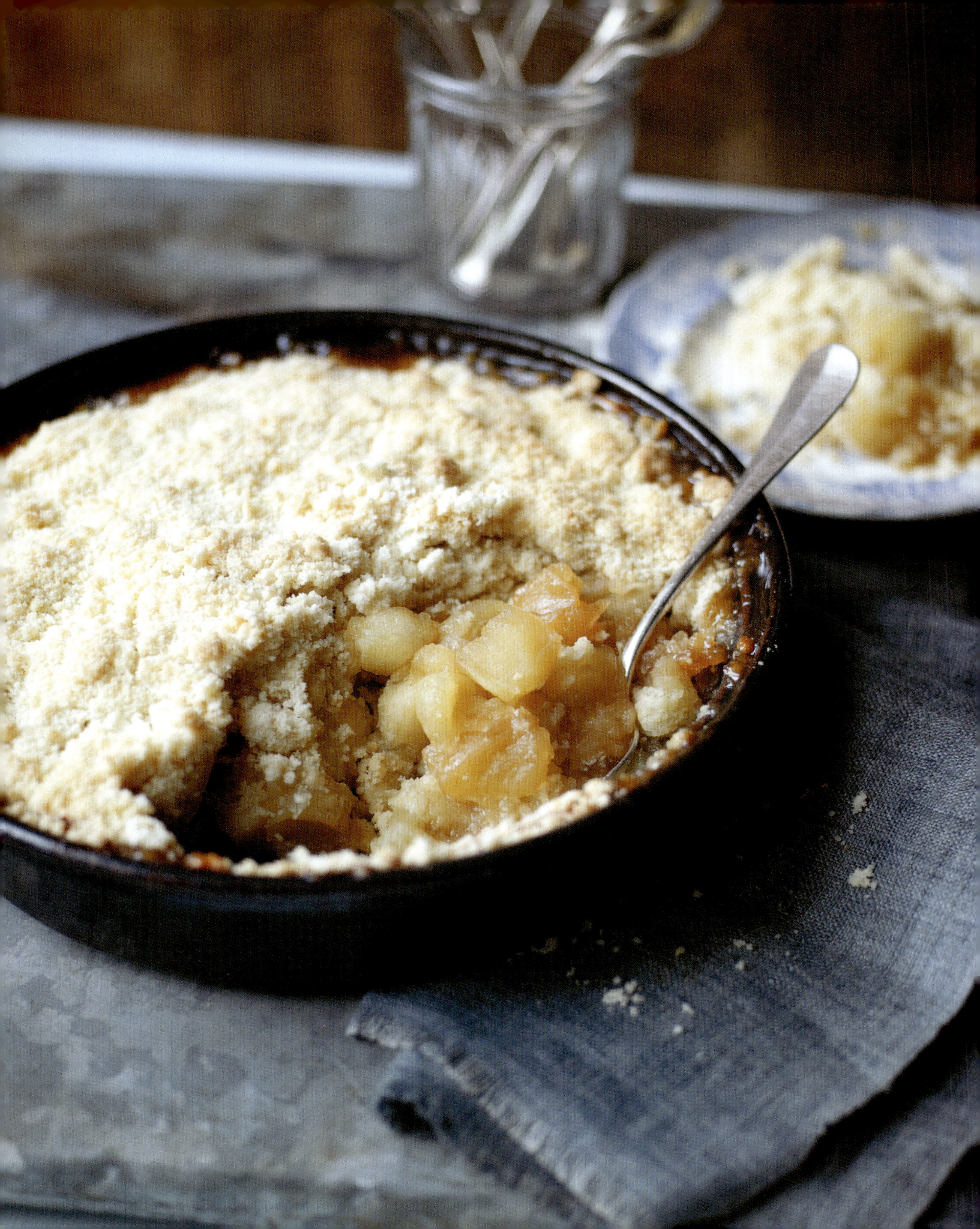

Croustillant aux pommes et au caramel

Voici une bonne façon de retrouver la délicieuse saveur des pommes dans un dessert.

POUR: 4 À 6 PERSONNES
PRÉPARATION: 15 MINUTES
CUISSON: 20 À 25 MINUTES

---

175 g (3/4 de tasse) de cassonade claire

Zeste et jus de 2 gros citrons

3 pommes à cuire, pelées, évidées et hachées grossièrement

300 g (2 1/4 tasses) de mélange de farines A (voir page 22)

150 g (3/4 de tasse) de beurre non salé (doux), froid

80 g (6 c. à soupe) de sucre super fin (semoule)

Préchauffer le four à 200 °C/400 °F/gaz 6.

Mettre la cassonade dans une casserole et porter à ébullition sur feu vif. Elle fondra en formant un liquide clair. Faire bouillir ce liquide environ 10 minutes, jusqu'à ce qu'il prenne une teinte ambrée.

Ajouter le zeste et le jus de citron, ainsi que les pommes. Poursuivre la cuisson 5 à 6 minutes. Verser dans un moule carré de 24 cm (9 1/2 po) et de 3 cm (1 1/4 po) de profondeur.

Mélanger la farine et le beurre au robot jusqu'à consistance lisse. Incorporer le sucre par brèves impulsions. Déposer ce mélange sur les pommes cuites.

Mettre au four 25 à 30 minutes, jusqu'à ce que le croustillant soit bien doré.

Servir chaud.

☐ **CONSERVATION:** Non recommandée.

✱ **CONGÉLATION:** Non recommandée.

Gâteau au fromage chocolaté

Aucun livre de cuisine ne serait complet sans un gâteau au fromage au chocolat.

DONNE: UN GÂTEAU DE 18 CM (7 PO)
PRÉPARATION: 15 MINUTES, PLUS 1 NUIT DE REFROIDISSEMENT
CUISSON: : 20 MINUTES, PLUS 1 HEURE POUR FAIRE PRENDRE

Pour la base:

Huile végétale

125 g (7/8 de tasse) de farine de riz

25 g (2 c. à soupe) de sucre de canne doré (blond)

25 g (2 c. à soupe) de sucre muscovado pâle de ou cassonade claire

75 g (3/8 de tasse) de beurre non salé (doux), en dés

Pour le gâteau:

100 g (3/4 de tasse) de chocolat noir (voir encadré, page 19)

400 g (1 3/4 tasse) de fromage à la crème allégé

100 g (1/2 tasse) de sucre de canne doré (blond)

1 c. à thé (café) d'extrait de vanille

200 g (7/8 de tasse) de yogourt grec

2 œufs moyens, à température ambiante

Pour la garniture:

100 g (1/2 tasse) de petits fruits surgelés, dégelés et égouttés

2 c. à soupe de confiture de cerises

Préchauffer le four à 180 °C/350 °F/gaz 4, en plaçant la grille sous la position du centre. Huiler un moule rond de 18 cm (7 po) et de 6 cm (2 1/2 po) de profondeur, à fond amovible, et le tapisser de papier sulfurisé.

Mélanger la farine, le sucre et la cassonade dans le robot. Ajouter le beurre et travailler pour obtenir une texture de fine chapelure qui commence à s'agglutiner.

Mettre le mélange dans le moule en pressant légèrement pour égaliser. Cuire au four 15 minutes jusqu'à ce qu'il soit doré. Sortir du four et mettre le moule dans un plat à rôtir.

Faire fondre le chocolat dans un bol à l'épreuve de la chaleur, au micro-ondes ou au-dessus d'une casserole d'eau frémissante. Réserver.

Battre le fromage à la crème, le sucre et la vanille dans un grand bol avec un batteur électrique. Incorporer le yogourt et les œufs, un à la fois. Bien mélanger, puis ajouter le chocolat fondu et remuer jusqu'à consistance lisse.

Verser sur la base en secouant doucement pour égaliser. Faire cuire 20 minutes; le gâteau aura commencé à prendre sur les bords, mais sera encore mou au centre. Éteindre le four et y laisser le gâteau encore 1 heure, sans ouvrir la porte; il continuera de cuire et cela évitera que le dessus ne se craquelle. Réfrigérer jusqu'au moment de servir, de préférence toute une nuit.

Pour servir, détacher les côtés à l'aide d'une spatule et démouler sur une assiette. Écraser légèrement les fruits et les combiner avec la confiture, puis en garnir le gâteau.

▢ **CONSERVATION:** Se conserve jusqu'à 2 jours au réfrigérateur, dans un contenant hermétique.

✱ **CONGÉLATION:** Congeler non garni, sans couvrir. Lorsqu'il est gelé, l'envelopper de pellicule plastique et de papier aluminium, et remettre au congélateur. Garnir de fruits une fois dégelé.

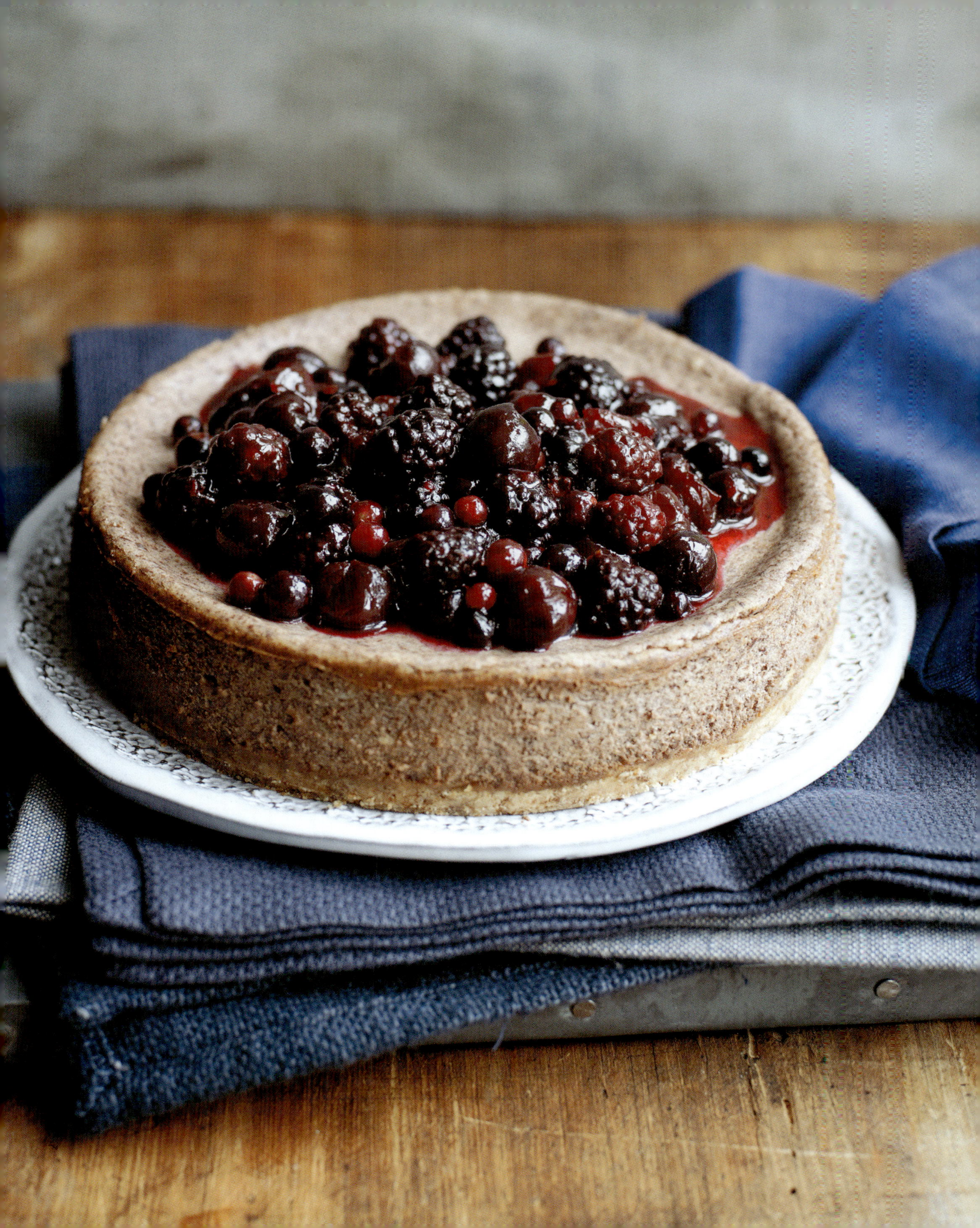

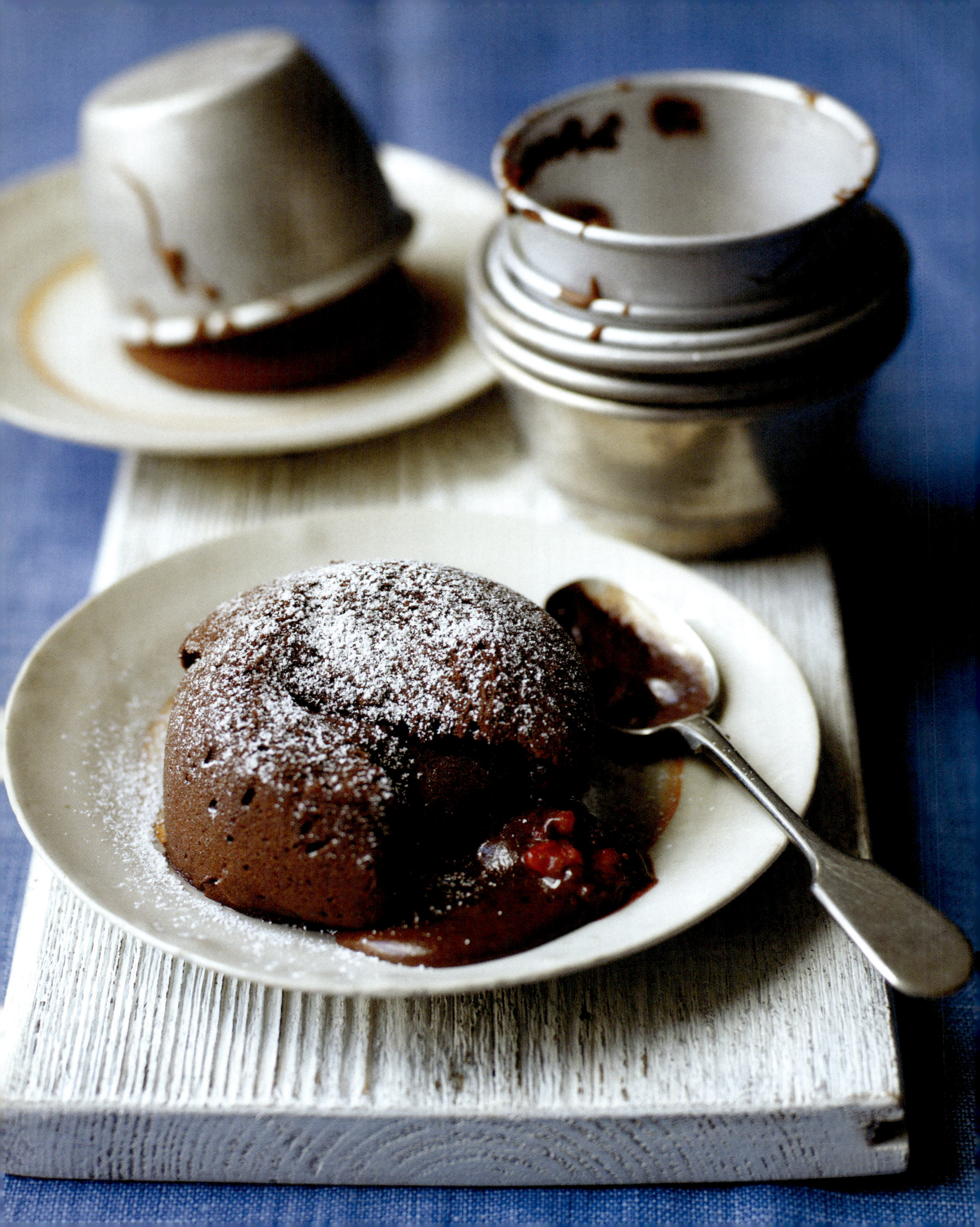

Poudings fondants au chocolat et aux framboises

J'y ajoute des framboises à moitié dégelées, qui produisent plus de jus que les fruits frais.

POUR: 6 PERSONNES
PREPARATION: 20 MINUTES
CUISSON: 12 À 15 MINUTES

Huile végétale

350 g (2 tasses) de chocolat noir (voir encadré, page 19)

50 g (1/4 de tasse) de beurre non salé (doux), ramolli

75 g (6 c. à soupe) de sucre super fin (semoule)

170 g (3/4 de tasse) de lait concentré sucré

4 gros œufs battus, à température ambiante

1 c. à thé (café) d'extrait de vanille

75 g (1/3 de tasse) de mélange de farines A (voir page 22)

120 g (1/2 tasse) de framboises surgelées, à demi dégelées

Sucre à glacer tamisé

Mettre une grande plaque à pâtisserie dans le four et le préchauffer à 200 °C/400 °F/gaz 6. Huiler 6 petits moules d'environ 150 ml (2/3 de tasse) et découper des cercles de papier sulfurisé pour en tapisser le fond.

Faire fondre le chocolat dans un bol à l'épreuve de la chaleur, au micro-ondes ou au-dessus d'une casserole d'eau frémissante (ne pas laisser le bol toucher à l'eau). Réserver.

Travailler le beurre et le sucre en crème dans un grand bol à l'aide d'un batteur électrique, jusqu'à consistance légère. Incorporer le lait concentré en battant lentement.

Ajouter graduellement les œufs et la vanille en battant, puis incorporer le chocolat fondu et, enfin, la farine, en remuant jusqu'à consistance lisse.

Répartir la moitié du mélange chocolaté dans les moules, puis y répartir les framboises. Ajouter le reste du mélange.

Déposer les moules sur la plaque chaude et faire cuire 12 à 15 minutes, jusqu'à ce que les poudings soient gonflés. Sortir du four. Démouler sur une assiette de service en passant un couteau le long de la paroi. Saupoudrer de sucre à glacer et servir aussitôt.

▢ **CONSERVATION:** Non recommandée.

✱ **CONGÉLATION:** Non recommandée.

Pouding vapeur au sirop

Idéal pour une journée hivernale.

POUR: 4 À 6 PERSONNES
PRÉPARATION: 15 MINUTES
CUISSON: 50 À 55 MINUTES

Pouding:

Beurre fondu

3 œufs moyens, à température ambiante

Zeste finement râpé de 1 citron

120 g (1/2 tasse) de sucre super fin (semoule)

4 c. à soupe de mélasse claire (ou de sirop de maïs)

125 g (7/8 de tasse) de mélange de farines A (voir page 22)

1/2 c. à thé (café) de levure chimique (voir encadré, page 19)

1 c. à thé (café) de gomme de xanthane

1 c. à thé (café) de glycérine

125 ml (1/2 tasse) d'huile végétale

Pour la crème:

600 ml (2 1/2 tasses) de lait 2 % M.G. (demi-écrémé)

50 g (1/2 tasse) de crème anglaise en poudre (voir encadré, page 19)

Sucre super fin (semoule) ou mélasse claire (ou sirop de maïs), au goût

Beurrer un bol en verre de 1 litre (4 tasses), à l'épreuve de la chaleur. Remplir à moitié d'eau une marmite à vapeur. S'assurer que le bol entre dans le panier. Battre les œufs, le zeste de citron et le sucre au mélangeur, à haute vitesse, jusqu'à consistance épaisse et mousseuse.

À l'aide d'une cuillère réchauffée dans l'eau chaude, mettre la mélasse au fond du bol de verre. Mélanger la farine, la levure et la gomme de xanthane dans un autre bol. Combiner la glycérine avec l'huile à part. Verser la farine en pluie sur le mélange d'œufs. Incorporer l'huile en remuant.

Verser ce mélange dans le bol en verre (qui sera plein aux trois quarts). Bien couvrir de papier aluminium beurré. Mettre dans la marmite et couvrir, puis cuire à la vapeur 50 à 55 minutes. Surveiller l'eau, car il faudra peut-être en ajouter de la bouilloire. Une fois cuit, le pouding aura gonflé presque jusqu'au bord du bol. Sortir de la marmite et laisser reposer 5 minutes.

Entre-temps, préparer la crème en mélangeant un quart du lait et la poudre. Porter le reste du lait à ébullition dans une petite casserole. Lorsqu'il bout, y verser le mélange de lait froid, en battant légèrement sans arrêt. Le lait devrait épaissir aussitôt et se mettre à bouillir.

Retirer du feu et ajouter le sucre ou la mélasse claire. Enlever le papier aluminium et retourner sur une grande assiette creuse. Servir immédiatement avec la crème chaude.

▢ **CONSERVATION:** Non recommandée.

✱ **CONGÉLATION:** Congeler, refroidi, dans son bol, couvert de papier aluminium. Dégeler 1 à 2 heures. Couvrir de pellicule plastique et réchauffer au micro-ondes par tranches de 30 secondes.

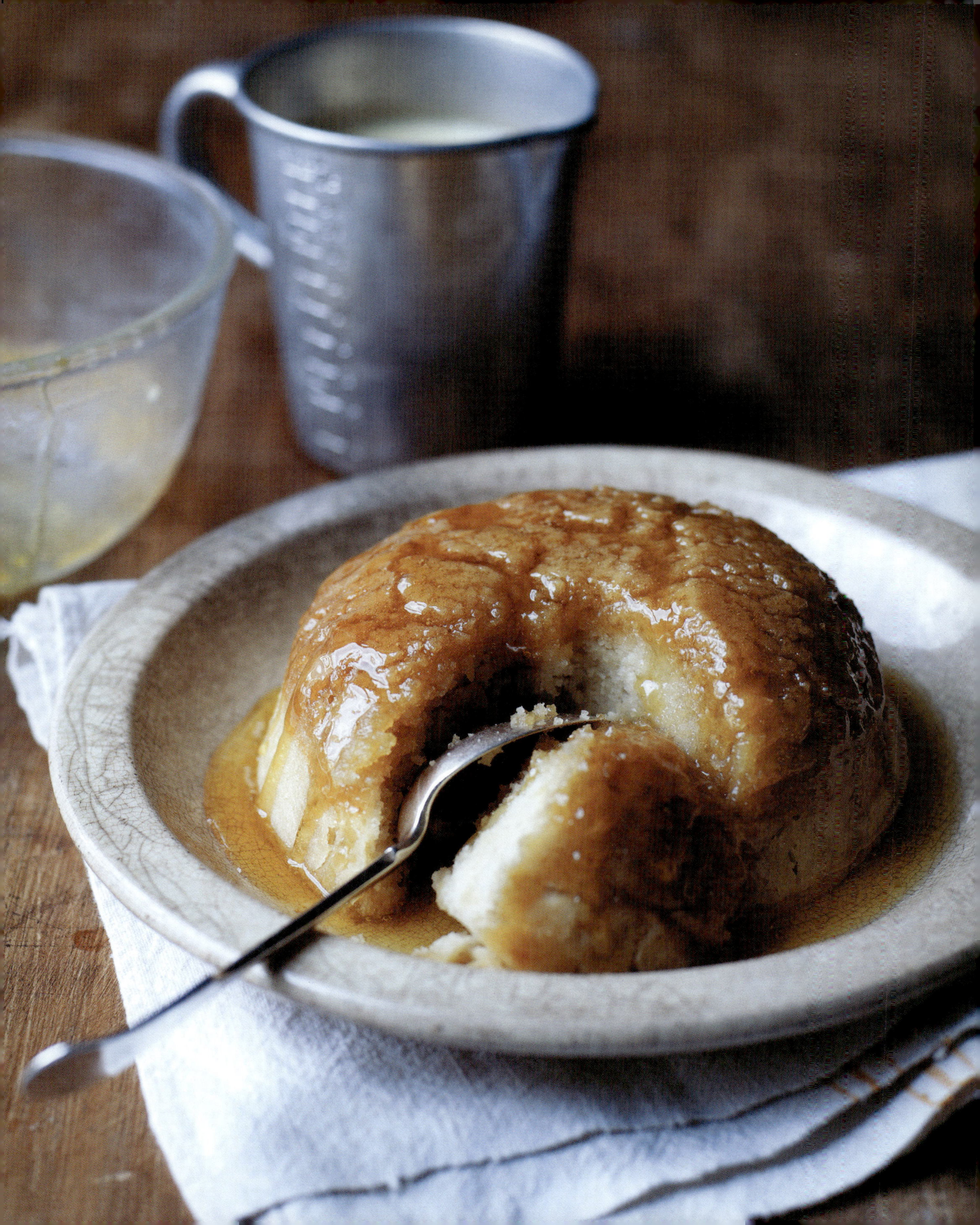

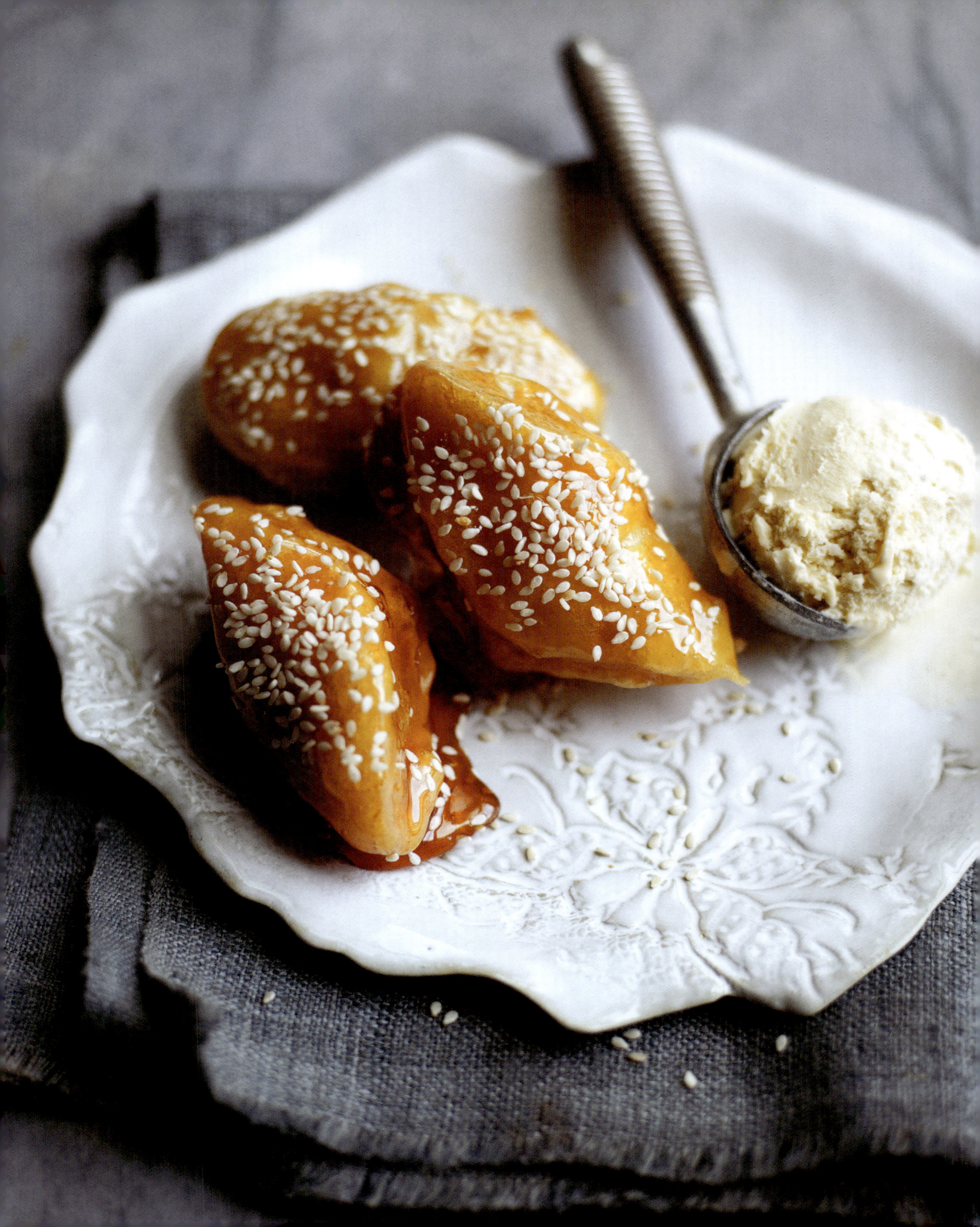

Bananes caramélisées aux graines de sésame

Des bananes frites dans une pâte légère et enrobées de caramel croquant...

POUR: 4 PERSONNES
PRÉPARATION: 20 MINUTES
CUISSON: 30 MINUTES

- 100 g (3/4 de tasse) de mélange de farines A (voir page 22)
- 1½ c. à thé (café) de levure chimique (voir encadré, page 19)
- 300 ml (1 1/4 tasse) d'huile végétale
- 4 bananes
- 2 c. à soupe de graines de sésame
- 1 c. à soupe de noix du Brésil, rôties et broyées (facultatif)
- 200 g (7/8 de tasse) de sucre super fin (semoule)

Combiner la farine avec la levure. Incorporer graduellement 150 ml (2/3 de tasse) d'eau froide jusqu'à ce que la pâte soit lisse et épaisse. Préparer deux cuillers à égoutter en métal et des essuie-tout.

Réchauffer l'huile dans une casserole moyenne profonde (elle est assez chaude lorsqu'un dé de pain y dore en quelques secondes). Couper les bananes en 4 tronçons et en tremper quelques-uns à la fois dans la pâte. À l'aide d'une cuiller à égoutter, laisser s'écouler l'excès de pâte et faire frire les tronçons par petites quantités, environ 1 1/2 minute.

Retourner les bananes dans l'huile avec la cuiller propre jusqu'à ce qu'elles soient dorées. Les égoutter sur des essuie-tout. Mélanger les graines de sésame et les noix, et réserver. Faire fondre le sucre avec 4 c. à soupe d'eau froide dans une petite casserole à fond épais, sur feu doux. Remuer doucement jusqu'à ce que tous les cristaux de sucre soient dissous, puis cesser de remuer et porter à ébullition. Laisser bouillonner jusqu'à ce que le mélange prenne une teinte caramel foncé (environ 10 minutes). Retirer du feu.

Utiliser deux brochettes pour saisir les morceaux de banane et les tremper dans le caramel chaud. Les rouler ensuite dans le mélange de graines de sésame et de noix, puis les déposer sur une feuille de papier sulfurisé étalé sur une grille. Laisser durcir le caramel, et servir aussitôt.

Attention: En raison des hautes températures de l'huile et du sucre, surveiller toutes les étapes et ne pas laisser les casseroles sans supervision.

▢ **CONSERVATION:** Non recommandée.

✱ **CONGÉLATION:** Non recommandée.

Bonbons fondants au chocolat et à la menthe

Un délice de mon enfance, auquel j'ai donné une touche plus raffinée.

DONNE: ENVIRON 18 FONDANTS
PRÉPARATION: 15 MINUTES, PLUS 1 HEURE POUR FAIRE PRENDRE

- 120 g (6 c. à soupe) de lait concentré sucré
- 225 g (2 1/4 tasses) de sucre à glacer, tamisé
- 3 ou 4 gouttes d'extrait de menthe poivrée
- Sucre à glacer, pour saupoudrer
- 25 g (1/4 de tasse) de chocolat noir (voir encadré, page 19)
- Paillettes comestibles (voir encadré, page 19)

Verser le lait concentré dans un grand bol et incorporer graduellement le sucre à glacer pour obtenir une pâte lisse. Ajouter l'extrait de menthe et pétrir la pâte jusqu'à ce qu'elle soit ferme et lisse. Le fondant devrait conserver sa forme; ajouter un peu de sucre à glacer s'il est trop mou ou collant.

Abaisser à 5 mm (1/4 de po) d'épaisseur sur une surface de travail saupoudrée de sucre à glacer. Couper en rondelles avec un emporte-pièce de 3 cm (1 1/4 po). Déposer les bonbons sur du papier sulfurisé et laisser prendre dans un endroit frais environ 1 heure.

Faire fondre le chocolat dans un bol à l'épreuve de la chaleur, au micro-ondes ou au-dessus d'une casserole d'eau frémissante. Décorer les fondants de filets de chocolat fondu, ou les tremper à moitié dans le chocolat.

Saupoudrer de paillettes comestibles pour leur donner une touche professionnelle.

▢ **CONSERVATION:** Laisser durcir, puis conserver jusqu'à 1 mois dans un contenant hermétique.

✱ **CONGÉLATION:** Non recommandée.

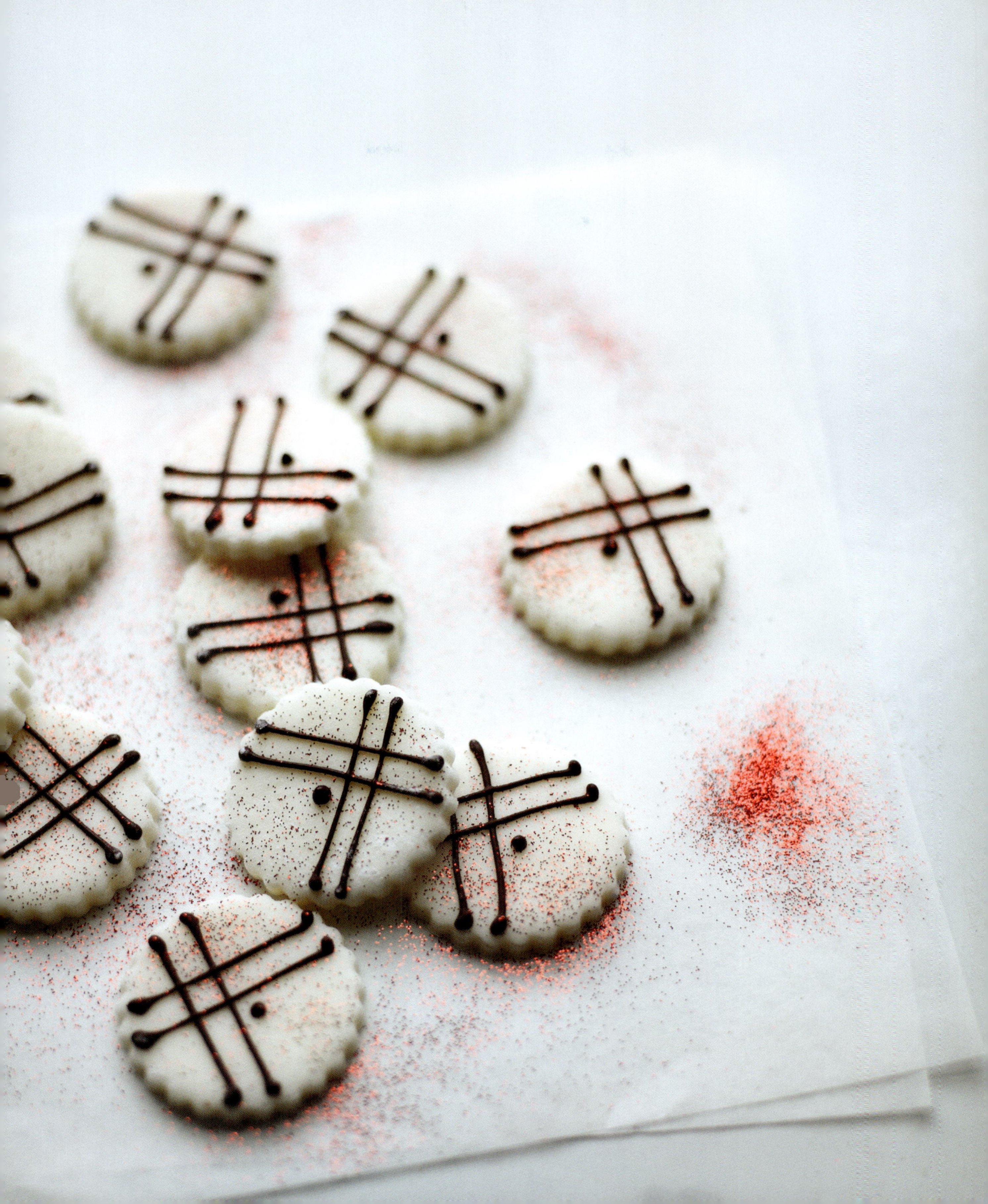

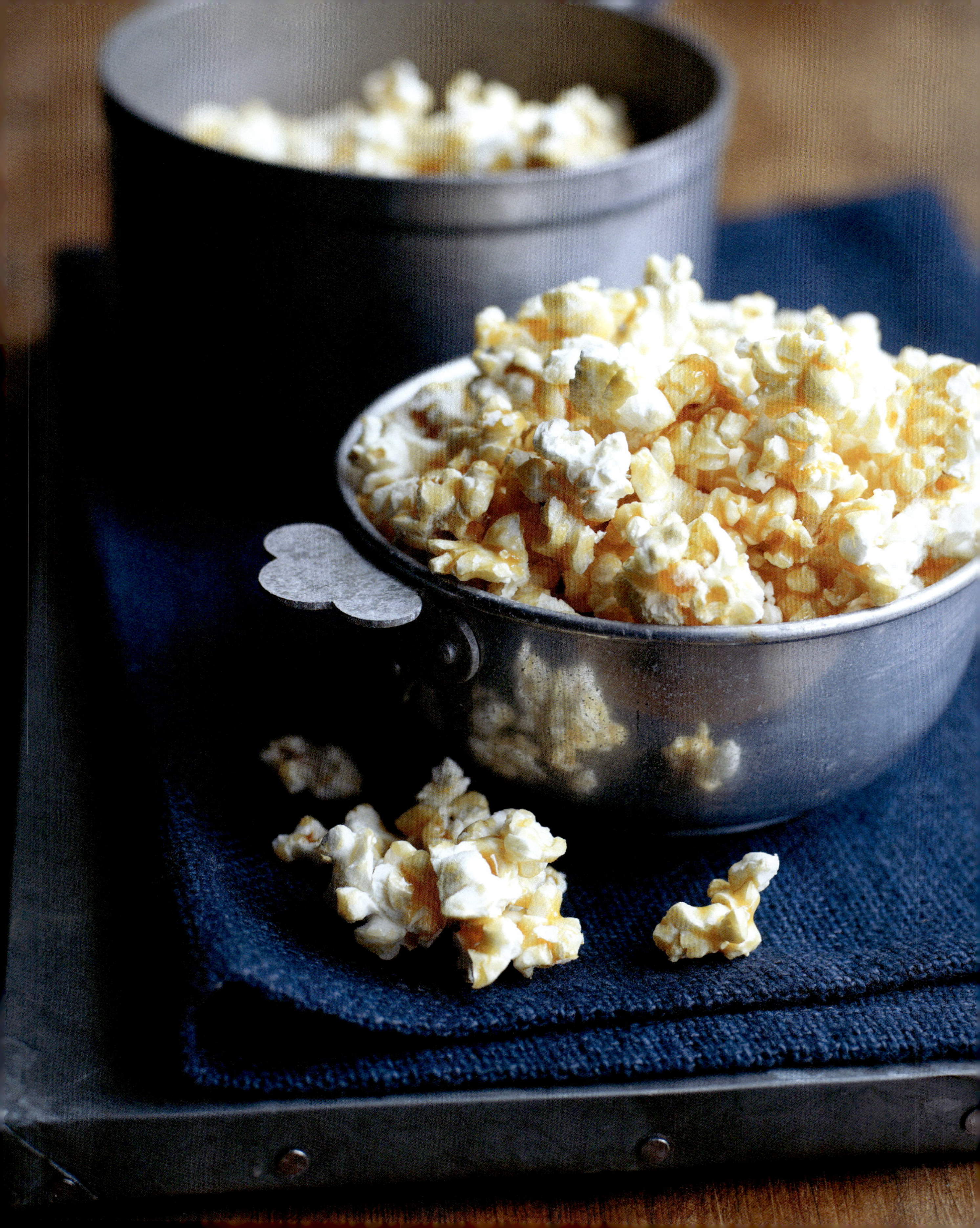

Maïs soufflé au caramel salé

POUR: 2 À 3 PERSONNES
PRÉPARATION: 5 MINUTES
CUISSON: 5 À 15 MINUTES

- **100 g (1 sachet de 3 ½ oz ou ½ tasse) de maïs à éclater au micro-ondes, salé, ou de maïs à éclater sur la cuisinière, plus 1 c. à soupe d'huile végétale**
- **100 g (½ tasse) de sucre super fin (semoule)**
- **25 g (2 c. a soupe) de beurre non salé (doux)**

Au micro-ondes: Suivre les directives du fabricant et mettre dans un grand bol (enlever les grains non éclatés).

Sur la cuisinière: Faire chauffer l'huile dans une grande casserole puis y mettre les grains de maïs. Couvrir hermétiquement. Faire chauffer doucement en agitant la casserole jusqu'à ce que tous les grains aient éclaté.

Mettre le maïs dans un grand bol.

Le sucre: Étaler le sucre au fond d'une grande casserole à fond épais, et faire caraméliser sur feu moyen. Surveiller et osciller la casserole jusqu'à l'obtention d'un liquide de couleur caramel foncé. Retirer du feu avant qu'il ne soit trop foncé, sinon il aura un goût amer.

Incorporer délicatement 1 c. à soupe d'eau et le beurre, et remuer jusqu'à consistance de caramel riche et lisse. Arroser le maïs soufflé de caramel, et remuer à l'aide de deux fourchettes pour bien l'enduire et en séparer les parties agglutinées.

▢ **CONSERVATION:** Se conserve jusqu'à 2 jours dans un contenant hermétique.

✱ **CONGÉLATION:** Non recommandée.

Index

A

Abricots
- Babas au rhum glacés aux abricots, 140
- Barres-macarons aux abricots et aux amandes, 119
- Biscuits Florentins, 48
- Gâteau de Noël aux fruits, 109
- Gâteau muffin aux abricots et au brandy, 67

Additifs, 14

Ail
- Focaccia, 136
- Scones au parmesan, à la sauge et à l'ail rôti, 134

Amandes
- Barres-macarons aux abricots et aux amandes, 119
- Biscuits Florentins, 48
- Biscuits tendres aux pignons, 43
- Gâteau aux prunes et aux amandes, 92
- Gâteau-brownie au chocolat, 88
- Tuiles aux amandes et à l'orange, 55

Avoine
- Carrés à l'avoine, aux pacanes et au miel, 116
- Carrés au café et aux noix de macadamia, 121
- flocons d'avoine, 9, 19

B

Babeurre
- Muffins au babeurre, 64
- Muffins au babeurre et au fromage bleu, 74

Bananes
- Bananes caramélisées aux graines de sésame, 165
- Gâteau aux noix et aux bananes rôties glacé à l'érable, 91

Barres, Voir **Carrés et barres**

Bettterave
- Muffins au cassis et à la betterave, 73

Beurre d'arachides
- Biscuits au chocolat et au beurre d'arachide, 44

Biscuits
- Biscuits à la pomme et aux pépites de chocolat blanc, 51
- Biscuits au chocolat et au beurre d'arachide, 44
- Biscuits aux noisettes grillées, 47
- Biscuits Florentins, 48
- Biscuits glacés au citron, 40
- Biscuits minces à la patate douce, 52
- Biscuits tendres aux pignons, 43

Bleuets
- Gâteau au fromage chocolaté, 158
- Gâteau de polenta aux poires et aux bleuets (myrtilles), 82
- Tarte aux fraises et à la meringue, 153

Bonbons
- Bonbons fondants au chocolat et à la menthe, 166

C

Café
- Carrés au café et aux noix de macadamia, 121
- Cupcakes au café avec fondant au moka, 70
- Gâteau à la ricotta et au sirop de café, 105

Canneberges
- Biscuits Florentins, 48
- Carrés à l'avoine, aux pacanes et au miel, 116
- Gâteau rapide aux fruits, 95
- Pain aux châtaignes et aux canneberges, 147

Caramel
- Bananes caramélisées aux graines de sésame, 165
- Carrés-rochers au chocolat et au caramel, 122
- Croustillant aux pommes et au caramel, 157
- Gâteau aux dattes, au rhum et au caramel, 125
- Maïs soufflé au caramel salé, 169
- Muffins brownies au caramel et au chocolat, 60

Carottes
- Gâteau aux carottes glacé, 81

Carrés et barres
- Barres-macarons aux abricots et aux amandes, 119
- Carrés à l'avoine, aux pacanes et au miel, 116
- Carrés au café et aux noix de macadamia, 121
- Carrés croustillants à la guimauve, 115
- Carrés-rochers au chocolat et au caramel, 122

Cassis
- Babas au rhum glacés aux abricots, 140
- Gâteau au fromage chocolaté, 158
- Gâteau de Noël aux fruits, 109
- Muffins au cassis et à la betterave, 73

Cerises
- Biscuits Florentins, 48
- Gâteau au fromage chocolaté, 158
- Gâteau de Noël aux fruits, 109
- Gâteau étagé chocolat et cerises, 110

Châtaignes
- Pain aux châtaignes et aux canneberges, 147

Chocolat, 19
- Biscuits à la pomme et aux pépites de chocolat blanc, 51
- Biscuits au chocolat et au beurre d'arachide, 44
- Biscuits Florentins, 48
- Bonbons fondants au chocolat et à la menthe, 166
- Carrés croustillants à la guimauve, 115
- Carrés-rochers au chocolat et au caramel, 122
- Gâteau au chocolat spongieux, 100
- Gâteau au fromage aux pêches, 154

Gâteau au fromage chocolaté, 158
Gâteau-brownie au chocolat, 88
Gâteau étagé chocolat et cerises, 110
Madeleines au miel trempées dans le chocolat, 58
Muffins au chocolat et à la patate douce, 63
Muffins brownies au caramel et au chocolat, 60
Poudings fondants au chocolat et aux framboises, 161
Citron
Biscuits glacés au citron, 40
Gâteau de Noël aux fruits, 109
Gâteau glacé au citron et à la lime, 85
Contamination, 13
Courgette
Cupcakes papillons à la courgette et au safran, 69
Crème anglaise, 19
Crème brûlée facile aux framboises, 150
Crêpes à la rhubarbe et à la crème anglaise, 33
Tarte aux fraises et à la meringue, 153
Crêpes
Crêpes à la rhubarbe et à la crème anglaise, 33
Crêpes américaines, 34
Crêpes classiques, 33
Croustilles
Croustilles de tortillas, 128
Cupcakes
Cupcakes à la vanille, 28
Cupcakes au café avec fondant au moka, 70
Cupcakes papillons à la courgette et au safran, 69
Voir aussi **Gâteaux** et **Muffins**

D
Dattes
Gâteau aux dattes, au rhum et au caramel, 125
Décorations, 19

E
Étiquetage, 11

F
Farine
de châtaignes, 16
de pomme de terre, 14, 16
de riz, 14, 16
de riz brun, 16
de soja, 14, 16
de tapioca, 14, 16
mélange A, 22
mélange B, 22
mélange pour le pain, 22
mélanges de farines, 14
mélanges de farines sans gluten, 22
sans gluten, 14, 16
Fécule de maïs, 16
Fraises
Tarte aux fraises et à la meringue, 153
Framboises
Crème brûlée facile aux framboises, 150
Gâteau à la vanille et aux framboises, 99
Gâteau au fromage chocolaté, 158
Gâteau de polenta glacé aux framboises, 78
Poudings fondants au chocolat et aux framboises, 161
Fromage
Crème brûlée facile aux framboises, 150
frais, 19
Gâteau à la ricotta et au sirop de café, 105
Gâteau au fromage aux pêches, 154
Gâteau au fromage chocolaté, 158
Muffins au babeurre et au fromage bleu, 74
Scones au parmesan, à la sauge et à l'ail rôti, 134
Tarte aux fraises et à la meringue, 153

G
Gâteaux
Gâteau à la ricotta et au sirop de café, 105
Gâteau à la vanille et aux framboises, 99
Gâteau au chocolat spongieux, 100
Gâteau au fromage aux pêches, 154
Gâteau au fromage chocolaté, 158
Gâteau au gingembre, 107
Gâteau aux carottes glacé, 81
Gâteau aux dattes, au rhum et au caramel, 125
Gâteau aux noix et aux bananes rôties glacé à l'érable, 91
Gâteau aux prunes et aux amandes, 92
Gâteau-brownie au chocolat, 88
Gâteau de Pâques, 102
Gâteau de polenta aux poires et aux bleuets (myrtilles), 82
Gâteau de polenta glacé aux framboises, 78
Gâteau de Noël aux fruits, 109
Gâteau éponge, 31
Gâteau étagé chocolat et cerises, 110
Gâteau glacé au citron et à la lime, 85
Gâteau muffin aux abricots et au brandy, 67
Gâteau-pouding aux pommes et garniture croustillante au cidre, 86
Madeleines au miel trempées dans le chocolat, 58
Voir aussi **Cupacakes**, **Muffins**
Gingembre
Gâteau au gingembre, 107
Glycérine, 17
Gomme de xanthane, 14, 17
Guimauve, 19
Carrés croustillants à la guimauve, 115
Carrés-rochers au chocolat et au caramel, 122

I
Ingrédients sans gluten, 14, 16-17

L
Levure
chimique, 17, 19
sèche, 17
Lime
Gâteau glacé au citron et à la lime, 85
Madeleines au miel trempées dans le chocolat, 58

M
Maïs
Maïs soufflé au caramel salé, 169

Maladie cœliaque, 8-10
alimentation sans gluten, 10
définition, 8
diagnostic, 9
symptômes, 8-9
traitement, 9
Margarine, 17
Mélasse
Pain aux pacanes et à la mélasse, 139
Menthe
Bonbons fondants au chocolat et à la menthe, 166
Meringue, 19
Tarte aux fraises et à la meringue, 153
Miel
Carrés à l'avoine, aux pacanes et au miel, 116
Madeleines au miel trempées dans le chocolat, 58
Muffins
Muffins au babeurre, 64
Muffins au babeurre et au fromage bleu, 74
Muffins au cassis et à la betterave, 73
Muffins au chocolat et à la patate douce, 63
Muffins brownies au caramel et au chocolat, 60
Myrtilles, Voir Bleuets

N
Noix
Biscuits aux noisettes grillées, 47
Carrés à l'avoine, aux pacanes et au miel, 116
Carrés au café et aux noix de macadamia, 121
Carrés-rochers au chocolat et au caramel, 122
Gâteau aux noix et aux bananes rôties glacé à l'érable, 91
Pain aux pacanes et à la mélasse, 139
Voir aussi **Amandes**

O
Œufs, 17
Oranges
Tuiles aux amandes et à l'orange, 55

P
Pain
Babas au rhum glacés aux abricots, 140
Bâtonnets aux graines de pavot, 133
Croustilles de tortillas, 128
Galettes de pain indien, 130
Galettes galloises, 145
Focaccia, 136
Pain aux châtaignes et aux canneberges, 147
Pain aux pacanes et à la mélasse, 139
Pain brioché aux raisins, 142
Scones au parmesan, à la sauge et à l'ail rôti, 134
Patate douce
Biscuits minces à la patate douce, 52
Muffins au chocolat et à la patate douce, 63
Pâte brisée, 23
Pâte d'amandes, 19
Gâteau de Pâques, 102
Pâte sablée, 19, 23
Pêches
Gâteau au fromage aux pêches, 154
Pignons
Biscuits tendres aux pignons, 43
Poires
Gâteau de polenta aux poires et aux bleuets (myrtilles), 82
Polenta
Gâteau de polenta aux poires et aux bleuets (myrtilles), 82
Gâteau de polenta glacé aux framboises, 78
Pommes
Biscuits à la pomme et aux pépites de chocolat blanc, 51
Croustillant aux pommes et au caramel, 157
Gâteau-pouding aux pommes et garniture croustillante au cidre, 86
Poudings
Gâteau-pouding aux pommes et garniture croustillante au cidre, 86
Poudings anglais, 37
Poudings fondants au chocolat et aux framboises, 161
Pouding vapeur au sirop, 162
Prunes
Gâteau aux prunes et aux amandes, 92
Raisins (séchés)
Babas au rhum glacés aux abricots, 140
Galettes galloises, 145
Gâteau de Noël aux fruits, 109
Gâteau rapide aux fruits, 95
Pain brioché aux raisins, 142

R
Rhubarbe
Crêpes à la rhubarbe et à la crème anglaise, 33
Rhum
Babas au rhum glacés aux abricots, 140
Gâteau aux dattes, au rhum et au caramel, 125
Riz soufflé, 19
Carrés croustillants à la guimauve, 115

S
Sauge
Scones au parmesan, à la sauge et à l'ail rôti, 134
Semoule de maïs, 18, 19
Substituts, 13

T
Tartes
Tarte aux fraises et à la meringue, 153
Tuiles, 27
Tuiles aux amandes et à l'orange, 55

V
Vanille
Cupcakes à la vanille, 28
Gâteau à la vanille et aux framboises, 99

Adresses utiles

CANADA:

L'Association canadienne de la maladie cœliaque
5170 Dixie Road, bureau 204
Mississauga, ON L4W 1E3
Tél: (905) 507-6208
Téléc.: (905) 507-4673
Sans frais: 1 800 363-7296
Courriel: celiac@look.ca

Fondation québécoise de la maladie cœliaque
4837, rue Boyer, bureau 230
Montréal, Québec, H2J 3E6
Tél: (514) 529-8806
Téléc.: (514) 529-2046
Courriel: info@fqmc.org

FRANCE:

A.F.D.I.A.G
(Association Française des intolérants au gluten)
15, rue d'Hauteville
75010 Paris
Tél.: (01) 56 08 08 22
Téléc.: (01) 56 08 08 42
Courriel: afdiag@yahoo.fr
Web: www.afdiag.org/

SUISSE:

Association romande de la cœliakie
Route du Lac 2, 1094 Paudex
case postale 1215, 1001 Lausanne
Tél.: (021) 796 33 00
Téléc.: (021) 796 33 11
Courriel: info@coeliakie.ch
Web: www.coeliakie.ch

BELGIQUE:

Société Belge de la Coeliaquie
Avenue Jean Brusselmans 12 Bte 13
B-1140 Bruxelles
Téléphone : 02 705 13 22
Courriel: info@sbc-asbl.be
Web: www.coeliakie.be

Remerciements

Il y a tellement de gens que j'aimerais remercier! Ce type de livre nécessite la contribution de nombreuses personnes, qu'il s'agisse de donner un coup de main, de vérifier et revérifier, ou de préparer le manuscrit en vue de la publication.

Tout d'abord, je remercie Kyle Cathie d'avoir eu le courage de me publier de nouveau. J'espère que le résultat répond aux attentes.

Merci à Jenny Wheatley pour avoir assuré la cohésion du projet et permis de tirer profit de toutes ces expériences; à Jacqui Caulton pour la fabuleuse conception graphique; à Annie Rigg et Rachel Wood, pour avoir rendu les mets appétissants; à Wei Tang, toujours aussi efficace; à Elanor Clarke et Gemma John pour leur excellent travail; et à Jane Bamforth, pour avoir repéré tous les détails que j'avais oubliés.

Je suis reconnaissant à Tara Fisher pour les merveilleuses photos et pour m'avoir fait sourire au bon moment. À Bea Harling, une grande amie sans laquelle je ne sais pas ce que j'aurais fait!

Merci aux filles de chez Cœliac UK, qui ont tout vérifié; à Amy Peterson, Kathryn Miller et Jo Archer, dont l'aide et les conseils m'ont été inestimables.

Toute ma gratitude à John Rush, mon ami et agent, et à Luigi Bonomi — le meilleur de tous.

Enfin, merci à Fernie, grâce à qui tout cela est possible.

Chez le même éditeur

100 recettes anti-migraines
100 recettes pour un corps sain
100 recettes pour un esprit sain
100 trucs pour bien maigrir en stimulant votre métabolisme
120 recettes anti-âge
Bien manger pour la vie
Bien manger une affaire de cœur
La cuisine détox
Du calcium dans votre assiette
En finir avec les brûlures d'estomac
Le grand livre de bébé gourmand
Les meilleures recettes à l'autocuiseur
Les meilleures recettes à la mijoteuse
Les meilleures recettes anti-cholestérol
Les meilleures recettes anti-ménopause
Les meilleures recettes au tofu
Les meilleures recettes avec fibres
Les meilleures recettes contre l'hypertension
Les meilleures recettes pendant une chimiothérapie ou une radiothérapie
Les meilleures recettes pour diabétiques
Les meilleures recettes pour prévenir le cancer de la prostate
Les meilleures recettes pour votre cœur
Les meilleures recettes sans gluten
Les meilleurs desserts pour diabétiques
La passion des herbes
Les superaliments pour les bébés et les enfants
Manger cru
Manger de bon cœur
Oméga-3 : les meilleures recettes
Petits plats pour petits doigts
Soja santé
VG La nouvelle cuisine végétarienne

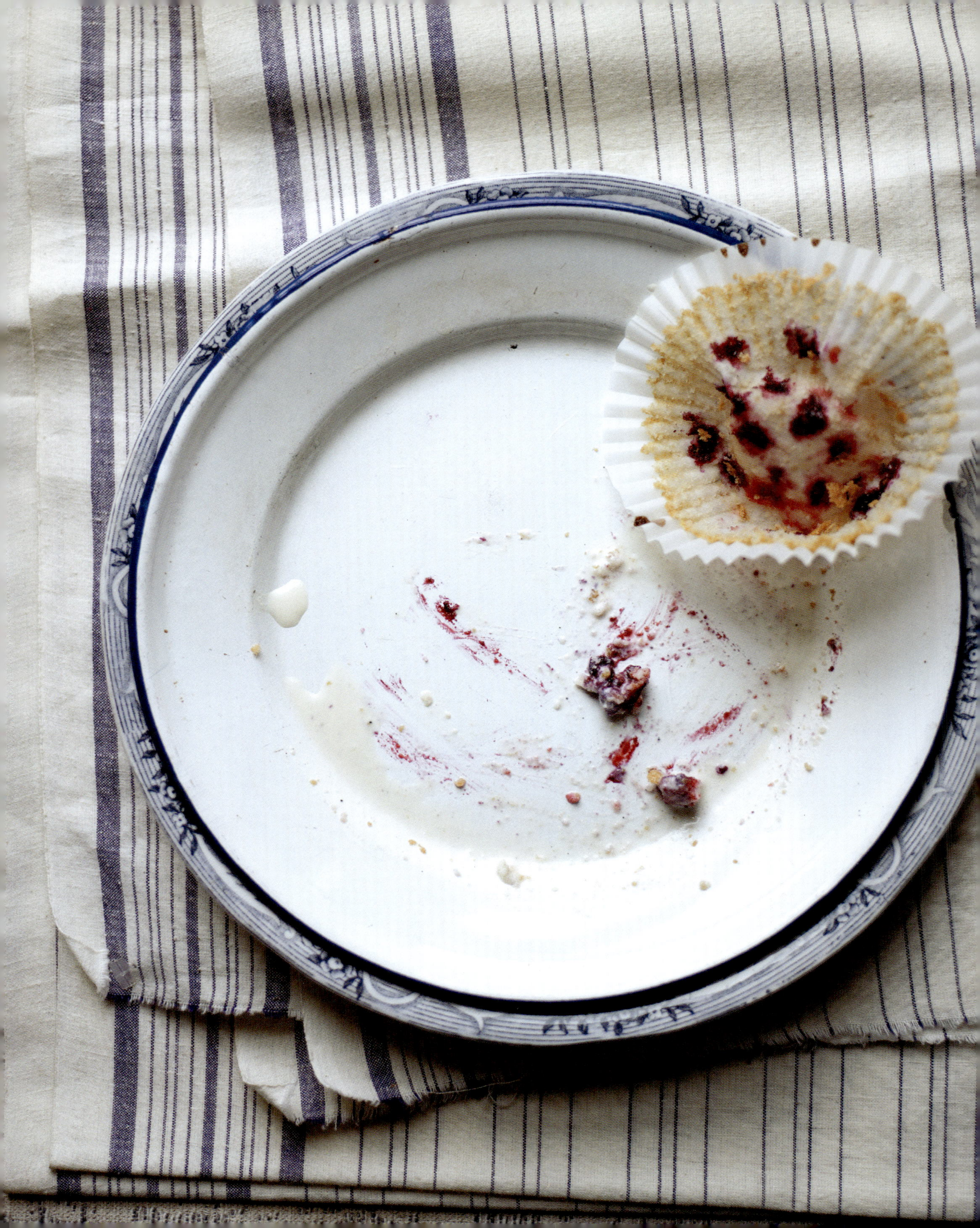